现代护理学系列丛书

U0236793

心内科护理学

主　编　丁淑贞　姜秋红

副主编　陈正女　潘冬梅　吴　伟
编　著

杨清华　高筱琪　马忠华　丁淑贞　姜秋红
陈正女　潘冬梅　吴　伟　曹鹏龙　于蕾均
马　慧　林朝虹　李　丹　王月珠　凌　峰
张秀阁　张　彤　周　瑛　安　丽　王红旗
魏　冰　罗　莹

中国协和医科大学出版社

图书在版编目（CIP）数据

心内科护理学／丁淑贞，姜秋红主编. —北京：中国协和医科大学出版社，2015.6

（现代护理学系列丛书）

ISBN 978-7-5679-0327-2

Ⅰ.①心…　Ⅱ.①丁…②姜…　Ⅲ.①心脏血管疾病－护理　Ⅳ.①R473.5

中国版本图书馆 CIP 数据核字（2015）第 089028 号

现代护理学系列丛书
——心内科护理学

主　　编：丁淑贞　姜秋红
责任编辑：吴桂梅

出版发行：**中国协和医科大学出版社**
（北京东单三条九号　邮编 100730　电话 65260378）
网　　址：www. pumcp. com
经　　销：新华书店总店北京发行所
印　　刷：北京佳艺恒彩印刷有限公司

开　　本：700×1000　　1/16 开
印　　张：17.25
字　　数：274 千字
版　　次：2015 年 6 月第 1 版　　2015 年 6 月第 1 次印刷
印　　数：1—3000
定　　价：36.00 元

ISBN 978-7-5679-0327-2

前　言

　　近年来，随着人们生活水平的提高以及生活方式的改变，心血管疾病的发生率呈逐年上升趋势，已成为威胁人类生命安全的头号杀手。国内具备条件的各级医院也相继成立了心血管专科。心血管专业从理论到实践，包括内科治疗、手术、介入等诊疗技术及监护、抢救技术等均获得了突飞猛进的发展。为了进一步总结实践经验，不断提高护理人员的实际工作水平，我们组织有关专家编写了本书。

　　本书重点讲述了心血管专业常见疾病的病因及发病机制、病理生理、临床表现、内外科治疗及临床护理要点。具体章节包括：心血管基础理论、心力衰竭的护理、心律失常的护理、冠状动脉粥样硬化性心脏病的护理、心脏骤停的护理、高血压的护理、心脏瓣膜病的护理、心肌疾病的护理、心包疾病的护理、常见先天性心脏病的护理、感染性心内膜炎的护理、周围血管疾病的护理、心血管常见介入诊疗技术及护理、心血管常用监护技术。本书始终贯彻实用性的宗旨，在内容取舍与编写方式上力求实用、新颖，使之能成为临床护士特别是心血管专科护士的良师益友，为日常护理工作带来方便。

　　由于编者学识与经验不足，时间仓促，书中仍有可能存在缺点或不足，敬请广大读者批评指正。

编　者

2015 年 4 月

目　　录

第一章　心血管基础理论

第一节　心脏的位置和结构

一、心脏的位置

心脏位于胸腔的中纵隔内，外裹以心包，整体向左下方倾斜。心脏后面与第5~8胸椎体相对，直立时位置较低，可与第6~9胸椎体相邻；前面与胸骨体及第3~6肋软骨相对。整个心脏的1/3位于身体正中线的右侧，2/3位于身体正中线的左侧。

心脏的位置可因体型、呼吸和体位的不同而有所改变。吸气状态下，心脏为垂直位；呼气状态下，心脏为横位。矮胖体型、仰卧姿势或腹腔胀满（如妊娠）时，心脏呈横位；高瘦体型或直立姿势时，心脏多呈垂直位。

心脏的上方有升主动脉、肺动脉干和上腔静脉，下面与膈的中心腱相接，在中心腱下面与腹腔的肝和胃相邻。心脏的两侧隔着心包膈神经和心包膈血管与左、右纵隔胸膜及左、右肺的纵隔面毗邻。

心脏的前面隔着心包与胸横肌、胸骨体以及第2~6肋软骨相接。此外，心包前面还遮以胸膜壁层和肺的前缘（左肺心切迹处除外）。心脏的后面隔着心包与主支气管、胸主动脉、食管、胸导管、奇静脉和半奇静脉以及迷走神经等结构相接。临床上为了不伤及肺和胸膜，心内注射常在胸骨左缘第4肋间进针，将药物注射到右心室内（图1-1）。

二、心脏的结构

心脏是一个由心肌组成的中空器官。正常的心脏由房间隔、室间隔分为互不相通的左右两半，每一半又分为心房和心室，故心脏有4个腔：左心房、左心室、右心房和右心室。同侧心房和心室借房室口相通。心房接受静脉血，心室发出动脉血。在房室口和动脉口处均有"阀门"样的瓣膜，保证了血液的定向流动。

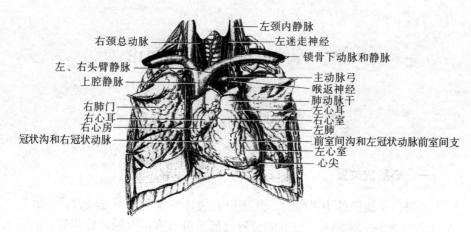

图 1-1　心脏的位置

（一）右心房

上下腔静脉分别开口于右心房窦部的上方和下方。下腔静脉口与右心房口之间有冠状窦口，是冠状静脉血回心的入口。在上、下腔静脉口的连线中点有一指压形浅凹为房间隔的卵圆窝，是房间隔缺损的好发部位；窝的前上缘叫卵圆窝缘，是行房间隔左心导管术的重要标志。右心房左上方为房室孔，血液经此进入右心室。孔上三尖瓣在心室收缩时关闭，使房室分隔开。

（二）右心室

右心室位于右心房的左前下方，底部即为房室口。右心室口呈卵圆形，口周缘附有 3 片三角形的瓣膜，称为三尖瓣。隔瓣的部位与房室结及传导束关系密切，其附近的室间隔又是缺损好发的部位，因此，修补缺损时，常把补片的一部分固定于隔瓣根部以免损伤传导束。当三尖瓣向右心室开放时，血流进入右心室；心室收缩时，乳头肌收缩拉紧腱索，将瓣口关闭，血液即不能反流回右心房。右心室通向肺动脉干的开口处附有半月瓣，即肺动脉瓣。心室收缩时，压力增大，将瓣打开，排血出心，进入肺动脉；而心室舒张时，压力下降，肺动脉内血液进入瓣窦，将瓣关闭。

（三）左心房

位于右心房的左后方，是心脏 4 腔中最靠后的部分。左右各有上、下肺静脉从其后方进入，将经过肺氧合的血液引回左心。左心房的左前上部为左心耳，心耳内有小梁。左心房内壁光滑，出口为左心房室孔。

到达左心房的 5 个手术途径如下：

（1）左心耳：常用于二尖瓣闭式扩张分离术或心内探查。

（2）左壁（外壁）：左侧开胸，平行于左心房室沟距左冠状动脉约 1cm 处切开，前端自左心耳，后端达斜韧带。

（3）房间沟：右侧开胸或正中开胸，在右肺静脉前方沿房间沟行纵切口。

（4）房间隔：先切开右心房，在房间隔处后缘切开房间隔，通过房间隔切口进入左心房。

（5）左心房上壁：自升主动脉切口显露二尖瓣较困难。

（四）左心室

位于右心室的左后方，形似圆锥，肌壁较厚。左心房与左心室之间的房室孔由二尖瓣形成活门，二尖瓣有前、后 2 个瓣叶，作用与三尖瓣相同。2 个瓣的前半部和前外交界部分的腱索均附着于前乳头肌，后半部和后内交界部分的腱索均附着于后乳头肌。在风湿性心脏病，乳头肌及腱索可发生粘连、融合、缩短而形成瓣下狭窄。左心室出口为主动脉瓣，有 3 个半月形瓣叶，即后瓣、右瓣和左瓣。主动脉瓣和主动脉壁间的腔隙称为主动脉窦，分别为左窦、右窦和后窦。左窦、右窦分别有左冠状动脉、右冠状动脉的开口。

第二节　心脏的血管

心脏的动脉供应主要来自冠状动脉；心脏的静脉绝大部分经冠状窦回流至右心房，少量直接进入心腔（主要是右心房）。

一、动脉

冠状动脉分为左冠状动脉和右冠状动脉，分别开口于主动脉窦的左窦和右窦内。左冠状动脉起于主动脉左窦，在肺动脉干和左心耳之间左行，随即分为前降支和回旋支。前降支走行弯曲，绕心尖切迹至后室间沟，途中向左侧、右侧和深面发出分支分布于左心室前壁、部分右心室前壁和室间隔前 2/3 部（其中有右束支和左束支的左前分支通过）。当前室间支闭塞时，可发生左室前壁和室间隔前部心肌梗死，并可发生束支传导阻滞；

回旋支走行于冠状沟中，绕过心左缘至左心室膈面，沿途发出分支分布于左心房、左心室侧面和膈面。回旋支闭塞时，常引起左室侧壁或膈壁心肌梗死。

右冠状动脉起于主动脉右窦，在右心耳与肺动脉干根部之间进入冠状沟，绕行至房室交点处分为 2 支：后室间支和左室后支，主要分布于右心房、右心室、室间隔后⅓部（其中有左束支后分支通过）及部分左心室膈壁。

窦房结和房室结的血液供应大多来自右冠状动脉，少数来自左冠状动脉旋支。窦房结供血不足会引起病态窦房结综合征，房室结供血不足会引起房室传导阻滞。

二、静脉

心脏的静脉之间有丰富的脉络网，主要经冠状窦回流，此外还有心前静脉和心最小静脉途径。冠状窦位于心脏膈面的冠状沟内，左心房和左心室之间，其右端开口于右心房。心脏的绝大部分静脉血均回流至静脉窦。其主要属支有心大静脉、心中静脉和心小静脉；心前静脉有 2~3 支，起于右心室前壁，跨右冠状沟，开口于右心房；心最小静脉是位于心壁内的小静脉，直接开口于各心腔。

第三节 心脏大血管常见病症

心脏大血管病症包括心瓣膜病、先天性心脏病、冠状动脉性心脏病、大血管发育异常、心肌病、心肌炎、心包炎、心脏肿瘤等，分述如下。

一、冠状动脉性心脏病

冠状动脉性心脏病是指由各种原因造成的冠状动脉管腔狭窄，甚至完全闭塞，使冠状动脉血流不同程度地减少，心肌血氧供应与需求失去平衡而导致的心脏病，简称冠心病，亦称缺血性心脏病。冠心病绝大多数由冠状动脉粥样硬化引起。粥样硬化斑块的分布多在近侧段，且在分支口处较重；早期，斑块分散，呈节段性分布，随着疾病的进展，相邻的斑块可互相融合。在横切面上斑块多呈新月形，管腔呈不同程度的狭窄。有时可并发血栓形成，使管腔完全阻塞。根据斑块引起管腔狭窄的程度可将其分为 4 级：Ⅰ级，管腔狭窄≤25%；Ⅱ级，狭窄为 26%~50%；Ⅲ级，狭窄为 51%~75%；Ⅳ级，管腔狭窄≥76%。

（一）心绞痛

心绞痛是最常见的临床综合征，由于心肌耗氧量和供氧量暂时失去平衡而引起。心绞痛既可因心肌耗氧量暂时增加超出了已狭窄的冠状动脉供氧能力而发生（劳力型心绞痛），亦可因冠状动脉痉挛导致心肌供氧不足而引起（自发型心绞痛）。

（二）心肌梗死

心肌梗死是指由于绝对性冠状动脉功能不全，伴有冠状动脉供血区的持续性缺血而导致的较大范围的心肌坏死。绝大多数（95%）的心肌梗死局限于左心室一定范围，并大多累及心脏壁各层（透壁性梗死），少数病例仅累及心肌的心内膜下层（心内膜下梗死）。常见并发症如下。

1. 心脏破裂　占心肌梗死所致死亡总数的 3%~13%，常发生在心肌梗死后 1~2 周，主要由于梗死灶周围中性粒细胞和单核细胞释出的蛋白水解酶以及坏死的心肌自身溶酶体酶，使坏死的心肌溶解所致。

心脏破裂的好发部位有：①左心室前壁下 1/3 处，心脏破裂后血液流入心包，引起心脏压塞而致猝死；②室间隔破裂，左心室血流入右心室，引起右心功能不全；③左心室乳头肌断裂，引起急性二尖瓣关闭不全，导致急性左心衰竭。

2. 室壁瘤　10%~38%的心肌梗死病例合并室壁瘤，可发生于心肌梗死急性期，但更常发生在愈合期。由于梗死区坏死组织或瘢痕组织在室内血液压力作用下，局部组织向外膨出而成。多发生于左心室前壁近心尖处，可引起心功能不全或继发附壁血栓。

（三）附壁血栓形成

多见于左心室。由于梗死区心内膜粗糙，室壁瘤处及心室纤维性颤动时出现涡流等原因，为血栓形成提供了条件。血栓可发生机化或脱落引起大循环动脉栓塞。

（四）心外膜炎

心肌梗死波及心外膜时，可出现无菌性纤维素性心外膜炎。

（五）心功能不全

梗死的心肌收缩力显著减弱以至丧失，可引起左心、右心或全心充血性心力衰竭，是患者死亡最常见的原因之一。

（六）心源性休克

有人认为，当心室梗死范围达 40%时，心室收缩力极度减弱，心排血量显著减少，即可发生心源性休克，导致患者死亡。

（七）机化瘢痕形成

心肌梗死后，若患者仍然存活，则梗死灶被机化修复而成瘢痕。小梗死灶约需 2 周，大梗死灶 4~6 周即可机化。

二、心瓣膜病

心瓣膜病是指心瓣膜受到各种致病因素损伤后或先天性发育异常所造成的器质性病变，表现为瓣膜口狭窄或关闭不全，最后常引起心功能不全，导致全身血液循环障碍。心瓣膜病大多为风湿性心内膜炎、感染性心内膜炎的结局。主动脉粥样硬化和梅毒性主动脉炎亦可累及主动脉瓣，引起主动脉瓣膜病，少数是由于瓣膜钙化或先天性发育异常所致。

瓣膜关闭不全是指心瓣膜关闭时不能完全闭合，使一部分血液反流。瓣膜关闭不全是由于瓣膜增厚、变硬、卷曲、缩短或由于瓣膜破裂穿孔，亦可因腱索增粗、缩短和与瓣膜粘连而引起。瓣膜口狭窄是指瓣膜口在开放时不能充分张开，造成血流通过障碍。

心瓣膜病早期，由于心肌代偿肥大，收缩力增强，可克服瓣膜病带来的血流异常，一般不出现明显血液循环障碍的症状，此期称为代偿期。随着瓣膜病逐渐加重，最后出现心功能不全，发生全身血液循环障碍，称为失代偿期。

（一）二尖瓣狭窄

大多由风湿性心内膜炎所致，少数可由感染性心内膜炎引起。正常成人二尖瓣开口大时，其面积大约 $5cm^2$，可通过 2 个手指。当瓣膜口狭窄时，轻者，瓣膜轻度增厚，形如隔膜；重者，瓣膜极度增厚，瓣口形如鱼口。瓣口面积可缩小至 $1~2cm^2$，甚至 $0.5cm^2$ 或仅能通过医用探针。

（二）二尖瓣关闭不全

常是风湿性心内膜炎的后果，其次可由亚急性感染性心内膜炎等引起。二尖瓣关闭不全时，在心收缩期，左心室一部分血液通过关闭不全的二尖瓣口反流至左心房内，加上肺静脉输入的血液，左心房血容量较正常增加，压力升高。久之，左心房代偿性肥大。在心舒张期，大量的血液涌入左心室，使左心室因收缩增强而发生代偿性肥大。以后，左心室和左心房均可发生代偿失调（左心衰竭），从而依次出现肺淤血、肺动脉高压、右心室和右心房代偿性肥大、右心衰竭及大循环淤血。

（三）主动脉瓣关闭不全

主要由风湿性主动脉瓣膜炎造成，也可由感染性主动脉瓣膜炎、主动脉粥样硬化和梅毒性主动脉炎等累及主动脉瓣膜引起。此外，梅毒性主动脉炎、类风湿主动脉炎及马方综合征均可引起瓣膜环扩大而造成相对性主动脉瓣关闭不全。由于瓣膜口关闭不全，在心舒张期，主动脉部分血液反流至左心室，使左心室因血容量比正常增加而逐渐发生代偿性肥大。久之，发生失代偿性肌源性扩张，依次引起肺淤血、肺动脉高压、右心肥大、右心衰竭、大循环淤血。在临床主动脉瓣关闭不全，听诊时，在主动脉瓣区可闻及舒张期杂音。由于舒张期主动脉部分血液反流，舒张压下降，故脉压增大。患者可出现水冲脉、血管枪击音及毛细血管搏动现象。由于舒张压降低，冠状动脉供血不足，有时可出现心绞痛。

（四）主动脉瓣狭窄

由慢性风湿性主动脉瓣膜炎引起，常与风湿性二尖瓣病变合并发生，少数由于先天性发育异常，或动脉粥样硬化引起主动脉瓣钙化所致。此时，在心收缩期，左心室血液排出受阻，久之，左心室出现代偿性肥大，左心室壁肥厚，但心腔不扩张（向心性肥大）。后期，左心室代偿失调而出现肌源性扩张，左心室血量增加，继之出现左心房淤血。久之，左心房衰竭，引起肺循环、右心功能和大循环障碍。听诊时，主动脉瓣听诊区可闻及吹风样收缩期杂音。严重狭窄者，心排血量极度减少，血压降低，内脏特别是冠状动脉供血不足。晚期常出现左心衰竭，引起肺淤血。

三、原发性心肌病

原发性心肌病为原因不明而又非继发于全身或其他器官系统疾病的心肌原发性损害，它是非风湿性、非高血压性、非冠状动脉性心肌结构和功能的病理改变。其病理过程属于代谢性而非炎症性，在发病机制上与其他已知病因引起的心脏病无关。相反，若心肌病变与已知病因有关，或继发或伴发于某种全身性疾病时，则称为继发性心肌病。原发性心肌病分为3型：扩张型、肥厚型和限制型。

（一）扩张型心肌病

是原因不明的各种心肌疾病的最后结果，以心腔高度扩张和明显的心排血量降低（心力衰竭）为特征，又称充血型心肌病。大多数病例可查出抗心内膜的自身抗体，其病因尚不清楚。发病年龄为20~50岁，男性多于女性，多数患者常因心力衰竭进行性加重而死亡或因心律失常而发生猝死。

（二）肥厚型心肌病

肥厚型心肌病特点是室间隔不匀称肥厚，心肌细胞异常肥大，排列方向紊乱以及收缩期二尖瓣向前移位等。肥厚的肌壁顺应性降低，致使心室充盈阻力增加。临床表现为不同程度的心室排空受阻而非充盈受限。根据左心室流出道有无梗阻现象可将其分为梗阻性和非梗阻性两型。右心室流出道或两心室流出道均受阻者少见。本病常导致猝死，亦可并发感染性心内膜炎。

（三）限制型心肌病

限制型心肌病是以心室充盈受限为特点。典型病变为心室内膜和内膜下心肌进行性纤维化，导致心室壁顺应性降低，心腔狭窄。因此，亦称为心内膜心肌纤维化。

四、心肌炎

心肌炎是指由各种原因引起的心肌局限性或弥漫性炎症。根据病因可分为5类：病毒性心肌炎、细菌性心肌炎、寄生虫性心肌炎、免疫反应性心肌炎和孤立性心肌炎。此仅介绍常见的前两类。

（一）病毒性心肌炎

病毒性心肌炎颇为常见，是由心肌病毒引起的原发性心肌炎症，常累及心包，引起心包心肌炎。

（二）细菌性心肌炎

细菌性心肌炎可由细菌直接感染引起，也可由细菌产生的毒素对心肌的作用或细菌产物所致的变态反应引起。

1. 心肌脓肿　常由化脓菌引起，如葡萄球菌、链球菌、肺炎双球菌、脑膜炎链球菌等。化脓菌来源于脓毒败血症时的转移性细菌菌落或来自细菌性心内膜炎的化脓性血栓栓子。肉眼观心脏表面及切面可见多发性黄色小脓肿，周围有充血带。镜下脓肿内心肌细胞坏死液化，脓腔内的大量脓细胞及数量不等的细菌集落，脓肿周围心肌有不同程度的变化、坏死，间质内有中性粒细胞及单核细胞浸润。

2. 白喉性心肌炎　白喉杆菌可产生外毒素，一方面可阻断心肌细胞核蛋白体的蛋白质合成；另一方面可阻断肉碱介导的长链脂肪酸运入线粒体，导致心肌细胞脂肪变性和坏死。镜下可见灶状心肌变性坏死，心肌细胞出现嗜酸性变、肌浆凝聚、脂肪变性及肌浆溶解。病灶内可见淋巴细胞、单核细胞及少数中性粒细胞浸润。病灶多见于右心室壁，病愈后形成细网状小瘢痕。有的病例出现弥漫性心肌坏死，可导致心源性猝死。

3. 非特异性心肌炎　在上呼吸道链球菌感染（急性咽峡炎、腭扁桃体炎）及猩红热时，可并发急性非风湿性心肌炎。其发病机制尚未明了，可能是由链球菌毒素引起。病变呈间质性心肌炎改变。镜下心肌间质结缔组织内及小血管周围可见淋巴细胞、单核细胞浸润，心肌细胞有程度不等的变性、坏死。

五、心包炎

心包炎可由病原微生物经血道感染或其毒性代谢产物的作用而引起，心肌坏死亦可波及心外膜引起炎症反应。此外，心包炎亦可因外伤而发生。

（一）急性心包炎

急性心包炎大多为渗出性炎症，常形成心包积液，积液的性质依引起心包炎的原因而有所不同。在一定程度上，根据渗出物的性质可对其基本疾病作出判断。

1. 特发性心包炎　特发性心包炎为最常见的心包炎类型，其发病率约占所有心包炎的1/3。此型心包炎是一种纤维素性心包炎，依病变的严重程度可形成浆液纤维素性或纤维素性出血性渗出物。镜下，心外膜充血，可见淋巴细胞、浆细胞浸润。1/3病例可复发，可导致缩窄性心包炎。

2. 感染性心包炎

（1）病毒性心包炎：其病变与特发性心包炎颇为相似，并常发生钙化，形成钙化性缩窄性心包炎。

（2）结核性心包炎：结核性心包炎多见于青年男性，约占所有心包炎的7%。此型心包炎多形成浆液性、出血性心包积液，由于慢性炎症使心包组织疏松，积液有时可达1000ml以上。有的病例可有多量纤维素渗出，心包表面充血、浑浊，擦去纤维素，可见大小不等的结核节。镜下心外膜及心包壁层均可检出结核结节，心肌大多早期被累及。积液可全部或部分被吸收，心包两层互相粘连。

（3）化脓性心包炎：常见于败血症或脓毒血症。多为纤维素性化脓性炎症，导致心包积液，可波及心肌。肉眼可见整个心外膜表面被一层厚的纤维素性脓性渗出物覆盖。

3. 胶原病性心包炎

（1）风湿性心包炎：风湿热常侵犯心脏，而心外膜几乎总被累及，发生风湿性心包炎，但临床上仅约 15% 的病例被确诊。病理变化早期多表现为浆液纤维素性心包炎，晚期心包两层可瘢痕化。

（2）狼疮性心包炎：系统性红斑狼疮时，心包最常被累及，几乎 50% 病例发生狼疮性心包炎，最常表现为纤维性心包炎，亦可为纤维素性或浆液纤维素性心包炎，后两者特别多见于伴有狼疮性肾炎和尿毒症的患者，此种心包炎可出现或不出现症状。镜下可见心外膜结缔组织纤维素样坏死，伴有炎性细胞浸润和肉芽组织形成。此类患者常伴有狼疮性心内膜炎。

4. 尿毒症性心包炎　此型心包炎为纤维素性炎症。急性期，肉眼观可见心包表面有很细的纤维素沉积，继而聚集成绒毛状。镜下心包组织内可见稀疏的中性粒细胞及淋巴细胞浸润。约 5 天后，富含毛细血管的肉芽组织从心外膜及心包壁层长入纤维素性渗出物内。

（二）慢性心包炎

慢性心包炎指持续 3 个月以上的心包炎症，多由急性心包炎转变而来。此型心包炎又分为两型。

1. 慢性非缩窄性心包炎　多由急性心包炎演变而来，主要表现为持续性心包积液。由于炎症及瘢痕形成过程破坏了心包的吸收能力，而且富含蛋白质的渗出液由于其渗透压增高而使积液产生增多。

2. 慢性缩窄性心包炎　此型心包炎多见于男性，年龄 21~40 岁。可分为两个亚型。

（1）心包粘连：心包脏层和壁层互相附着，心包腔被瘢痕组织所闭塞，但无钙化现象。此型心包炎是抗结核治疗后的典型变化。

（2）钙化性心包炎：慢性缩窄性心包炎中，约半数病例发生钙化。钙盐沉积好发于冠状沟、室间沟、右心室和靠膈部位。

六、先天性心脏病

先天性心脏病是指胚胎时期心脏和大血管发育异常，又称先天性心脏畸形，常见类型见表 1-1。

表 1-1　先天性心血管发育畸形的常见类型

类型	疾病名称	占先天性心脏病的百分率
非发绀型	室间隔缺损	25%～30%
	动脉导管未闭	17%～20%
	房间隔缺损	10%～15%
发绀型	法洛四联症	8%～15%
	大血管移位	8%～10%
其他	主动脉缩窄	5%～7%
	肺动脉狭窄	5%～7%
	主动脉口狭窄	4%～5%

（一）非发绀型先天性心脏病

1. 室间隔缺损　是最常见的先天性心脏病之一，占先天性心脏病的 25%～30%。室间隔缺损为胚胎发育不全所形成，按其发生部位可分为膜部缺损、漏斗部缺损及肌部缺损，其中以膜部缺损最常见。在心室收缩期，左心室内压力高于右心室，部分血液分流到右心室内，右心室血液容量因而增加，输入肺循环的血液量也随之增多。由肺静脉回流到左心的血量亦增加，最后可依次导致右心室、肺动脉、左心室、左心房的扩张和肥大。当缺损甚小时，向右心室分流的血液量虽然很少，但是血液通过狭窄的小孔却能发生较大的涡流，临床听诊可闻及明显的收缩期杂音。

2. 动脉导管未闭　是指导管完全未闭或仅一部分未闭。动脉导管是胎儿期连接肺动脉和主动脉的一条短的动脉管道，生理性闭锁时间一般在出生时，或出生后半年左右，少数可迁延到 1 年后。此种畸形可单独存在或与其他心脏畸形如房间隔缺损、室间隔缺损、肺动脉狭窄等合并发生。单纯动脉导管开放时，由主动脉分流到肺动脉的血液甚多。因为血液是从主动脉（动脉血）流入肺动脉，故患儿无发绀。单纯动脉导管开放手术结扎可治愈。

3. 房间隔缺损　是指原始心房间隔发生、吸收和融合时出现异常，左右心房之间仍残留未闭的房间孔，造成心房之间左向右分流。

（1）第二房间隔缺损：为卵圆窝内的一个或多个缺口（亦称为卵圆窝缺损），最大者为整个卵圆窝缺损。其发生是由于第一房间隔上部正常形成第二房间孔的生理性裂缝发生在错误的位置或者太大时，则不能被第二房间隔盖住，结果导致有缺陷的第二房间孔存留。因此，实际上并非第二房间隔缺损，而是第一房间隔中的第二房间孔缺损。出生后由于肺血流量增多，使左心房压力增高而导致左心房向右心房分流。患者无发绀。缺损较大者，右心因容量负荷增加而导致右心室肥大和肺动脉高压。严重者可引起继发逆向分流（右心房向左心房分流）而导致发绀。

（2）第一房间隔缺损：是指孤立的第一房间孔及第一房间隔缺损，是心房间隔在房室瓣水平上的部分缺如。孤立的第一房间隔缺损是由于第一房间隔生长障碍所致，心内膜垫并不参与。然而大多数病例往往并发房室管的心内膜垫愈合不全或不愈合，因此，二尖瓣、三尖瓣及室间隔完整者极为少见（可有部分性或完全性房室管永存）。孤立性第一房间隔缺损时血流动力障碍与第二房间孔缺损相似，预后较好。若合并心内膜垫缺损时，除在心房水平上左心向右心分流外，可有二尖瓣或三尖瓣关闭不全，以及在心室水平上的左心向右心分流。

（二）发绀型先天性心脏病

1. 法洛四联症 此种心脏畸形有 4 个特点：①肺动脉流出道狭窄；②室间隔膜部巨大缺损；③主动脉右移，骑跨于室间隔缺损上方；④右心室高度肥大及扩张。

法洛四联症畸形的发生是由于肺动脉肌性圆锥发育障碍伴有狭窄，室上嵴错位和圆锥肌与肌性室间隔不能融合，导致室间隔缺损，伴有膜部缺损。右心室因血液输入肺受阻而发生代偿性肥大。室间隔有巨大缺损，心收缩期部分血液由左心室分流入右心室，以致右心室的血液容量增加，发生代偿性扩张和肥大。此外，由于主动脉骑跨在室间隔缺损的上方，同时接受左、右心室的大量血液，结果发生管腔扩张和管壁增厚，肺动脉愈狭窄，右心室注入主动脉的血液量亦愈多，主动脉的扩张和肥厚也愈明显。

临床上，患儿有明显发绀，肺动脉狭窄的程度愈重，发绀愈明显。这是因为肺动脉高度狭窄时，一方面促使右心室的静脉血更多地分流进入主动脉，另一方面是右心室的血液难以注入肺循环进行气体交换之故。本病可行手术治疗。

2. 大血管移位 是主动脉和肺动脉在出生前发育转位过程中出现的异常，可分为：

（1）纠正型：主动脉移位于前方，肺动脉移向后侧，两者前后平行排列，然而通常伴有左右心室相互移位。因此，主动脉仍出自左心室，肺动脉出自右心室。血液循环正常，患者无症状，可健康存活。

（2）非纠正型：主动脉与肺动脉互相交换位置，即主动脉出自右心室，而肺动脉出自左心室，主动脉位于肺动脉之右前侧，两者无正常形式的交叉，呈平行排列。右心室的血液不能注入肺进行气体交换，而由主动脉注入大循环中；左心室的血液则不能注入全身，而经肺动脉注入肺。非纠正型（又称完全型）大血管移位在胚胎期因有脐静脉，并有动脉导管的沟通，对出生前发育无大影响。出生后，肺开始呼吸，患儿出现发绀，若心脏无其他血液通路，出生后很快死亡。出生后尚能存活者，均有其他畸形合并存在，在大、小循环之间出现异常通路，如卵圆孔未闭、动脉导管开放、房间隔缺损和室间隔缺损等。这些异常通路可使部分血液发生混合，供给全身需要，维持生命。

（三）其他类型先天性心脏病

主动脉缩窄为非发绀型先天性心脏病中较常见的一种，本病分为幼年型及成人型。

1. 幼年型　为动脉导管前的主动脉峡部狭窄，狭窄程度较重，主动脉血液通过量减少。本型常合并动脉导管开放畸形，肺动脉内一部分静脉血可经过开放的动脉导管注入降主动脉，因此，患者下肢动脉血含氧量低，因而严重青紫，而上肢动脉血含氧量则正常。

2. 成人型　为动脉导管后的主动脉峡部狭窄，狭窄程度较轻，一般动脉导管已闭锁。由于狭窄位于动脉导管闭合口的远侧，所以胸主动脉与腹主动脉之间存在较高的压差。日久即出现代偿适应现象，表现为主动脉弓部的动脉分支（胸廓的动脉、乳房内动脉及其肋间支）均逐渐扩张并与降主动脉的分支（肋间动脉、腹壁深动脉等）之间发生侧支循环以保证下肢的血液供应。

第四节　心血管生理知识

心血管系统由心脏、动脉、静脉和毛细血管组成，也称作"循环系统"。心脏是循环系统的中心器官，推动血液在血管内不断流动，它为血液循环提供势能和动能；血管是血液循环过程中的流通管道，起着输送、分配血液，并为机体提供物质交换和气体交换场所的作用。

血液循环的主要功能是完成体内的物质运输，使机体新陈代谢能不断进行；运送机体各内分泌腺的激素及其他体液因子至相应的靶细胞，实现机体的体液调节；机体内环境理化特性相对恒定和维持及血液防御功能的发挥，也都有赖于血液的不断循环流动。

一、心脏的自律性和传导系统

心脏传导系统由负责正常冲动形成与传导的特殊的有较高兴奋性及传导性的心肌细胞组成，包括窦房结、房室结、房室束及其分支和浦肯野纤维。这些特殊的组织能产生激动和传导激动，从而将心房和心室在功能上连接起来。

（一）窦房结

窦房结是心脏正常窦性心律的起搏点，位于上腔静脉入口与右心房后壁的交界处。窦房结处的起搏细胞自律性最高，冲动发放频率最快，是整个心脏电活动的发源地。其他如冠状窦周围、房室结等也有起搏细胞，但这些部位的起搏细胞自律性较低，平常为窦房结冲动所抑制，故称潜在的起搏细胞。当窦房结冲动发放功能受抑制或丧失时，这些异位起搏点就会释放冲动，引起异位搏动。窦房结发出房间束到达左心房，还发出结间束连接窦房结与房室结，从而使激动传递到左心房和房室结。

（二）房室结

房室结位于右心房冠状窦口前上方、三尖瓣隔瓣侧尖附着处之间的心内膜深层。房室结通过结间束与窦房结相连，前端发出房室束，是房、室间激动沟通的唯一渠道。房室结的主要功能是将窦房结沿结间束下传的兴奋短暂延搁后通过房室束传向心室，保证心房收缩后再开始心室收缩。

（三）房室束及左、右束支

房室束又称希氏束，由房室结前端发出，沿室间隔前行，在室间隔肌部上缘分为左、右束支。

右束支为索状纤维束，主要分布于右心室壁。其行程较长，又为单一细支，小的局灶性损伤即可损伤该支，在心电图上表现为完全或不完全的右束支传导阻滞图形。

左束支在室间隔上、中 1/3 处分为左前分支与左后分支，主要分布于室间隔和左心室壁。

（四）浦肯野纤维网

左、右束支的分支再交织成浦肯野纤维网，潜行于心内膜下和心肌内，其作用是将下传的兴奋迅速传播到整个心室。

（五）房室间的传导旁路

房室间的传导，除了上述正常途径之外，可另有一些旁路（如 Kent 束、房-希束等）存在，能使心房的激动不通过房室结而直达心室。这些普通的工作心肌细胞束所组成的传导旁路是造成预激综合征的解剖学基础。

二、生物电活动的检测

心脏各部位产生的生物电活动其传播途径、方向、顺序和时间均有一定的规律，是反映心脏电生理活动状态的良好指标。由于机体是容积导体，心脏的生物电活动可通过其周围的导电组织和体液传播到机体的任何部位，使身体各部位在每一心动周期中也经历有规律的变化。因此将测量电极安放在人体的特定部位，可记录到相应的心电变化，如体表心电图、食管心电图或希氏束电图等，但这些心电变化与心脏的机械活动并无直接关系。

体表心电图：体表心电图是指将测量电极安放于人体表面的一定位置所记录到的心电变化曲线。正常人典型的体表心电图由 P 波、QRS 波群和 T 波组成，有时 T 波后可出现一个小的 U 波，另外还有 P-R 间期、QT 间期及 ST 段。心电图记录纸由长宽均为 1mm 的小方格组成，每一横向小格代表 0.04s，每一纵格代表 0.1mV，振幅为 1mm，纸速为 25mm/s。因此，可在记录纸上读出心电图各波的电位数值和时程。

（一）P 波

P 波反映左右两心房的去极波，波形小而圆，历时 0.08~0.11s，波幅肢导联不超过 0.25mV，胸导联不超过 0.20mV；其方向在 Ⅰ、Ⅱ、aVF、V_4~V_6 直立，aVR 倒置，其余导联可倒置或双向。

（二）P-R 间期

为 P 波起点至 QRS 开始的时间，表示窦房冲动通过心房、房室交界、房室束、左右束支、浦肯野纤维传到心室的时间。测量 P-R 间期一般在 P 波较明显的导联如 Ⅱ 导联。其正常值为 0.12~0.20s，儿童为 0.12~0.19s。

（三）QRS 波群

为心室除极波，代表左右心室激动所需的时间。

1. QRS 命名规则　第 1 个向下的波为 Q 波，第 1 个向上的波为 R 波，

R 波之后向下的波为 S 波。若整个波都向下，称 QS 波。S 波后向上的波为 R′波，R′波后向下的波称 S′波。

2. 正常成人 QRS 波群　历时 0.06~0.10s，儿童 0.04~0.08s，一般测量 V₃ 导联的 QRS 波。

3. QRS 波群在各个导联中的形态及电压：

（1）胸导联：正常 QRS 波群在胸导联上相对恒定，V_1 及 V_2 导联呈 rS 波，V_5 及 V_6 呈 qR 波、RS 波，V_3 及 V_4 为过渡波形。从 V_1~V_5，R 波逐渐变大，S 波逐渐变小，故 V_1 导联的 R/S 应<1，V_5 导联的 R/S 应>1。胸导联中各波的振幅：Q 波不超过同一导联 R 波的 1/4，V_5 及 V_6 导联不超过 0.3mV，时间不超过 0.04s，V_3 中很少有 Q 波，V_1 及 V_2 的 R 波之前无 Q 波，但 QRS 可呈 QR 型。R 波：V_1 中的 R 波振幅 0.2~0.3mV，一般不超过 0.7~1.0mV，V_5 不超过 2.0mV。S 波：V_1 及 V_2 的 S 波幅约 1.2mV，不超过 1.5mV。

（2）肢导联：如每个肢导联的 R+S 波的波幅的算术和<0.5mV 称低电压。Q 波：aVL 及 aVF 呈 qR 型，但其 q 波不超过 R 波的 1/4，时间不超过 0.04s。R 波：aVL 呈 R 或 qR，R 波不超过 1.2mV；aVF 呈 qR，R 波不超过 2.0mV；aVR 呈 Qr 或 rS，主波多向下，R 波不超过 0.5 mV。

4. 室壁激动时间　在胸导联中，从 QRS 波群起点到 R 波顶峰垂线间的时间为室壁激动时间（VAT）。V_1 及 V_2 主要反映右心室壁激动的时间，正常不超过 0.03s；V_5 及 V_6 反映左心室壁激动时间，正常不超过 0.05s。

（四）ST 段

QRS 波群终点（J 点）至 T 波起始部的一段，代表心室各部分心肌均已处于动作电位的平台期，各部分之间无电位差异存在。正常人 ST 段压低在任何导联不应超过 0.05mV，肢导联及 V_4~V_6 导联抬高不超过 0.1mV，V_1~V_2 不超过 0.3mV，测量时以 PR 段作为基线。

（五）T 波

心室复极波，位于 ST 段后的一个较低而占时较长的波。在 aVR 倒置，Ⅰ、Ⅱ、V_4~V_6 直立，Ⅲ、aVL、aVF、V_1~V_3 可倒置。在以 R 波为主的导联，T 波不应低于同一导联 R 波的 1/10，方向与 R 波一致。胸导联中 T 波可高达 1.2~1.5mV，但 V_1 一般不超过 0.4 mV。T 波历时 0.05~0.25s。

（六）U 波

在 T 波后 0.02~0.04s 有时会出现一个低而宽的电位波动，时间为 0.1~0.3s，其方向与 T 波一致，形成原因尚不明确。

（七）Q-T 间期

从 QRS 波开始至 T 波终点的时间，代表心室开始除极至完成复极所需要的时间。Q-T 间期的长短受心率的影响，故常用校正 Q-T 间期，即 QTc，正常 QTc 的最高值为 0.44s。

三、心血管活动的神经体液调节

在不同的生理状况下，机体各器官组织对于血流量的灌注有不同的需求。正是通过神经体液机制使心血管活动得到调节，各器官组织的血流灌注才能得到重新分配，以适应不同情况下机体的需要。

（一）神经调节

1. 心脏和血管的神经支配　机体对心血管活动的调节是通过各种心血管反射实现的。支配心脏的传出神经是心交感神经和迷走神经。心交感神经节后神经元末梢释放的神经递质为去甲肾上腺素，与心肌细胞膜上的 β 肾上腺素能受体结合，可导致心率加快，房室交界的传导加快，心房、心室肌的收缩力加强，称之为正性变时作用、正性变传导作用、正性变力作用；迷走神经节后神经元末梢释放的神经递质为乙酰胆碱，与心肌细胞膜上的 M 受体结合，可导致心率减慢，房室交界的传导减慢，心房、心室肌的收缩力减弱，称之为负性变时作用、负性变传导作用、负性变力作用。

支配血管壁内平滑肌的神经纤维称为血管运动神经纤维，可分为缩血管神经纤维和舒血管神经纤维。缩血管神经纤维均为交感神经纤维，在皮肤血管中分布最密，骨骼肌和内脏的血管次之，冠状动脉和脑血管中分布较少。当支配某器官血管床的交感缩血管纤维兴奋时，可引起该器官血管床的血流阻力增高，血流量减少；舒血管神经纤维有交感舒血管神经纤维和副交感舒血管神经纤维。舒血管神经纤维兴奋可引起与缩血管神经纤维兴奋相反的效果。

2. 心血管反射的外周感受器和中枢　当机体所处的状态或环境发生变化如改变体位、受到攻击、睡眠或运动时，各器官的血液循环状况和心排血量都会通过心血管发生相应的改变以适应机体的需要。心血管反射的外周感受器有：颈动脉窦和主动脉弓的压力感受器，感受动脉压力的升降，通过中枢机制调节心血管交感神经紧张的程度以改变心率、心排血量和外周血管阻力，最终使血压得到调节；心脏和肺循环大血管壁内的心肺感受器，又称容量感受器，感受血管壁的机械牵张来调节血压；颈动脉体和主动脉的化学感受器反射，感受血液内某些化学成分如氢离子的浓度来调节呼吸和心血管活动。

控制心血管活动的神经元分布在从脊髓到大脑皮质的各个水平上，它们具有各不相同的功能，又互相紧密联系，使心血管活动协调一致，并与整个机体的活动相适应。最基本的心血管活动的中枢在延髓，因为延髓是心血管正常的紧张性活动的起源。保留延髓及其以下中枢部分的完整就可以维持心血管正常的紧张性活动，并完成一定的心血管反射；在延髓以上的脑干部分和大、小脑中，也存在着心血管活动相关的神经元，它们在心血管活动的调节中起到与机体活动协调整合的更高级的作用。

（二）体液调节

局部组织或血液中的某些化学物质会作用于心肌和血管平滑肌，从而调节心血管活动。如肾素、儿茶酚胺、血管升压素、内皮缩血管因子等可引起血管收缩；而前列环素、激肽、组胺等可引起血管舒张。儿茶酚胺、肾素、钠和钙可引起正性肌力和正性频率作用；而乙酰胆碱可引起负性肌力和负性频率作用。在心血管活动的体液调节中，肾素-血管紧张素系统十分重要。

肾素是由肾球旁细胞合成分泌的蛋白酶，作用于血液循环中的血管紧张素原，使之分解产生血管紧张素 I 。后者在血管紧张素转换酶的作用下转变为血管紧张素 II 。血管紧张素 II 在血管紧张素酶 A 的作用下生成血管紧张素 III 。在血管紧张素中，最重要的是血管紧张素 II 和 III ，它们可以作用于血管平滑肌、肾上腺皮质球状带细胞以及脑、肾等器官细胞上的血管紧张素受体，引起外周血管阻力增加、醛固酮分泌增多、细胞外液量增加等效应，最终导致血压升高。当血浆中的钠离子浓度降低和失血、失水等原因导致肾血流灌注减少时，肾素的分泌都会增多，从而导致血管紧张素生成增多，进而引发上述效应。

第五节　心血管病实验室检验

一、常规检验项目

（1）全血细胞计数、血细胞比容。

（2）尿液分析。

（3）肾功能检验：尿素氮（BUN）、肌酐（Cr）测定。

（4）血电解质（钾、钠、钙、氯、镁）。

（5）空腹血糖和餐后 2 小时血糖。

二、心血管病特殊检查

1. 冠心病

（1）尿酸测定。

（2）葡萄糖耐量测定。

（3）血脂测定：三酰甘油、脂蛋白和载脂蛋白。

（4）凝血酶原时间、出凝血时间。

（5）心肌酶学检查：谷草转氨酶（AST）、乳酸脱氢酶（LDH）及其同工酶、肌酸磷酸激酶（CK）及其同工酶、血清肌钙蛋白测定、肌红蛋白测定等。

2. 高血压和高血压性心脏病

（1）尿微量蛋白测定。

（2）尿培养；24 小时尿量、BUN、Cr、尿酸和电解质测定。

（3）血 Cr、内生肌酐清除率。

（4）葡萄糖耐量试验。

（5）血胰岛素浓度测定。

（6）血清 T、I 测定。

（7）血钙、血磷的测定。

（8）血清蛋白电泳、胆红素、碱性磷酸酶、ASA 及 ALT。

（9）血脂测定：胆固醇、三酰甘油、脂蛋白和载体蛋白。

3. 风湿热和风湿性心脏病

（1）红细胞沉降率（ESR）。

（2）C 反应蛋白（CRP）。

（3）抗链球菌"O"效价（ASO）、抗脱氧核糖酸酶、抗-DNA 酶 B 及抗透明质酸酶、抗链球菌酶（ASTZ）测定。

（4）咽拭子细菌培养。

（5）血清 LDH。

4. 先天性心脏病 染色体核型分析。

5. 肺心病 血气分析。

6. 心包疾病

（1）病毒分离检查。

（2）结核纯化蛋白衍生物（PPD）和真菌皮肤试验。

（3）血清蛋白电泳。

（4）真菌血清学检查。

（5）红斑狼疮（SLE）细胞检查。

（6）类风湿因子（RF）。

（7）血清抗核抗体（AHA）。

（8）血培养。

（9）异嗜性试验（传染性多核细胞增多症时）。

（10）心包穿刺抽液检查、心包积液涂片。

7. 感染性心内膜炎

（1）血培养（需氧菌培养和厌氧菌培养）。

（2）真菌的特殊培养。

（3）ESR。

（4）免疫学检查：免疫复合物、RF。

8. 心肌疾病　①ESR；②CRP；③ASO 测定；蛋白电泳；④血清硒、钙、磷测定；心肌酶测定；⑤SLE 细胞检查；⑥血清 ANA；血清补体测定；血清和尿的重金属盐鉴定（铅、汞、硫）；⑦RF（类风湿关节炎）；⑧血培养；⑨病毒学检查；⑩肝功能试验、血浆铁测定、血浆结合力测定等。

第六节　心血管系统疾病患者的护理

心血管系统疾病患者常见的护理问题如下：

1. 体液过多　与右心衰竭致体循环淤血、水钠潴留、低蛋白血症有关。

【护理措施】

（1）休息与体位：休息有助于增加肾脏血流量，提高肾小球滤过率，促进水钠排除，减轻水肿。

（2）饮食护理：给予低盐易消化饮食，少量多餐。

（3）用药护理：特别注意利尿剂使用的护理。

（4）病情监测：每天在同一时间，着同一服装，用同一体重计测量体重，时间安排在患者晨起排尿后、早餐前最适宜。

2. 气体交换受损　与左心衰竭致肺淤血有关。

【护理措施】

（1）休息：患者有明显呼吸困难时应卧床休息，以减轻心脏负担。

（2）体位：根据患者呼吸困难的程度采取适当的体位。

（3）氧疗：对于有低氧血症者，需要纠正缺氧。根据氧疗指针掌握氧疗的注意事项。

（4）心理护理：呼吸困难者常因影响日常生活及睡眠而心情烦躁、痛苦、焦虑，应与家属一起安慰鼓励患者。

（5）输液护理：控制输液量及速度，防止加重心脏负荷，诱发急性肺水肿。

（6）病情监测：密切观察呼吸困难有无改善，发绀是否减轻等。

3．活动无耐力　与心排血量下降有关。

【护理措施】

（1）评估活动受限程度。

（2）制订活动计划，注意休息与活动的关系。

（3）处理与观察活动中的不良反应

4．疼痛　胸痛与心肌缺血、缺氧有关；头痛与高血压有关。

【护理措施】

（1）疼痛观察：评估患者疼痛情况，如部位、性质、程度、持续时间等。严密监测心电情况，生命体征变化。

（2）活动与休息：如心绞痛发作时应立即停止正在进行的活动，不稳定型心绞痛者，应卧床休息，并密切观察。

（3）心理护理：安慰患者，解除紧张不安情绪，以减少心肌耗氧量。

（4）用药护理：密切观察用药情况以及疼痛是否缓解，注意用药的不良反应。

（5）减少和避免诱因。

5．与心血管系统疾病有关的其他护理问题

（1）营养失调。

（2）焦虑。

（3）知识缺乏。

（4）潜在并发症。

（5）自理缺陷。

第二章 心力衰竭的护理

心力衰竭是由于各种心脏结构或功能性疾病导致心室充盈和（或）射血能力受损而引起的一组临床综合征，简称心衰。临床上以体循环淤血和（或）肺循环淤血及组织血液灌注不足为主要特征，其主要临床表现为呼吸困难、疲乏、体液潴留，是一种渐进性疾病，常见于各种心脏疾病的终末阶段。

心力衰竭按发生的部位可分为左心、右心和全心衰竭；按发生的速度可分为急性和慢性两种，以慢性居多。

第一节 慢性心力衰竭

慢性心力衰竭也称慢性充血性心力衰竭，是大多数心血管疾病的最终归宿，也是最主要的死亡原因。在西方国家心力衰竭的基础心脏病构成以高血压、冠状动脉心脏病为主，我国过去以心瓣膜病为主，但近年来高血压、冠状动脉心脏病所占比例呈明显上升趋势。

一、诱因与发病机制

（一）诱因

心力衰竭往往由一些增加心脏负荷的因素所诱发。常见诱发因素有以下几点：

1. 感染 呼吸道感染最常见，其他感染如风湿活动、感染性心内膜炎、泌尿系感染和各种变态反应性炎症等也可诱发心力衰竭。感染可直接造成心肌损害，也可因其所致发热、代谢亢进和窦性心动过速等增加心脏负荷。

2. 心律失常 各种类型的快速性心律失常可导致心排血量下降，增加心肌耗氧量，诱发或加重心肌缺血，其中心房颤动是器质性心脏病最常见的心律失常之一，也是心力衰竭最重要的诱发因素。严重的缓慢性心律失常可直接降低心排血量，诱发心力衰竭。

3. 血容量增加　如饮食过度、摄入钠盐过多、输入液体过快、短期内输入液体过多等，均可诱发心力衰竭。

4. **过度体力活动或情绪激动**　体力活动、情绪激动和气候变化等，可增加心脏负荷，诱发心力衰竭。

5. **贫血或出血**　慢性贫血可致心排血量和心脏负荷增加，同时血红蛋白摄氧量减少，使心肌缺血缺氧甚至坏死，可导致贫血性心脏病。大量出血使血容量减少，回心血量和心排血量降低，并使心肌供血量减少和反射性心率加快，心肌耗氧量增加，导致心肌缺血缺氧，诱发心力衰竭。

6. **其他因素**　①妊娠和分娩；②肺栓塞；③治疗方法不当，如洋地黄过量或不足，不恰当停用降血压药等；④原有心脏病变加重或并发其他疾病，如心肌缺血进展为心肌梗死、风湿性心瓣膜病风湿活动合并甲状腺功能亢进症等。

（二）发病机制

慢性心力衰竭的发病机制十分复杂，当基础心脏病损及心功能时，机体首先发生多种代偿机制。这些代偿机制可使心功能在一定时间内维持在相对正常的水平，但也有其负性效应。各种不同机制相互作用衍生出更多反应，久之发生失代偿。

1. **代偿机制**　当心肌收缩力减弱时，为了保证正常的心排血量，机体通过以下机制进行代偿。

（1）Frank-Starling 机制：即增加心脏的前负荷，使回心血量增多，心室舒张末期容积增加，从而增加心排血量及提高心脏做功量。心室舒张末期容积增加，意味着心室扩张，舒张末压力也增加，相应的心房压、静脉压也升高。当左心室舒张末压>18mmHg 时，出现肺充血的症状和体征。

（2）心肌肥厚：当心脏的后负荷增加时，常以心肌肥厚为主要的代偿机制，心肌收缩力增强，克服后负荷阻力，使心排血量在相当长时间内维持正常。心肌肥厚以心肌细胞增大为主，心肌细胞数增多不明显，细胞核和作为供给能源的物质线粒体也增大和增多，但程度和速度均落后于心肌细胞的增大，心肌从整体上显得能源不足，继续发展终至心肌细胞死亡。

（3）神经体液的代偿机制

①交感神经兴奋性增强：心衰患者血中去甲肾上腺素水平升高，作用心肌肾上腺素能受体，增强心肌收缩力并提高心率，以增加心排血量。但心率增快，使心肌耗氧增加，此外，去甲肾上腺素对心肌有直接毒性作用，使心肌细胞凋亡，参与心脏重塑过程；②肾素－血管紧张素系统

（RAAS）激活：心排血量减少，肾血流量随之降低，RAAS 被激活。

2. 心力衰竭时各种体液因子的改变

（1）心钠肽和脑钠肽：心力衰竭时心钠肽和脑钠肽分泌均增加，其增高的程度与心力衰竭的严重程度呈正相关。

（2）精氨酸加压素：心力衰竭时，心房牵张受体的敏感性下降，使精氨酸加压素的释放不能受到相应的抑制，血浆精氨酸加压素水平升高。

3. 内皮素　是由血管内皮释放的肽类物质，具有很强的收缩血管的作用。内皮素还可导致细胞肥大增生，参与心脏重塑过程。

4. 心肌损害与心室重塑　原发性心肌损害和心脏负荷过重使心脏功能受损，可导致心室扩大或心室肥厚等各种代偿性变化。在心腔扩大、心肌肥厚的过程中，心肌细胞、胞外基质、胶原纤维网等均有相应的变化，即心室重塑的过程。目前大量的研究表明，心力衰竭发生的基本机制是心室重塑。

二、临床表现

（一）左心衰竭

主要表现为心排血量低和肺循环淤血的综合征。

1. 症状

（1）呼吸困难：劳力性呼吸困难是左心衰竭最早出现的症状，开始多发生在较重体力活动时，休息后可缓解，病情进展后，轻微体力活动时也可出现，有的患者还可出现夜间阵发性呼吸困难，此为左心衰竭的典型表现。严重时可出现端坐呼吸、心源性哮喘和急性肺水肿。患者采取的坐位越高说明左心衰竭的程度越重，可据此估计左心衰竭的严重程度。

（2）咳嗽、咳痰、咯血：咳嗽是较早出现的症状，常发生在夜晚，患者坐起或站立时可减轻或消失，常咳白色泡沫痰，有时痰中带血丝，当肺淤血明显加重或肺水肿时，可咳粉红色泡沫痰。

（3）低心排血量症状：如有头晕、乏力、心悸、失眠或嗜睡、尿少、发绀等，其主要原因是心、脑、肾、骨骼肌等脏器组织血液灌注不足。

2. 体征　呼吸加快、血压升高、心率增快，可有交替脉，多数患者有左心室增大。心尖部可闻及舒张期奔马律，肺动脉瓣区第 2 心音亢进。两肺底可闻及细湿啰音。原有瓣膜病变可闻及杂音及原有心脏病的体征。

（二）右心衰竭

主要表现为体循环淤血的综合征。

1. **症状**　患者可有食欲不振、恶心、呕吐、右上腹痛、腹胀、腹泻、尿少、夜尿等症状。原因是由于各脏器慢性持续性淤血所致。

2. **体征**

（1）患者颈静脉充盈、怒张，肝颈静脉反流征阳性。

（2）肝大：肝脏肿大伴有上腹部饱胀不适及明显压痛，还可出现黄疸和血清转氨酶水平升高，晚期可出现心源性肝硬化。

（3）水肿：双下肢及腰骶部水肿，严重的全身水肿，伴有胸、腹腔积液。

（4）其他：胸骨左缘第3~4肋间可闻及舒张期奔马律。右心室增大或全心增大时心浊音界向两侧扩大。三尖瓣区可闻及收缩期吹风样杂音。

（三）全心衰竭

此时左右心衰的临床表现同时存在。由于右心衰时右心排血量减少，能减轻肺淤血和肺水肿，故左心衰的症状和体征有所减轻。

【心功能分级】

心功能分级正确评价患者心功能，对于判断病情轻重和指导患者活动量具有重要意义。根据患者的临床症状和活动受限制的程度可将心功能分为4级［1928年纽约心脏病协会（NYHA）分级，美国心脏病协会（AHA）标准委员会1994年修订］。

Ⅰ级：体力活动不受限制。日常活动不引起心悸、乏力、呼吸困难等症状。

Ⅱ级：体力活动轻度受限。休息时无症状，日常活动即可引起以上症状，休息后很快缓解。

Ⅲ级：体力活动明显受限。休息时无症状，轻于日常活动即可引起以上症状，休息后较长时间症状才可缓解。

Ⅳ级：不能进行任何活动。休息时也有症状，稍活动后加重。

三、辅助检查

1. 心电图。

2. X线胸片及影像学检查。

3. 超声心动图检查。

4. 实验室检查：动脉血气分析、血常规、生化和心肌酶学。

5. 放射性核素心室造影。

6. 创伤性血流动力学检查等。

四、救治原则与方法

（一）治疗原则和目的

慢性心力衰竭的短期治疗如纠正血流动力学异常、缓解症状等，并不能降低患者死亡率和改善长期预后。因此，治疗心力衰竭必须从长计议，采取综合措施，包括治疗病因、调节心力衰竭代偿机制以及减少其负面效应如拮抗神经体液因子的过分激活等，既要改善症状，又要达到下列目的：①提高运动耐量，改善生活质量；②阻止或延缓心室重构，防止心肌损害进一步加重；③延长寿命，降低死亡率。

（二）治疗方法

1. 病因治疗

（1）治疗基本病因：大多数心力衰竭的病因都有针对性治疗方法，如控制高血压、改善冠状动脉心脏病心肌缺血、手术治疗心瓣膜病以及纠治先天畸形等。但病因治疗的最大障碍是发现和治疗太晚，很多患者常满足于短期治疗缓解症状而拖延时间，最终发展为严重的心力衰竭而失去良好的治疗时机。

（2）消除诱因：最常见诱因为感染，特别是呼吸道感染，应积极选用适当的抗生素治疗；对于发热持续1周以上者应警惕感染性心内膜炎的可能。心律失常特别是心房颤动是诱发心力衰竭的常见原因，对于心室率很快的心房颤动，如不能及时复律则应尽快控制心室率，潜在的甲状腺功能亢进症、贫血等也可能是心力衰竭加重的原因，应注意诊断和纠正。

2. 一般治疗

（1）休息和镇静：包括控制体力和心理活动，必要时可给予镇静剂以保障休息，但对严重心力衰竭患者应慎用镇静剂。休息可减轻心脏负荷，减慢心率，增加冠状动脉供血，有利于改善心功能。但长期卧床易形成下肢静脉血栓，甚至导致肺栓塞，同时也使消化吸收功能减弱，肌肉萎缩。

（2）控制钠盐摄入：心力衰竭患者体内水钠潴留，血容量虽增加，因此减少钠盐的摄入，有利于减轻水肿等症状，并降低心脏负荷，改善心功能。应用强效排钠利尿剂时，应注意过分限盐会导致低钠血症。

3. 药物治疗

（1）利尿剂的应用：利尿剂是治疗慢性心力衰竭的基本药物，对有液体潴留证据或原有液体潴留的所有心力衰竭患者，均应给予利尿剂。利尿剂可通过排钠排水减轻心脏容量负荷，改善心功能，对缓解淤血症状和减轻水肿有十分显著的效果。常用利尿剂的作用和剂量见表 2-1。

表 2-1 常用利尿剂的作用和剂量

种类	作用于肾脏位置	每天剂量
排钾类		
氢氯噻嗪（双氢克尿噻）	远曲小管	25～100mg，口服
呋塞米（速尿）	Henle 袢上升支	20～100mg，口服/静脉注射
保钾类		
螺内酯（安体舒通）	集合管醛固酮拮抗剂	25～100mg，口服
氨苯蝶啶	集合管	100～300mg，口服
阿米洛利	集合管	5～10mg，口服

（2）血管紧张素转换酶（ACE）抑制剂的应用：ACE 抑制剂是治疗慢性心力衰竭的基本药物，可用于所有左心功能不全者。其主要作用机制是抑制 RAS 系统，包括循环 RAS 和心脏组织中的 RAS，从而具有扩张血管、抑制交感神经活性以及改善和延缓心室重构等作用；同时，ACE 抑制剂还可抑制缓激肽降解，使具有血管扩张作用的前列腺素生成增多，并有抗组织增生作用。ACE 抑制剂也可明显改善其远期预后，降低死亡率。因此，及早（如在心功能代偿期）开始应用 ACE 抑制剂运行干预，是慢性心力衰竭药物治疗的重要进展。ACE 抑制剂种类很多，临床常用 ACE 抑制剂有卡托普利、依那普利等。

（3）增加心排出量的药物

1）洋地黄制剂：通过抑制心肌细胞膜上的 Na^+-K^+-ATP 酶，使细胞内 Na^+ 浓度升高，K^+ 浓度降低；同时 Na^+ 与 Ca^{2+} 进行交换，又使细胞内 Ca^+ 浓度升高，从而使心肌收缩力增强，增加心脏每搏血量，从而使心脏收缩末期残余血量减少，舒张末期压力下降，有利于缓解各器官淤血，尿量增加。一般治疗剂量下，洋地黄可抑制心脏传导系统，对房室交界区的抑制量最为明显，可减慢窦性心率、减慢心房扑动或颤动时的心室率；但大剂量时可提高心房、交界区及心脏的自律性，当血钾过低时，更易发生各种快速性心力衰竭。本制剂 0.25mg/d，适用于中度心力衰竭的维持治疗，但对 70 岁以上或肾功能不良患者宜减量。毛花苷 C（西地兰）为静脉注射用制剂，适用于急性心力衰竭或慢性心力衰竭加重时，特别适用于心力衰竭伴快速心房颤动者。注射后 10 分钟起效，1~2 小时达高峰。每次用量 0.2~0.4mg，稀释后静脉注射。

2）非洋地黄类正性肌力药物：多巴胺和多巴酚丁胺只能短期静脉应用；米力农对改善心力衰竭的症状效果肯定，但大型前瞻性研究和其他相关研究均证明，长期应用该类药物治疗重症慢性心力衰竭，其死亡率较不用者更高。

（4）β 受体阻滞剂的应用：β 受体阻滞剂可对抗心力衰竭代偿机制中的"交感神经活性增强"这一重要环节，对心肌产生保护作用，可明显提高其运动耐量，降低死亡率。β 受体阻滞剂应该用于 NYHA 心功能Ⅱ级或Ⅲ级、LVEF<40%，但病情稳定的所有慢性收缩性心力衰竭患者，但应在 ACE 抑制剂和利尿剂的基础上应用；同时，因其具有负性肌力作用，用药时仍应十分慎重。一般宜待病情稳定后，从小量开始用起，然后根据治疗反应每隔 2~4 周增加一次剂量，直达最大耐受量，并适量长期维持。症状改善常在用药后 2~3 个月出现。长期应用时避免突然停药。临床常用制剂有：①选择性 β₁ 受体阻滞剂，无血管扩张作用，如美托洛尔初始剂量 12.5mg/d，比索洛尔初始剂量 1.25mg/d；②非选择性 β 受体阻滞剂，如卡维地洛属第 3 代 β 受体阻滞剂，可全面阻滞 α₁、β₁ 和 β₂ 受体，同时具有扩血管作用，初始剂量 3.125mg，2 次/天。β 受体阻滞剂的禁忌证为支气管痉挛性疾病、心动过缓以及 2 度或 2 度以上房室传导阻滞（安装心脏起搏器者除外）。

5）血管扩张剂的应用：心力衰竭时，由于各种代偿机制的作用，使周围循环阻力增加，心脏的前负荷也增大。扩血管治疗，可以减轻心脏前、后负荷，改善心力衰竭症状。因此心力衰竭时，可考虑应用小静脉扩张剂如硝酸异山梨酯、阻断 α₁ 受体的小动脉扩张剂如肼屈嗪以及均衡扩张小动脉和小静脉制剂如硝普钠等静脉滴注。

【护理评估】

1. 病史评估　详细询问患者起病情况，了解有无感染，过度劳累、情绪激动等诱因；有无活动后心悸、气促或休息状态下的呼吸困难，若有劳力性呼吸困难，还需了解患者产生呼吸困难的活动类型和轻重程度，如步行、爬楼、洗澡等，以帮助判断患者的心功能；询问患者有无咳嗽、咳痰，有无夜间性阵发呼吸困难。对于右心衰竭的患者，应注意了解患者是否有恶心、呕吐、食欲不佳、腹胀、体重（体质量）增加及身体低垂部位水肿等情况。了解患者既往的健康状况，评估有无引起心力衰竭的基础疾病，如冠状动脉心脏病、风湿性心脏病、心肌病等。

2. 身体评估

（1）左心衰竭：评估患者有无活动后心悸、气促，有无夜间阵发性呼吸困难，有无咳嗽、咳痰、咯血等症状；了解患者有无心脏扩大及心脏杂音。应注意患者的心理反应，了解心理压力的原因。

（2）右心衰竭：了解患者有无上腹部不适和食欲不振等右心衰竭的早期表现；评估有无肝大、水肿、腹腔积液、颈静脉怒张等特征。

（3）全心衰竭：了解患者有无左心衰竭和右心衰竭的症状、体征；评估心力衰竭的基础疾病、扩张型心肌病及各种心脏病的晚期往往出现全心力衰竭表现。

3. 日常生活型态　了解患者的饮食习惯，是否喜爱咸食、腊制品及发酵食品，是否吸烟、嗜酒、爱喝浓茶、咖啡等；了解患者的睡眠情况及排便情况，是否有便秘；评估患者的日常活动情况，是否为活动过度导致的心衰。

4. 心理社会评估　长期的疾病折磨和心力衰竭的反复出现，使患者生活能力降低，生活上需要他人照顾，反复住院治疗造成的经济负担，常使患者陷于焦虑不安、内疚、恐惧、绝望之中；家属和亲人也可因长期照顾患者而身心疲惫。

【护理诊断】

1. 气体交换受损　与左心衰致肺循环淤血有关。

2. 体液过多　与右心衰致体循环淤血、水钠潴留有关。

3. 活动无耐力　与心脏排血量下降有关。

4. 潜在并发症　洋地黄中毒。

【护理目标】

1. 患者呼吸困难、咳嗽等症状明显减轻，发绀消失，血气指标在正常范围。

2. 胸腹腔积液、水肿减轻或消失。

3. 患者能知道限制最大活动量的指征，按计划活动，主诉活动耐力增强。

4. 患者能说出洋地黄中毒的表现，能及时发现和控制中毒。

【护理措施】

1. 一般护理

（1）休息与活动：休息是减轻心脏负荷的重要方法，包括体力的休息、精神的放松和充足的睡眠。应根据患者心功能分级及患者基本状况决定活动量。

Ⅰ级：不限制一般的体力活动，积极参加体育锻炼，但要避免剧烈运动和重体力劳动。

Ⅱ级：适当限制体力活动，增加午休，强调下午多休息，可不影响轻体力工作和家务劳动。

Ⅲ级：严格限制一般的体力活动，每天有充分的休息时间，但日常生活可以自理或在他人协助下自理。

Ⅳ级：绝对卧床休息，生活由他人照顾。可在床上做肢体被动运动，轻微的屈伸运动和翻身，逐步过渡到坐或下床活动。鼓励患者不要延长卧床时间，当病情好转后，应尽早做适量的活动，因为长期卧床易导致血栓形成、肺栓塞、便秘、虚弱、直立性低血压的发生。

（2）饮食：给予低盐、低脂、低热量、高蛋白、高维生素、清淡易消化的饮食，少食多餐。①限制食盐及含钠食物：Ⅰ度心力衰竭患者每日钠摄入量应限制在 2g（相当于氯化钠 5g）左右，Ⅱ度心力衰竭患者每日钠摄入量应限制在 1g（相当于氯化钠 2.5g）左右，Ⅲ度心力衰竭患者每日钠摄入量应限制在 0.4g（相当于氯化钠 1g）左右。但应注意在用强效利尿剂时，可放宽限制，以防发生电解质紊乱。②限制饮水量，高度水肿或伴有腹腔积液者，应限制饮水量，24 小时饮水量一般不超过 800ml，应尽量安排在白天间歇饮水，避免大量饮水，以免增加心脏负担。

（3）排便的护理：指导患者养成按时排便的习惯，预防便秘。排便时切忌过度用力，以免增加心脏负担，诱发严重心律失常。

2. 对症护理及病情观察护理

（1）呼吸困难

1）休息与体位：让患者取半卧位或端坐卧位安静休息，鼓励患者多翻身、咳嗽，尽量做缓慢的深呼吸。

2）吸氧：根据缺氧程度及病情选择氧流量。

3）遵医嘱给予强心、利尿、扩血管药物，注意观察药物作用及不良反应，如血管扩张剂可致头痛及血压下降等；血管紧张素转换酶抑制剂的不良反应有直立性低血压、咳嗽等。

4）病情观察：应观察呼吸困难的程度、发绀情况、肺部啰音的变化、血气分析和血氧饱和度等，以判断药物疗效和病情进展。

（2）水肿

1）观察水肿的消长程度，每日测量体重，准确记录出入液量并适当控制液体摄入量。

2）限制钠盐摄入，每日食盐摄入量少于 5g，服利尿剂者可适当放宽。限制含钠高的食品、饮料和调味品如发酵面食、腌制品、味精、糖果、番茄酱、啤酒、汽水等。

3）加强皮肤护理，协助患者经常更换体位，嘱患者穿质地柔软的衣服，经常按摩骨隆突处，预防压疮的发生。

4）遵医嘱正确使用利尿剂，密切观察其不良反应，主要为水、电解质紊乱。利尿剂的应用时间选择早晨或日间为宜，避免夜间排尿过频而影响患者的休息。

3. 用药观察与护理

（1）利尿剂：电解质紊乱是利尿剂最易出现的不良反应，应随时注意观察。氢氯噻嗪类排钾利尿剂，作用于肾远曲小管，抑制 Na^+ 的重吸收，并可通过 Na^+-K^+ 交换机制降低 K^+ 的吸收易出现低钾血症，应监测血钾浓度，给予含钾丰富的食物，遵医嘱及时补钾；氨苯蝶啶直接作用于肾远曲小管远端，排钠保钾，利尿作用不强，常与排钾利尿剂合用，起保钾作用。出现高钾血症时，遵医嘱停用保钾利尿剂，嘱患者禁食含钾高的食物，严密观察心电监护变化，必要时予胰岛素等紧急降钾处理。

（2）ACE 抑制剂：ACE 抑制剂的不良反应有低血压、肾功能一过性恶化、高钾血症、干咳、血管神经性水肿以及少见的皮疹、味觉异常等。对无尿性肾衰竭、妊娠哺乳期妇女和对该类药物过敏者禁止应用，双侧肾动脉狭窄、血肌酐水平明显升高（>225μmol/L）、高钾血症（>5.5mmol/L）、低血压（收缩压<90mmHg）或不能耐受本药者也不宜应用本类药物。

（3）洋地黄类药物：加强心肌收缩力，减慢心率，从而改善心功能不全患者的血流动力学变化。其用药安全范围小，易发生中毒反应。

1）严格按医嘱给药，教会患者服地高辛时应自测脉搏，如脉搏<60次/分或节律不规则应暂停服药并告诉医师；毛花苷 C 或毒毛花苷 K 静脉给药时需稀释后缓慢静脉注射，并同时监测心率、心律及心电图变化。

2）密切观察洋地黄中毒表现，包括：①心律失常：洋地黄中毒最重要的反应是出现各种类型的心律失常，是由心肌兴奋性增强和传导系统传导阻滞所致，最常见者为室性期前收缩（多表现为二联律）、非阵发性交界区心动过速、房性期前收缩、心房颤动以及房室传导阻滞；快速房性心律失常伴房室传导阻滞是洋地黄中毒的特征性表现。洋地黄可引起心电图 ST-T 改变，但不能据此诊断为洋地黄中毒；②消化道症状：食欲减退、恶心、呕吐等（需与心力衰竭本身或其他药物所引起的胃肠道反应相鉴别）；③神经系统症状：头痛、头晕、抑郁、嗜睡、精神改变等；④视觉改变：

视物模糊、黄视、绿视等。测定血药浓度有助于洋地黄中毒的诊断。

3）洋地黄中毒的处理：①发生中毒后应立即停用洋地黄药物及排钾利尿剂；②单发室性期前收缩、1 度房室传导阻滞等在停药后常自行消失；③对于快速性心律失常患者，若血钾浓度低则静脉补钾，如血钾不低可用利多卡因或苯妥英钠；有传导阻滞及缓慢性心律失常者，可用阿托品0.5～1.0mg 皮下或静脉注射，需要时安置临时心脏起搏器。

（4）β受体阻滞剂：必须从极小剂量开始逐渐加大剂量，每次剂量增加的时间梯度不宜少于5～7天，同时严密监测血压、体重、脉搏及心率变化，防止出现传导阻滞和心衰加重。

（5）血管扩张剂

1）硝普钠：用药过程中，要严密监测血压，根据血压调节滴速，一般剂量 0.5～3μg/（kg·min），连续用药不超过 7 天，嘱患者不要自行调节滴速，体位改变时动作宜缓慢，防止直立性低血压发生；注意避光，现配现用，液体配制后无论是否用完需 6～8 小时更换；长期用药者，应监测血氰化物浓度，防止氰化物中毒，临床用药过程中发现老年人易出现精神方面的症状，应注意观察。

2）硝酸甘油：用药过程中可出现头胀、头痛、面色潮红、心率加快等不良反应，改变体位时易出现直立性低血压。用药时从小剂量开始，严格控制输液速度，做好宣传教育工作，以取得配合。

4. 心理护理

（1）护士自身应具备良好的心理素质，沉着、冷静，用积极乐观的态度影响患者及家属，使患者增强战胜疾病的信心。

（2）建立良好的护患关系，关心体贴患者，简要解释使用监测设备的必要性及作用，得到患者的充分信任。

（3）对患者及家属进行适时的健康指导，强调严格遵医嘱服药、不随意增减或撤换药物的重要性，如出现中毒反应，应立即就诊。

第二节 急性心力衰竭

急性心力衰竭是指因急性心脏病变引起心排血量急剧降低而导致的组织器官灌注不足和急性淤血综合征。临床上以急性左心衰竭较为常见，主要表现为肺水肿或心源性休克，是严重的急危重症，抢救是否及时合理与患者预后密切相关。急性右心衰竭即急性肺源性心脏病，主要由大面积肺梗死所致。

一、诱因与发病机制

使心排血量急剧降低和肺静脉压突然升高的心脏结构或功能性突发异常，均可导致急性左心衰竭。

1. 急性弥漫性心肌损害引起心肌收缩力急剧下降，如急性广泛心肌梗死、急性重症心肌炎等。

2. 急性机械性阻塞引起心脏压力负荷突然加重，排血受阻，如严重的心瓣膜狭窄、心室流出道梗阻、心房内血栓或黏液瘤嵌顿、动脉主干或大分支栓塞等。

3. 急性心脏容量负荷加重，如外伤、急性心肌梗死或感染性心内膜炎等引起的心瓣膜损害穿孔、腱索断裂致瓣膜急性反流、心室乳头肌功能不全、间隔穿孔，主动脉窦动脉瘤破裂入心腔，以及静脉输血或输液过多或过快等。

4. 急性心室舒张受限，如急性大量心包积液或积血、快速异位心律等。

5. 严重的心律失常使心脏暂停排血或排血量显著减少，如心室颤动和其他严重的室性心律失常、心室暂停、显著的心动过缓等。

上述原因导致心排血量急剧减少，左心室舒张末期压迅速升高，肺静脉回流不畅，肺静脉压快速升高，肺毛细血管压随之升高，使血管内液体渗入到肺间质和肺泡内，形成急性肺水肿。在肺水肿早期可因交感神经激活使血压升高，但随着病情的持续进展，血管反应性减弱，血压将逐步下降。

二、临床表现

急性左侧心力衰竭主要表现为急性肺水肿。患者表现突发严重呼吸困难，呼吸频率常达30~40次/分，吸气时肋间隙和锁骨上窝内陷，同时频繁咳嗽，咳大量粉红色泡沫状痰。患者常取坐位，两腿下垂，极度烦躁不安、大汗淋漓、皮肤湿冷、面色灰白，极重者可因脑缺氧而致神志模糊。急性心肌梗死引起心力衰竭者常有剧烈胸痛。

急性肺水肿早期可因交感神经激活，血压可一度升高，随着病情进展，血压常下降，严重者可出现心源性休克。听诊时，两肺布满湿性啰音和哮鸣音，心尖部第一心音减弱，心率增快，同时有舒张早期奔马律、肺动脉瓣第二心音亢进。

三、救治原则

急性左侧心力衰竭是危重急症，应积极而迅速地抢救。

1. 吗啡　是治疗急性肺水肿极为有效的药物。吗啡可减弱中枢交感冲动，使外周静脉和小动脉扩张而减轻心脏负荷。其镇静作用又可减轻患者躁动所带来的额外心脏负担。5～10mg 静脉缓慢推注，于 3 分钟内推完，必要时每间隔 15 分钟重复 1 次，共 2～3 次。应用时随时准备好吗啡拮抗药。肺水肿伴颅内出血、意识障碍及慢性肺部疾病者禁用吗啡，年老体弱者应酌情减量或改为皮下或肌内注射。

2. 快速利尿　呋塞米 20～40mg 静脉注射，于 2 分钟内推完，4 小时后可重复 1 次，可减少血容量，扩张静脉，缓解肺水肿。应注意观察并准确记录尿量，必要时行导尿。

3. 血管扩张药　硝酸甘油、硝普钠、酚妥拉明等（见心血管用药护理）。

4. 洋地黄类药　一般选用毛花苷 C 或毒毛花苷 K。应先利尿，后强心，避免左、右心室排血量不均衡而加重肺淤血和肺水肿。

5. 氨茶碱　可解除支气管痉挛，并有一定的正性肌力及扩血管利尿作用，可起辅助作用。

【护理评估】

1. 病史评估　评估急性发作的诱因，了解患者的既往健康状况；评估有无引起心力衰竭的基础疾病，如冠状动脉心脏病、风湿性心脏病、心肌病。

2. 身体评估　评估有无急性肺水肿的体征；了解呼吸困难，端坐呼吸，频繁咳嗽，咳大量粉红色泡沫样痰是否为突发严重；有无面色青灰，口唇发绀，大汗淋漓，皮肤湿冷；患者有无心源性休克和意识障碍。

3. 心理-社会状况评估　评估因急性发作后而窒息感，导致患者极度烦躁不安、恐惧，应注重患者的心理反应，了解心理压力的原因；患者亲属可因患者病情急性加重的恐惧、慌乱、不理解，也可因为长期照顾患者而身心疲惫，失落感增强。

4. 辅助检查　急性发作时积极处理，稳定后可行心脏三位片，心电图、超声心动图可帮助了解心脏大小及供血情况；胸部 X 线检查可了解肺淤血情况及有无肺部感染；无创性和有创性血流动力学测定，对心功能不全的诊断、预后、评价治疗措施具有重要意义。

【护理诊断】

1. 气体交换受损　与急性肺水肿有关。

2. 恐惧　与突发病情加重而担心疾病预后有关。

3. 清理呼吸道无效　与呼吸道分泌物增多、咳嗽无力有关。

4. 潜在并发症　心源性休克。

【护理目标】

1. 患者呼吸困难、咳嗽等症状减轻。

2. 患者焦虑/恐惧程度减轻，配合治疗及护理。

3. 患者呼吸道通畅，呼吸道分泌物减少并能咳出。

4. 患者得到及时治疗与处理，血流动力学稳定。

【护理措施】

1. 心理护理　急性心力衰竭时患者往往会产生濒死感，有些患者会因此失去信心，拒绝与医护人员合作。护理人员应态度和蔼，技术娴熟，从容镇定，积极给予患者安慰、鼓励，增强信任感。允许并倾听患者表达对死亡的恐惧，劝说家属保持冷静，以免给患者造成不良刺激，减轻焦虑与恐惧。对于过度紧张、焦虑的患者，遵医嘱可给予镇静药。

2. 体位　取坐位或半卧位，双腿下垂，也可用止血带四肢轮扎，以减少静脉回流。还可根据需要提供倚靠物如枕头等，以节省患者体力。同时加床档防止患者坠床。

3. 给氧　遵医嘱给予高流量 6～8L/min 氧气吸入，湿化瓶内加入25%～50%的乙醇，降低肺泡内泡沫表面张力，改善通气功能。必要时给予麻醉剂加压吸氧或双水平气道正压通气，但应注意观察患者的二氧化碳潴留情况。对已经出现严重低氧血症合并二氧化碳潴留时可考虑行有创通气进行治疗。

4. 生命体征监测　对患者进行心电、呼吸、血压等监护，详细记录，测量脉率时注意脉律，同时测心率和心律，观察患者有无缺氧所致的意识障碍、思维紊乱，并做好用药护理。判断呼吸困难程度，观察咳嗽情况、痰的量及颜色。观察患者皮肤颜色，并注意患者意识的变化。定时翻身、叩背，协助排痰。

5. 其他　各项检查、治疗前向患者说明目的、意义，让患者明白医护人员正积极采取措施，使患者建立病情会好转的信念。

第三章　心律失常的护理

第一节　概　述

　　心律失常是指心脏冲动的频率、节律、起源部位、传导速度与激动次序的异常（图3-1）。心律失常是十分常见的，许多疾病和药物都可引起和诱发心律失常。在临床上各种心律失常可单独出现，也可同时出现，其表现形式较为复杂，其临床意义依其发生原因、伴随临床情况、有无器质性心脏病和血流动力学障碍等因素而异。严重心律失常可引起严重血流动力学障碍、短暂意识丧失或猝死等危急状态的心律失常。早期识别和及时处理心律失常具有十分重要的临床意义。

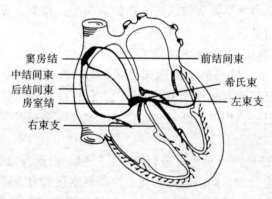

窦房结　前结间束
中结间束
后结间束　希氏束
房室结　左束支
右束支

图3-1　心脏传导示意图

一、心律失常的分类

心律失常的分类如图3-2所示。

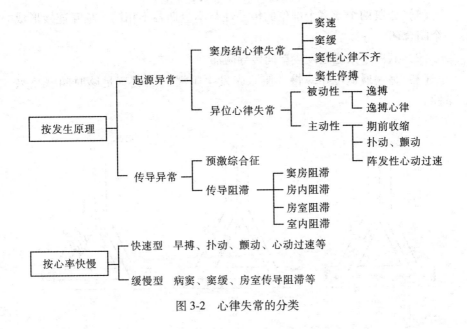

图 3-2　心律失常的分类

二、心律失常的发病机制

心律失常的发生机制包括冲动形成的异常和（或）冲动传导的异常。

1. 冲动形成异常

（1）异常自律性：窦房结、结间束、冠状窦口附近、房室结的远端和希氏束-浦肯野系统等处的心肌细胞均具有自律性。自主神经系统兴奋性改变或其内在病变，均可导致不适当的冲动发放。此外，原来无自律性的心肌细胞，如心房、心室肌细胞，亦可在病理状态下出现异常自律性，诸如心肌缺血、药物、电解质紊乱、儿茶酚胺增多等均可导致异常自律性的形成。

（2）触发活动：是指心房、心室与希氏束-浦肯野组织在动作电位后产生除极活动，被称为后除极。若后除极的振幅增高并抵达阈值，便可引起反复激动。触发活动与自律性不同，但亦可导致持续性快速性心律失常。多见于局部出现儿茶酚胺浓度增高、心肌缺血-再灌注、低钾血症、高钙血症及洋地黄中毒时。

2. 冲动传导异常　折返是所有快速心律失常中最常见的发生机制（图

3-3)。产生折返的基本条件是传导异常，它包括：

（1）心脏两个或多个部位的传导性与不应期各不相同，相互连接形成一个闭合环。

（2）其中一条通道发生单向传导阻滞。

（3）另一通道传导缓慢，使原先发生阻滞的通道有足够时间恢复兴奋性。

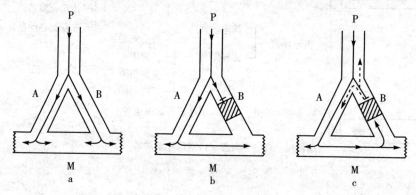

图 3-3 典型折返激动示意图

a：正常传导；b：阻滞区未形成折返激动；c：单相阻；滞区形成折返激动（P 代表浦肯野纤维，A 和 B 为分支，M 为心室肌纤维，阴影部位为阻滞区）

（4）原先阻滞的通道再次激动，从而完成一次折返激动。冲动在环内反复循环，形成持续而快速的心律失常。

第二节 窦性心律失常

窦性心律是指心脏冲动起源于窦房结的心律。当心律仍由窦房结所发出的冲动所控制，但频率过快、过慢或不规则时称为窦性心律失常。

一、窦性心动过速

1. 临床表现

成人窦性心律的频率超过 100 次/分，为窦性心动过速。通常逐渐开始和终止，频率大多在 100~150 次/分，偶有高达 200 次/分。刺激迷走神经可使其频率逐渐减慢，停止刺激后又加速至原先水平。窦性心动过速可见于健康人吸烟、饮茶或咖啡、饮酒、体力活动及情绪激动时。某些病理状态，如发热、甲状腺功能亢进症、贫血、休克、心肌缺血、充血性心力衰竭以及应用肾上腺素、阿托品等药物亦可引起窦性心动过速。

窦性心动过速的治疗应针对病因和去除诱发因素，如治疗心力衰竭、纠正贫血、控制甲状腺功能亢进症等。必要时 β 受体阻滞剂如美托洛尔可用于减慢心率。

2. 心电图特点（图 3-4）

（1）窦性 P 波。

（2）P 波速率>100 次/分（P-P 间隔<0.6s）。

（3）通常逐渐开始与终止。

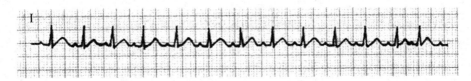

图 3-4　窦性心动过速

二、窦性心动过缓

1. 临床表现

成人窦性心律的频率低于 60 次/分，称为窦性心动过缓。窦性心动过缓常同时伴有窦性心律不齐（即不同 P-P 间期的差异大于 0.12s）。窦性心动过缓常见于健康的青年人、运动员与睡眠状态。其他原因包括颅内疾患、严重缺氧、低温、甲状腺功能减退、阻塞性黄疸，以及应用拟胆碱药物、胺碘酮、β 受体阻滞剂、非二氢吡啶类的钙离子拮抗剂或洋地黄等药物。窦房结病变、急性下壁心肌梗死亦常发生窦性心动过缓。

无症状的窦性心动过缓通常无需治疗。如因心率过慢，出现心排血量不足症状，可应用阿托品、麻黄碱或异丙肾上腺素等药物，但长期应用往往效果不确定，易发生严重不良反应，故应考虑心脏起搏治疗。

2. 心电图特点（图 3-5）

（1）窦性 P 波。

（2）P 波速率<60 次/分（P-P 间隔>1.0s）。

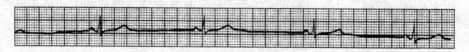

图 3-5　窦性心动过缓

三、窦性停搏

窦性停搏或窦性静止是指窦房结在一个不同的长短时间内不能产生冲动。导致心房及心室电活动和机械活动暂停或中断的现象。

1. 临床表现

迷走神经张力增高或颈动脉窦过敏均可发生窦性停搏。此外，急性心肌梗死、窦房结变性与纤维化、脑血管意外等病变、应用洋地黄类药物、乙酰胆碱等药物亦可引起窦性停搏。长时间的窦性停搏后，下位的潜在起搏点，如房室交界处或心室，可发出单个逸搏或逸搏性心律控制心室。过长时间的窦性停搏如无逸搏发生，可令患者出现黑蒙、短暂意识障碍或晕厥，严重者可发生阿-斯（Adams-Stokes）综合征以致死亡。治疗可参照病态窦房结综合征。

2. 心电图特点（图 3-6）

（1）很长一段时间内无 P 波发生，或 P 波与 QRS 波群均不出现。

（2）长的 P-P 间期与基本的窦性 P-P 间期无倍数关系。

（3）长时间的窦性停搏后，下位的潜在起搏点，如房室交界处或心室

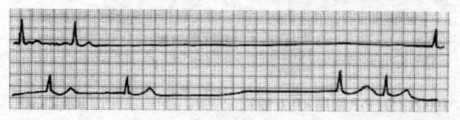

图 3-6　窦性停搏

可发出单个逸搏或逸搏性心律。

四、病态窦房结综合征

病态窦房结综合征是由于窦房结或其周围组织的器质性病变，导致窦房结起搏和（或）传导功能障碍，引发以心动过缓为主要特征的多种心律失常，并引起相应症状体征的临床综合征。

1. 病因

（1）心脏病变损害窦房结。

（2）窦房结周围神经或心房肌病变，窦房结动脉供血减少。

（3）迷走神经张力增高，抗心律失常药物抑制窦房结功能。

2. 临床表现

患者出现与心动过缓有关的心、脑等脏器供血不足的症状，如发作性头晕、黑蒙、乏力等，严重者可发生晕厥。如有心动过速发作，则可出现心悸、心绞痛等症状。

3. 心电图特点（图3-7）

（1）持续而显著的窦缓（50 次/分以下），非药物引起，阿托品不易纠正。

（2）窦性停搏（>2s）。

（3）窦房传导阻滞，房室传导阻滞（双结病变）。

（4）慢-快综合征。

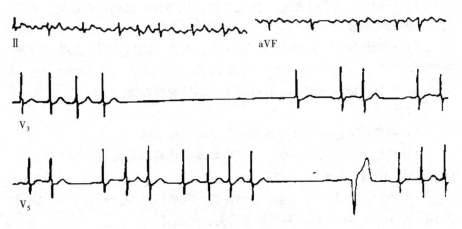

图 3-7 病态窦房结综合征

4. 治疗

若患者无心动过缓有关症状，不必治疗，仅定期随诊观察。对于有症状的病态窦房结综合征患者，应接受起搏器治疗。心动过缓-心动过速综合征患者发作心动过速，单独应用抗心律失常药物治疗，可能加重心动过缓。应用起搏治疗后，患者仍有心动过速发作，可同时应用抗心律失常药物。

第三节　期前收缩和预激综合征

一、期前收缩

期前收缩是指窦房结以外的异位起搏点过早发出冲动控制心脏收缩。是临床上最常见的心律失常。按照部位划分可分为房性、室性（最多见）和交界性；按照频率可分为偶发和频发（>5 次/分）；按照形态可分为多源性（多个异位起搏点，同导联上出现不同形态）和单源性（单个异位起搏点，同导联上出现形态相同）。期前收缩有时呈规律的出现，如每隔 1 个或 2 个正常心搏后出现 1 个期前收缩（或每隔 1 个后出现 2 个期前收缩），且周而复始连续发生，即称之为二（三）联律。

1. 病因

（1）生理性：健康人过劳，情绪紧张，过度吸烟，饮酒、浓茶、咖啡时出现。

（2）病理性：各种心脏病，如冠心病、风湿性心脏病、心肌炎、心肌病、二尖瓣脱垂等。

（3）药物影响：洋地黄中毒、奎尼丁、普鲁卡因胺、肾上腺素、麻醉药等。

（4）其他：电解质紊乱、心脏手术、心导管检查等。

2. 临床表现

（1）偶发可无症状，部分可有漏跳或心跳暂停感。

（2）频发使心排出量减少，出现重要器官供血不足症状，如头晕、晕厥、心悸、胸闷、憋气、心绞痛。

（3）听诊：心律不齐，基本心律在期前收缩后出现较长的停歇，期前收缩的 S_1 增强，而 S_2 相对减弱甚至消失，短绌脉。

3. 心电图特点

（1）房性期前收缩的心电图特征（图3-8）

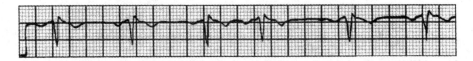

图 3-8　房性期前收缩

1）提前出现的 P 波，形态与窦性 P 波稍有差别。

2）P-R 间期≥0.12s。

3）P 波后的 QRS 波多正常。

4）P 后代偿间歇多不完全。

（2）室性期前收缩的心电图特征（图 3-9）

1）提前出现的 QRS 波群宽大畸形，QRS 时限≥0.12s。

2）提前出现的 QRS 波群其前无相关 P 波。

3）ST 段、T 波与 QRS 主波方向相反。

4）大多有完全性代偿间歇。

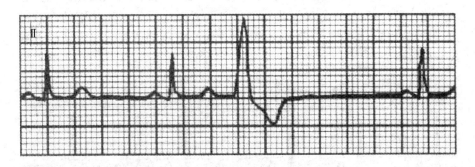

图 3-9　室性期前收缩

4. 治疗要点

（1）病因治疗：积极治疗原发病，解除诱因。

（2）室上性一般无需治疗，严重可选维拉帕米（异搏定）、镇静剂、β受体阻滞剂等。

（3）室性首选利多卡因，口服美西律（慢心律）、普罗帕酮（心律平）等。

二、预激综合征

预激综合征又称 WPW 综合征，是指心电图呈预激表现，临床上有心动过速发作。心电图的预激是指心房冲动提前激动心室的一部分或全体。发生预激的解剖学基础是在房室特殊传导组织以外，还存在一些由普通工作心肌组成的肌束。连接心房与心室之间者，称为房室旁路或 Kent 束，Kent 束可位于房室环的任何部位。除 Kent 束以外，尚有 3 种较少见的旁路：①房-希氏束；②结-室纤维；③分支室纤维，这些解剖联系构成各自不尽相同的心电图表现。

（一）病因

据大规模人群统计，预激综合征的发生率平均为 1.5%。预激综合征患者大多无其他心脏异常征象。可于任何年龄经体检心电图或发作阵发性室上性心动过速时被发现，以男性居多。先天性心血管病如三尖瓣下移畸形、二尖瓣脱垂与心肌病等可并发预激综合征。

（二）临床表现

预激本身不引起症状。具有预激心电图表现者，心动过速的发生率为 1.8%，并随年龄增长而增加。其中大约 80% 心动过速发作为房室折返性心动过速，15%~30% 为心房颤动，5% 为心房扑动。频率过于快速的心动过速（特别是持续发作心房颤动），可恶化为心室颤动或导致充血性心力衰竭、低血压。

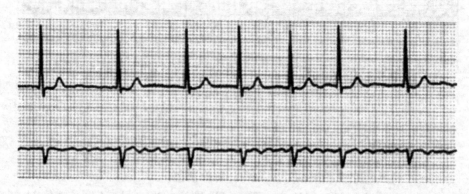

图 3-10 预激综合征

(三) 心电图特点 (图 3-10)

房室旁路典型预激表现为: ①窦性心搏的 PR 间期短于 0.12s; ②某些导联 QRS 波群超过 0.12s, QRS 波群起始部分粗钝 (称 Δ 波), 终末部分正常; ③ST-T 波呈继发性改变, 与 QRS 波群主波方向相反。根据心前区导联 QRS 波群的形态, 以往将预激综合征分成 2 型: A 型 QRS 主波均向上, 预激发生在左心室或右心室后底部; B 型在 V_1 导联 QRS 波群主波向下, V_5、V_6 导联向上, 预激发生在右心室前侧壁。

预激综合征发作房室折返性心动过速, 最常见的类型是通过房室结前向传导, 经旁路作逆向传导, 称正向房室折返性心动过速, QRS 波群形态与时限正常。大约 5% 的患者, 折返路径恰巧相反: 经旁路前向传导、房室结逆向传导, 产生逆向房室折返性心动过速, 发生心动过速时, QRS 波群增宽、畸形, 此型极易与室性心动过速混淆, 应注意鉴别。预激综合征患者亦可发生心房颤动与心房扑动, 若冲动沿旁路下传, 由于其不应期短; 会产生极快的心室率, 甚至演变为心室颤动。

(四) 治疗要点

若患者从无心动过速发作或偶有发作但症状轻微者, 无需给予治疗。如心动过速发作频繁伴有明显症状, 应给予治疗。治疗方法包括药物、导管消融术和外科手术。

预激综合征患者发作正向房室折返性心动过速, 首选药物为腺苷或维拉帕米静脉注射, 也可选用普罗帕酮。洋地黄缩短旁路不应期使心室率加快, 因此不应单独用于曾经发作心房颤动或扑动的患者。预激综合征患者发作心房扑动与颤动时伴有晕厥或低血压, 应立即电复律。治疗药物宜选择延长房室旁路不应期的药物, 如普鲁卡因胺或普罗帕酮。应当注意, 静脉注射利多卡因与维拉帕米 (异搏定) 会加速预激综合征合并心房颤动患者的心室率。假如心房颤动的心室率已很快, 静脉注射维拉帕米甚至会诱发心室颤动。

经导管消融旁路作为根治预激综合征室上性心动过速发作应列为首选, 其适应证是: ①心动过速发作频繁者; ②心房颤动或扑动经旁路快速前向传导, 心室率极快, 旁路的前向传导不应期短于 250ms 者; ③药物治疗未能显著减慢心动过速时的心室率者。

近年来射频消融治疗本病取得极大的成功, 而且死亡率很低, 提供了一个治愈心动过速的途径。射频消融治疗可考虑在极早期应用, 已可取代大多数药物治疗或手术治疗。

第四节 快速型心律失常

一、阵发性室上性心动过速

阵发性室上性心动过速（以下简称室上速）是指起源于心房或房室结的快速而规则的异位心律，频率在 150~250 次/分。

1. 临床表现

（1）阵发性心悸，症状突发突止，持续数秒至数小时或数天不等。

（2）发作时有心悸、胸闷、乏力、头晕等不适。

（3）心脏听诊心率为 150~250 次/分，快而整齐，心音有力，多无心脏杂音，血压正常或稍低。脉搏快而规则，频率为 150~250 次/分。

2. 心电图特点（图 3-11）

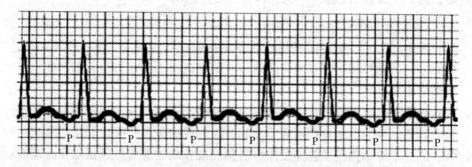

图 3-11 阵发性室上性心动过速

（1）连续 3 个以上快速 QRS 波，频率 150~250 次/分，节律规则。

（2）QRS 波形态和时限正常，当伴室内差异性传导时，QRS 波增宽。

（3）若可见 P 波，P 波为逆行性（Ⅱ、Ⅲ、aVF 导联倒置）。

（4）起止突然，通常由 1 个期前收缩触发。

（5）暂时性 ST 段压低和 T 波倒置。

3. 治疗要点

（1）刺激迷走神经：适用于无明显血流动力学障碍的年轻患者，可作为室上速急诊治疗的第一步，常用的方法有颈动脉窦按摩、刺激咽喉部诱导恶心等，刺激过程中应监测心音或脉搏，一旦心动过速终止即停止刺激。

（2）药物：腺苷为首选药。减慢房室结和旁路传导和延长不应期的药物因能阻断折返激动通常都能终止室上速。其中洋地黄类、钙离子拮抗剂、β受体阻滞剂和腺苷主要抑制房室结慢通道的前向传导，而Ⅰa和Ⅰc类药物可抑制快通道的逆向传导。

（3）电复律：无效可采用同步直流电复律，但已用洋地黄者不应接受电复律治疗。

（4）起搏器治疗：具备抗心动过速功能的起搏器治疗。

（5）射频消融术：对反复发作或药物难以奏效或不能长期服药的房室结折返性心动过速或房室折返性心动过速宜作射频消融术，以期根治。射频消融术安全、迅速、有效且能治愈。

二、室性心动过速

室性心动过速（室速）系指起源于希氏束分支以下部位频率大于100次/分的室性快速心律。室速按发作持续时间分为非持续性室速（发作持续时间短于30s，能自行终止）和持续性室速（发作持续时间超过30s，需药物或电复律方能终止）。

1. 临床表现

（1）非持续性室速或持续性室速不伴有血流动力学障碍者一般生命体征较平稳，心脏听诊心率快而大致规则，发作间歇可闻及期前收缩。患者感明显的心慌胸闷，有明显的器质性心脏病时可有心绞痛、急性左心衰竭。

（2）有血流动力学障碍者可出现血压降低、呼吸困难、大汗、四肢冰冷，甚至出现阿-斯综合征、猝死。

2. 心电图特点（图3-12）

（1）心室率一般为140~220次/分，心律可稍不规则。

（2）3个或3个以上连续而迅速出现的室性期前收缩。

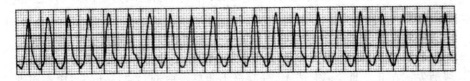

图3-12　室性心动过速

（3）QRS 波宽大畸形，时限≥0.12s，有继发 ST-T 改变，T 波与 QRS 波方向相反。

（4）多数情况下 P 波与 QRS 波无关，形成房室分离。

（5）常可见到心室夺获或室性融合波，是确诊室速最重要依据。

3. 治疗要点

大多数室性心动过速发作时症状较重，持续性室性心动过速，特别是心室率极快的无脉性室速，临床表现凶险，常可转为心室纤颤而发生猝死，故必须及时有效地终止。室性心动过速的急诊治疗包括：立即终止室速发作；寻找和消除诱发因素；积极治疗原发病；预防室速复发和心脏性猝死。

（1）室性心动过速如无显著血流动力学障碍或伴有昏厥的非持续性室性心动过速可选药物治疗。首选利多卡因静脉注射或静脉滴注。

（2）其他抗心律失常药物，如普罗帕酮、普鲁卡因胺，无效可选用胺碘酮。

（3）如患者已发生低血压、休克、心绞痛等，应迅速用同步直流电复律术。

（4）洋地黄中毒引起的室速，不宜用电复律，应给予药物治疗。

单一药物治疗无效时，可联合应用作用机制不同的药物，各自药量均可减少。不应使用单一药物大剂量治疗，以免增加药物的不良反应。抗心律失常药物亦可与埋藏式心室起搏装置合用，治疗复发性室性心动过速。植入式心脏复律除颤器、外科手术亦已成功应用于选择性病例。对于无器质性心脏病的特发性单源性室速导管射频消融根除发作疗效甚佳。冠状动脉旁路移植手术对某些冠状动脉心脏病合并室速的患者可能有效。

三、心房扑动

1. 临床表现

心房扑动的心室率不快时，患者可无症状。心房扑动伴有极快的心室率，可诱发心绞痛与充血性心力衰竭。体格检查可见快速的颈静脉扑动。心房扑动往往有不稳定的倾向，可恢复窦性心律或进展为心房颤动，但亦可持续数月或数年。

2. 心电图特点（图 3-13）

（1）心房活动呈现规律的锯齿状扑动波称为 F 波，扑动波之间的等电线消失，在 Ⅱ、Ⅲ、aVF 或 V₁ 导联最为明显。典型心房扑动的心房率通常为 250~300 次/分。

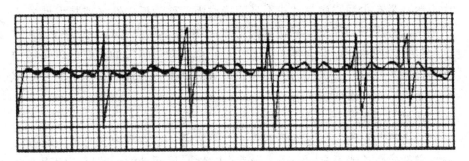

图 3-13 心房扑动

（2）心室率规则或不规则，取决于房室传导比率是否恒定。不规则的心室率系由于传导比率发生变化所致。

（3）QRS 波群形态正常，当出现室内差异传导或原先有束支传导阻滞时，QRS 波群增宽、形态异常。

3. 治疗要点

应针对原发疾病进行治疗。终止心房扑动最有效的方法是直流电复律。通常应用很低的电能（低于 50J），便可迅速将心房扑动转复为窦性心律。钙离子拮抗剂维拉帕米或地尔硫䓬，能有效减慢心房扑动之心室率。超短效的 β 受体阻滞剂艾司洛尔 200μg/（kg·min），亦可用于减慢心房扑动时的心室率。若上述治疗方法无效，或心房扑动发作频繁，可应用洋地黄制剂（地高辛或毛花苷 C）减慢心室率，但常需较大剂量始能达到目的。用药后，心房扑动通常先转变为心房颤动，停药后再恢复窦性心律。若单独应用洋地黄未能奏效，联合应用 β 受体阻滞剂或钙离子拮抗剂可有效控制心室率。Ⅰa（如奎尼丁）或Ⅰc（如普罗帕酮）类抗心律失常药能有效转复心房扑动并预防复发。如心房扑动持续发作，Ⅰ类与Ⅲ类药物均不应持续应用，治疗目标旨在减慢心室率，保持血流动力学稳定。射频消融可根治心房扑动，因心房扑动的药物疗效有限，对于症状明显或引起血流动力学不稳定的心房扑动，应选用射频消融治疗。

四、心房颤动

心房颤动是临床最常见的持续性心律失常。常见于器质性心脏病如冠状动脉心脏病、心力衰竭、先天性心脏病、肺心病等，尤其左心房明显扩大者；在非器质性心脏病也可发生，如甲状腺功能亢进症、乙醇及洋地黄中毒等；另有少数心房颤动找不到明确病因，称为孤立性（或特发性）心房颤动。心房颤动的发生率随年龄增大而增加，40岁为0.3%，60~80岁为5%~9%，80岁以上老年人约10%。心房颤动对临床的主要危害是增加血栓栓塞的危险，心房颤动患者与非心房颤动患者比较，脑卒中的发生率增加5倍，死亡率增加2倍。

1. 临床表现

心房颤动初始，患者恐惧不安、心悸不适，心室率极快时可出现心绞痛、晕厥或心功能不全的表现。慢性持续性心房颤动的症状因心室率、有无器质性心脏病和血栓栓塞并发症而异，心音强弱不等，心律极不规则和脉搏短绌是心房颤动的主要体征。

心房颤动症状的轻重受心室率快慢的影响。心室率超过150次/分，患者可发生心绞痛与充血性心力衰竭。心室率不快时，患者可无症状。心房颤动时心房有效收缩消失，心排血量比窦性心律时减少达25%或更多。心房颤动并发体循环栓塞的危险性甚大。栓子来自左心房，多在左心耳部，脑卒中的机会较无心房颤动者高出5~7倍。二尖瓣狭窄或二尖瓣脱垂合并心房颤动时，脑栓塞的发生率更高。心脏听诊第一心音强度变化不定，心律极不规则。当心室率快时可发生脉搏短绌。

2. 心电图特点（图3-14）

（1）窦性P波消失，代之以大小、形态、间隔不一的f波，频率350~600次/分。

（2）R-R间隔绝对不规则，心室率约100~160次/分。

（3）QRS波群形态一般正常。

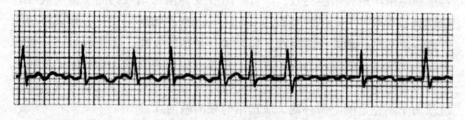

图3-14　心房颤动

3. 治疗要点

（1）积极治疗原发病。

（2）阵发性：如持续时间短，症状不明显可无需治疗。

（3）持续性：主要控制过快的心室率。控制心房颤动的心室率常用洋地黄、钙离子拮抗剂及 β 受体阻滞剂静脉注射。其中洋地黄主要用于慢性心房颤动。具有预激综合征的心房颤动患者则禁用洋地黄和钙离子拮抗剂。

（4）最有效的复律手段为同步直流电复律术。药物转复常用Ⅰa、Ⅰc及Ⅲ类抗心律失常药，有器质性心脏病、心功能不全的患者首选胺碘酮，无器质性心脏病者可首选Ⅰ类抗心律失常药。

（5）心房颤动持续超过 48 小时，复律前后要抗凝治疗。常使用华法林等抗凝药物，不适宜用华法林或如为较年轻，无高血压、糖尿病、脑血管疾病、瓣膜病或充血性心力衰竭病史者，则选用阿司匹林。

第五节　缓慢型心律失常

缓慢性心律失常主要发生部位是窦房结、房室结和心室内。发生于窦房结的缓慢型心律失常包括窦性心动过缓、窦性停搏和窦房传导阻滞。发生于房室结者则为房室传导阻滞；室内传导阻滞包括右束支、左束支、左前分支和左后分支阻滞。本节重点叙述房室传导阻滞，阻滞可发生在房室结、希氏束、束支等不同部位。

房室传导阻滞是指激动从心房传至心室过程中发生传导延迟或阻断。按其阻滞程度分 3 度：一度：窦性冲动自心房至心室的时间延长（全部下传）；二度：窦性冲动中有一部分不能传至心室；三度：窦性冲动均不能下达心室（完全性）。

一、诱因及发病机制

房室传导阻滞多由器质性心脏病引起，如冠状动脉心脏病、心肌病、心肌炎、结缔组织病和原发性传导束纤维化或退行性变等，也可由风湿热、电解质紊乱和药物中毒引起。

1. 器质性心脏病　最常见。如冠状动脉心脏病（心肌梗死）、心肌炎、心肌病、先天性心脏病、高血压、甲减等。

2. 药物中毒　洋地黄、β 受体阻滞剂、CCB、奎尼丁等。

3. 电解质紊乱　如高钾等。

4. 心脏手术。

5. 迷走神经张力过高　正常人或运动员可发生文氏型。

二、临床表现

一度房室传导阻滞常无症状,听诊 S_1 减弱;二度房室传导阻滞常有心悸、疲乏与心搏脱漏;二度Ⅱ型、高度或三度房室传导阻滞心室率缓慢者则常有眩晕、黑蒙、晕厥、心绞痛,甚至发生阿-斯综合征或猝死。

三、心电图特点

1. 一度房室传导阻滞表现为:P-R 间期>0.20s;每个 P 波后都有 QRS 波群（无脱落）。如图 3-15 所示。

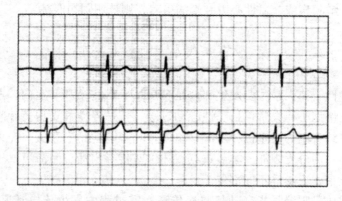

图 3-15　一度房室传导阻滞

2. 二度Ⅰ型房室传导阻滞又称莫氏Ⅰ型或文氏型,表现为:P-R 间期逐渐延长,直至 P 波后脱落 QRS 波;R-R 间期逐渐缩短,直至 P 波受阻;包含受阻 P 波在内的长 R-R 间期小于正常窦性 P-P 间期的 2 倍。如图 3-16 所示。

3. 二度Ⅱ型房室传导阻滞又称莫氏Ⅱ型房室阻滞:P-R 间期恒定（可正常也可延长）;间断或周期性出现 P 波后 QRS 波脱落,可呈 2∶1 或 3∶1 脱落;含未下传 P 波的长 R-R 间期为短 R-R 间期的 2 倍;发生在希氏束内的Ⅱ型阻滞 QRS 波大多正常,发生于希氏束远端和束支的Ⅱ型阻滞,则 QRS 波宽大、畸形,呈束支传导阻滞型。如图 3-17 所示。

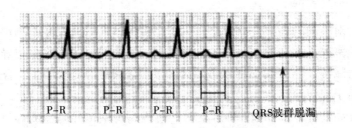

图 3-16　二度 I 型房室传导阻滞

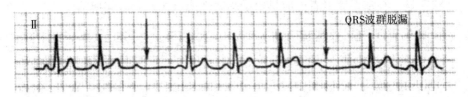

图 3-17　二度 II 型房室传导阻滞

4. 三度房室传导阻滞又称完全性房室传导阻滞，即心房的激动完全不能下传至心室，心室由阻滞部位以下的逸搏点控制。其心电图表现：房室分离，P-P 间期和 R-R 间期有各自规律，P 波与 QRS 波无关（房室分离）；P 波频率>QRS 波频率；QRS 波缓慢，若阻滞水平高，心室起搏点位于希氏束分叉以上，QRS 波不增宽，频率 40～60 次/分；若心室起搏点位于希氏束分叉以下，则 QRS 波宽大、频率 40 次/分。如图 3-18 所示。

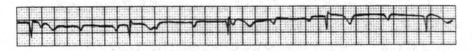

图 3-18　三度房室传导阻滞

四、治疗要点

应针对不同的病因进行治疗。一度房室传导阻滞与二度Ⅰ型房室传导阻滞如心室率不太慢者，无需特殊治疗。二度Ⅱ型与三度房室传导阻滞心室率显著减慢，伴有明显症状或血流动力学障碍，甚至阿-斯综合征发作者，应给予起搏治疗。

阿托品（0.5~2.0mg，静脉注射）可提高房室传导阻滞的心率，适用于阻滞位于房室结的患者。异丙肾上腺素（1~4μg/min，静脉滴注）适用于任何部位的房室传导阻滞，但应用于急性心肌梗死时应十分慎重，因可能导致严重室性心律失常。以上药物使用超过数天，往往效果不佳且易发生严重的不良反应，故仅适用于无心脏起搏条件的应急情况。因此，对于症状明显、心室率缓慢者，应早给予临时性或永久性心脏起搏治疗。

第六节 心律失常的护理要点

【护理评估】

1. 病史评估　对于有心律失常的患者，应评估以下情况：

（1）发作时间，初发或复发。

（2）发作性质，阵发性或持续性，持续时间，发作时心率、节律。

（3）是否有呼吸困难、心绞痛、意识障碍、血压波动等伴随症状及体征。

（4）是否与体力活动、情绪激动及烟酒等刺激性食物有关。

（5）是否应用肾上腺素、阿托品等药物，了解患者既往健康状况及生活习惯。

2. 身体评估　主要评估患者的生命体征及意识状况，尤其是心律、心率、脉搏情况。

3. 心理-社会状况评估　了解患者有无焦虑心理及家庭成员关系。

4. 辅助检查　常规心电图检查或24小时动态心电图监测可帮助确定心律失常类型，部分患者需进行心内电生理检查以明确诊断。

【护理诊断】

1. 潜在并发症　①晕厥/猝死；②心力衰竭；③心源性休克；④血栓栓塞。

2. 有受伤的危险　与发生晕厥时自我保护意识及知识缺乏有关。

3. 舒适的改变　与心率增快或减慢有关。

4. 活动无耐力 与心排血量减少有关。

5. 自理缺陷 与限制性卧床、心排血量减少有关。

6. 焦虑/恐惧 与患者对心律失常的恐惧、担心预后有关。

7. 手术相关的潜在并发症 出血、感染、栓塞、气胸、起搏器电极脱位等。

8. 心律失常介入手术（射频消融术、人工心脏起搏器安置术、体内自动复律除颤安置术）相关知识缺乏。

9. 心律失常自我保健相关知识缺乏。

【护理目标】

1. 晕厥能及时发现和正确处理，有效预防猝死。

2. 避免受伤。

3. 减轻不适。

4. 患者能进行适当的活动。

5. 各种生理需要能及时得到满足。

6. 保持良好的心态和稳定的情绪。

7. 并发症能及时发现和正确处理。

8. 患者能了解并配合相关治疗。

9. 掌握心律失常的自我保健相关知识。

【护理措施】

1. 常规护理内容

（1）密切观察病情：①症状：有无心悸、头晕、黑蒙、晕厥等；②脉搏：有无心动过速、心动过缓、强弱不等、节律不整齐及长间隙等；③血压：有无下降；④心电图：判断心律失常类型、严重程度及其变化。

（2）指导患者休息：①对功能性心律失常的患者，应鼓励其正常工作和生活，注意劳逸结合；②期前收缩有症状者注意多休息；③频发多源室早、室性心动过速者，二度Ⅱ型及三度房室传导阻滞、室上性心动过速发作时应卧床休息；④血流动力学不稳定者应绝对卧床休息；⑤心房颤动者根据活动耐力决定休息与活动时间。

（3）协助相关检查：给患者讲解相关检查如心电图、动态心电图、电解质、甲状腺功能等的目的、意义及注意事项，做好相关健康指导并协助完成检查。

（4）做好安全管理：对有可能发生晕厥的患者，要有安全措施，如陪伴守护、安全意识教育、避免受伤的方法指导等。

（5）作好药物护理：①遵医嘱给予抗心律失常药物，剂量、浓度准确；②静脉注射时注意速度，同时最好有医生床旁监测；③使用时（前、中、后）均应观察心律情况（心电图机或监护仪）；④对心脏有抑制的药物使用时（前、中、后）均应观察脉搏、血压；⑤密切观察患者反应，注意心律的变化，有无新的心律失常发生。

（6）做好生活护理：需卧床休息者要评估患者需求，做好恰当的生活护理，满足患者需要。

（7）及时正确处理严重心律失常：①卧床休息（同时注意安全与自理的问题）；②给予氧气吸入；③建立静脉通道；④准备好抢救物品（包括监测仪器）；⑤遵医嘱使用抗心律失常药物；⑥如为心室颤动立即除颤，配合抢救；⑦密切观察病情；⑧及时作好记录。

（8）做好心理护理：①做好病情解释，消除不必要的心理压力；②教会患者自我放松的方法。

（9）做好健康教育：①提供基础心脏病及心律失常的基本知识；②提供所用药物的有关知识；③指导诱因预防：劳逸结合，生活规律，保持情绪稳定，避免烟、酒、浓茶与刺激性食物，心动过缓者避免屏气等；④教会患者自我监测，自我保护；⑤教会家属应急救护。

2. 电转复律护理

（1）电转复律前的护理内容

1）患者的准备：①协助术前检查；②进行心理护理和相关健康教育；③遵医嘱用药并观察疗效和副作用；④交代注意事项：术前禁食，排空尿粪；⑤更衣，清洁皮肤，去除金属饰物、义齿、眼镜；⑥吸氧；⑦建立静脉通道；⑧贴少许棉花在鼻翼上。

2）用物准备：①除颤器；②生理盐水或偶合剂；③心电图机及监护仪；④硬板床；⑤氧气；⑥麻醉药，⑦抢救车及抢救药品。

（2）电转复律时的护理

1）患者仰卧位于硬板床上或垫以心肺复苏板，暴露患者胸前皮肤并注意检查有无破损、潮湿、敷料。

2）安置心电监护，复查心电图。

3）遵医嘱予缓慢静脉推注地西泮 20~40mg，同时让患者报数直至患者进入蒙眬状态，达到患者睫毛反射开始消失的深度。

4）电击板上均匀涂以导电糊或垫 4~6 层湿纱布。

5）选择模式为同步，选择能量（一般心房颤动为 100~200J；心房扑动和室上性心动过速为 50~100J；单型性定性心动过速 100J）。

6）放置电击板并检查接触是否良好（心底的电击板放于胸骨右缘第

2~3肋间，另一电击板的放于心尖部即左锁骨中线与第5肋的交点）。

7）充电。

8）请大家离开，不要接触病床及患者，护理人员也不要接触病床及患者。

9）按下放电按钮放电。

10）判断是否转复成功，如成功取开电击板并关除颤仪电源；如不成功可充电或加大能量再次转复。

11）记录心电图。

（3）电转复律后的护理内容

1）病情观察：①观察神志、瞳孔；②呼吸；③心律；④血压；⑤检查患者胸前皮肤有无灼伤并擦洗干净。

2）麻醉清醒前：①床旁守护；②禁饮禁食；③保持呼吸道通畅；④继续予吸氧。

3）麻醉清醒后：①听取主诉；②观察四肢活动。

4）用物处理：消毒处理除颤器并充电备用。

5）做好护理记录：记录患者的意识状态、生命体征、心律情况、胸部皮肤情况、自觉症状、四肢活动情况及其他异常情况及相应处理。

3. 射频消融术围手术期护理

（1）射频消融术前的护理内容

1）做好术前沟通：①向患者及家属介绍射频消融术的相关知识（如射频消融术的目的、方法、效果、手术的大致过程、可能出现的并发症等）；②了解患者心理状况和疑问，给以恰当的解释说明，减轻患者的焦虑紧张。

2）做好术前指导：①停用抗心律失常药物，以免影响电生理检查效果；②练习床上平卧位解便，以预防术后因体位原因不能自行排尿；③预防感冒；④术前一晚保证睡眠；⑤术前排空膀胱。

3）完成术前准备：①协助完成术前检查；②手术野皮肤备皮（备皮范围包括上至下颌，下至乳头平面，左右至双腋中线，包括双侧腋窝。腹股沟处备皮范围为上至脐水平线，下至双侧大腿上1/3，左右至腋中线，包括会阴部），有条件者可让患者沐浴；③准备术中用药（利多卡因、肝素、艾力克等）；④准备静脉通道（常规保留留置针于左上肢）；⑤三维射频消融术患者术前予保留导尿。

（2）射频消融术后的护理内容

1）做好术后指导：①卧位：平卧位，卧床休息24小时；②制动与活动：穿刺侧下肢制动，未穿刺侧下肢及双上肢可活动；③沙袋压迫：静脉4~8小时；动脉6~12小时；④避免增加腹压的动作：咳嗽、解便时压迫穿刺处；⑤饮食：术后即可进食；卧床期间避免产气食物如豆制品、牛奶、甜食等；⑥自我监测：出血、沙袋移位、感觉不适等及时报告医护人员。

2）密切观察病情：①穿刺处情况：有无出血；沙袋压迫是否稳妥；有无感染征象；②足背动脉搏动情况：能否触及、是否对称；③注意下肢温度、感觉及皮肤颜色有无异常；④监测生命体征，注意有无心脏压塞征象；⑤心电图：注意心律，特别关注 P-R 间期，注意有无房室传导阻滞；⑥注意患者胸廓及呼吸音是否对称，有无气胸征象；⑦询问患者自觉症状如有无胸闷、气紧等不适；⑧观察有无排便困难、尿潴留；⑨观察皮肤有无淤斑、水疱、破损。

3）及时遵医嘱用药：①静脉滴注抗生素预防感染；②口服阿司匹林预防血栓。

4）加强基础护理：①卧床期间，做好晨晚间护理；②协助床上饮水进食；③协助床上排便、更衣等。

5）减轻不适：①腰背酸痛者适当给予按摩，分散注意力及使用镇静剂，减轻患者不适，促进睡眠；②对尿潴留者给予诱导排尿或遵医嘱给予保留导尿。

6）做好皮肤护理：一般术后 24 小时及时更换穿刺处加压包扎的敷料。有异常及时正确处理，如有水疱者，视情况给予保护或消毒后抽出水疱内液体；有破皮者，给予消毒后予无菌敷料包扎。

4. 人工心脏起搏器安置术围手术期护理

（1）人工心脏起搏器安置术术前的护理内容

1）做好术前沟通：①向患者及家属介绍人工心脏起搏器安置术的相关知识（如人工心脏起搏器安置术的目的、方法、手术的大致过程、可能出现的并发症等）；②了解患者心理状况和疑问，给以恰当的解释说明，减轻患者的焦虑紧张和顾虑。

2）做好术前指导：①停用抗凝药物（阿司匹林停用 7 天、波立维停用 5 天、肝素停用 4 小时、低分子肝素停用 12 小时、华法林停用 5 天），以免引起术中或术后伤口出血；②练习床上平卧位解便，以预防术后因体位原因不能自行排便；③预防感冒；④术前一晚保证睡眠；⑤术前排空膀胱。

3）完成术前准备：①协助完成术前检查；②手术野皮肤备皮（备皮

范围包括上至下颌，下至乳头平面，左右至双腋中线，包括双侧腋窝。腹股沟处备皮范围为上至脐水平线，下至双侧大腿上 1/3，左右至腋中线，包括会阴部），有条件者可让患者沐浴；③备术中用药（利多卡因、庆大霉素、艾力克等）；④准备静脉通道（常规保留留置针于左上肢）。

（2）人工心脏起搏器安置术术后的护理内容

1）做好术后指导：①卧位：平卧位或斜坡卧位 30°，卧床休息 1~2 天；②制动：穿刺侧下肢制动，安置起搏器一侧上肢上臂制动，避免外展、上举动作；③活动：未穿刺侧下肢、未安置起搏器一侧上肢及安置起搏器一侧上肢的肘关节以下部位应适当活动；④沙袋压迫：股静脉穿刺处压迫 4~8 小时；起搏器伤口压迫 24 小时；⑤避免增加腹压的动作：咳嗽、排便时压迫穿刺处；⑥饮食：术后即可进食；卧床期间避免产气食物如豆制品、牛奶、甜食等；⑦自我监测：出血、沙袋移位、感觉不适等及时报告医护人员。

2）密切观察病情：①伤口及穿刺处情况：有无出血；沙袋压迫是否稳妥；有无感染征象；②足背动脉搏动情况：能否触及、是否对称；③注意安置起搏器一侧上肢及下肢温度、感觉、皮肤颜色有无异常；④监测生命体征，注意有无心脏压塞征象；⑤常规记录心电图：注意心律，起搏器工作状况；⑥注意患者胸廓及呼吸音是否对称，有无气胸征象；⑦询问患者自觉症状如有无胸闷、气紧等不适；⑧观察有无排便困难、尿潴留；⑨观察皮肤有无淤斑、水疱、破损。

3）及时遵医嘱用药：静脉滴注抗生素预防感染。

4）加强基础护理：卧床期间，做好晨晚间护理，协助床上饮水进食，协助床上解便、更衣等。

5）减轻不适：①腰背酸痛者适当给予按摩，分散注意力及使用镇静剂，减轻患者不适，促进睡眠；②对尿潴留者给予诱导排尿或遵医嘱给予保留导尿。

6）做好皮肤护理：一般术后 24h 及时更换穿刺处加压包扎的敷料。有异常及时正确处理，如有水疱者，视情况给予保护或消毒后抽出水疱内液体；有破皮者，给予消毒后予无菌敷料包扎。

（3）健康指导

1）教会患者定时自测脉搏，并做好记录。若脉搏小于设置频率的 10% 或出现安装前的症状应及时就医。

2）指导患者正确活动。安装起搏器后，应避免剧烈运动，装有起搏器的一侧上肢应避免过度用力或幅度过大的动作。

3）避免穿太紧的衣服，注意保护放置起搏器的部位，避免碰撞、受伤等。

4）避免接触、靠近强电磁场，需作仪器检查治疗时应向医生说明。避免电磁干扰影响起搏器功能，如避免使用上身按摩仪、手机应距离 10~15cm，少用微波炉及电磁炉等家用电器。

5）定期随访测定起搏器功能：置入后 2~3 个月随访 1 次，以后每 6~12 个月随访 1 次，接近或已过预测电池寿命时每 2~3 个月随访 1 次。

6）外出时随身携带卡片，写明何时安装起搏器、型号、有关参数等。

第四章 冠状动脉粥样硬化性心脏病的护理

冠状动脉粥样硬化性心脏病简称冠心病，也称缺血性心脏病。是指冠状动脉及其主要分支有动脉粥样硬化，使血管腔狭窄或阻塞，引起心脏供血不足，而导致心肌缺血缺氧或坏死性损害。冠心病有不同的临床表型，近年临床医学家趋于将本病分为急性冠状动脉综合征（ACS）和慢性冠心病（CAD）或慢性缺血综合征（CIS）两大类。前者包括不稳定型心绞痛（UA）、非 ST 段抬高性心肌梗死（NSTEMI）和 ST 段抬高性心肌梗死（STEMI），也有将冠心病猝死包括在内；后者包括稳定型心绞痛、冠状动脉正常的心绞痛（如 X 综合征）、无症状型心肌缺血和缺血性心力衰竭（缺血性心肌病）。

第一节 稳定型心绞痛

稳定型心绞痛是在冠状动脉严重狭窄的基础上，由于心肌负荷的增加引起心肌急剧的、暂时的缺血与缺氧的临床综合征，但无心肌坏死。本病患者男性多于女性，劳累、饱食、受寒、情绪激动、急性循环衰竭等为常见诱因。

一、诱因与发病机制

最常见的病因为冠状动脉粥样硬化。其他病因最常见为重度主动脉瓣狭窄或关闭不全，肥厚型心肌病、先天性冠状动脉畸形等亦可是本病病因。

心肌能量的产生依赖大量的氧气供应。心肌对氧的依赖性最强，耗氧量为 9ml/（min·100g），高居人体其他器官之首。生理条件下，心肌细胞从冠状动脉血中摄取氧的能力也最强，可摄取血氧含量的 65%~75%，接近于最大摄取量，因此，当心肌需氧量增加时，心肌细胞很难再从血液中摄取更多的氧，而只能依靠增加冠状动脉血流储备来满足心肌需氧量的增加。正常情况下，冠状循环储备能力很强，如剧烈体力活动时，冠状动脉扩张可通过使其血流量增加到静息时的 6~7 倍，即使在缺氧状态下，也能使血流量增加4~5倍。然而在病理条件下（如冠状动脉狭窄），冠状循环储备能力下降，冠状动脉供血与心肌需血之间就会发生矛盾，即冠状动脉血流量不能满足心肌的代谢需要，此时就会引起心肌缺血缺氧，诱发心绞痛。

动脉粥样硬化斑块导致冠状动脉狭窄，冠状动脉扩张性减弱，血流量减少。当冠状动脉管腔狭窄<50%时，心肌血供基本不受影响，即血液供应尚能满足心肌平时的需要，则无心肌缺血症状，各种心脏负荷试验也无阳性表现。然而当至少一支主要冠状动脉管腔狭窄>70%~75%时，静息时尚可代偿，但当心脏负荷突然增加（如劳累、激动、左心衰竭等）时，则心肌氧耗量增加，而病变的冠状动脉不能充分扩张以供应足够的血液和氧气，即可引起心绞痛发作。此种心肌缺血为"需氧增加性心肌缺血"，而且粥样硬化斑块稳定，冠状动脉对心肌的供血量相对比较恒定。这是大多数稳定型心绞痛的发病机制。

疼痛产生的原因：产生疼痛的直接原因可能是在缺血缺氧的情况下，心肌内积聚过多的代谢产物如乳酸、丙酮酸、磷酸等酸性物质或类激肽多肽类物质，刺激心脏内自主神经的传入纤维末梢，经胸第1~5交感神经节和相应的脊髓段，传至大脑，即可产生疼痛感觉。这种痛觉可反映在与自主神经进入水平相同脊髓段的脊神经所分布的区域——胸骨后和两臂的前内侧与小指，尤其是在左侧，而多不在心脏部位。有人认为，在缺血区内富有神经分布的冠状血管的异常牵拉或收缩，也可直接产生疼痛冲动。

二、临床表现

1. 病史 有冠心病的易患因素，如高血压、高胆固醇血症、胰岛素抵抗、糖尿病、吸烟、肥胖及早发冠心病家族史等。

2. 诱因 发作常由体力劳动或情绪激动所激发，饱食、寒冷、吸烟、心动过速、休克等亦可诱发。

3. 症状 心绞痛以发作性胸痛为主要临床表现。

（1）部位：主要在胸骨体上、中段可波及心前区，疼痛范围如手掌大小一片，界限不清，常放射至左肩、左上肢前内侧及左环指和小指，或至颈、咽或下颌部。

（2）性质：胸痛常呈压榨、压迫感或紧缩感，严重时伴濒死的恐惧感，迫使患者不自觉地停止原来的活动，直至症状缓解。

（3）持续时间：疼痛出现后常逐渐加重，一般持续1~5分钟渐消失，可数天或数周发作1次，亦可1天内多次发作。

（4）缓解方式：经休息后可减轻，舌下含服硝酸甘油可在 30 秒至数分钟内缓解。

（5）体征：心绞痛发作时可见血压增高，心率加快，焦虑不安，皮肤冷或大汗，有时出现第 4 心音或第 3 心音奔马律。可有暂时性心尖部收缩期杂音，是乳头肌缺血以至功能失调引起二尖瓣关闭不全。

三、救治原则

1. 发作时的治疗

（1）终止心绞痛发作：立即停止活动，一般患者休息后症状可立即缓解或减轻。

（2）药物治疗：硝酸甘油舌下含化，1~2 分钟见效，作用持续 20~30 分钟。硝酸异山梨酯舌下含化，2~5 分钟见效，作用维持 2~3 小时。

2. 缓解期的治疗

（1）避免各种诱发因素，调整工作量，减轻精神负担，调节饮食，禁忌烟酒；保持适当的体力活动，但以没有出现疼痛症状为度；一般不需要卧床休息。

（2）药物治疗：使用作用持久的抗心绞痛药物，以防心绞痛发作。硝酸酯制剂：硝酸异山梨酯、5-单硝酸异山梨酯、长效硝酸甘油制剂。β 受体阻滞药：目前常用的制剂是美托洛尔。钙通道阻滞药：维拉帕米、硝苯地平、地尔硫䓬。

（3）介入治疗：经皮冠状动脉腔内成形术（PCI）。

（4）体外反搏：临床试验证实增强型体外反搏能显著提高冠状动脉血流灌注压，增加心肌供血，促进冠状动脉侧支循环形成。

（5）外科手术治疗：在体外循环下施行主动脉-冠状动脉旁路移植手术（CABG）。

（6）运动锻炼疗法：进行适宜的运动锻炼有助于促进侧支循环，提高机体活动的耐受量而改善症状。

【护理评估】

1. 病史　了解患者是否摄入过多热量、脂类，是否吸烟、情绪激动。是否有高血压、糖尿病、高脂血症及家族史等。

2. 主要临床表现　以发作性胸痛为主要的临床表现。是护士对患者进行评估的重点，应详细了解患者病痛的部位、性质、诱发因素、持续时间及缓解方式。其疼痛发作有以下特征：

（1）部位：疼痛多在胸骨后或心前区，常放射至左肩，沿左臂内侧至无名指及小指。

（2）性质：疼痛常呈沉重的压榨、紧缩、烧灼炸裂、憋闷或窒息感。发作时，患者往往不自觉地停止原来的活动，直至症状缓解。

（3）诱因：体力活动或情绪激动是常见的诱发因素。饱食、冷空气亦可诱发疼痛。

（4）持续时间及缓解方式：发作持续 2~3 分钟，一般不会超过 15 分钟。去除诱因、休息或舌下含化硝酸甘油后，能在几分钟内缓解。

3. 心理社会评估　由于心绞痛发作时患者有濒死感，尤其是病情反复、频繁发作者，易产生焦虑甚至恐惧的心理反应。

4. 护理体检　多数患者常无阳性体征。心绞痛发作时可见心率加快、血压升高、面色苍白、出冷汗。心脏听诊可有第 3 或第 4 心音奔马律。

【护理诊断】

1. 疼痛　其与心肌缺血、缺氧有关。

2. 活动无耐力　其与心肌氧的供需失调有关。

3. 知识缺乏　缺乏控制诱因因素及预防性药物应用知识。

4. 潜在并发症　心肌梗死。

【护理目标】

1. 缓解或消除患者的疼痛。

2. 增强患者的活动耐力。

3. 提高患者的生活自理能力，逐步达到基本自理或部分自理。

4. 消除患者的焦虑和恐惧情绪。

5. 无便秘发生或发生便秘但得到及时正确的处理。

6. 患者未发生心力衰竭、心律失常等并发症，或虽然发生心力衰竭、心律失常等并发症但得到及时正确的治疗和处理。

7. 患者未发生心肌梗死或发生心肌梗死得到及时的治疗和处理。

【护理措施】

1. 疼痛

（1）休息与心理：心绞痛发作时立即停止原活动，卧床休息，协助患者采取舒适的体位，解开衣领。安慰患者，解除紧张情绪。若有条件及时描记心电图。

（2）缓解疼痛：必要时吸氧。给予硝酸甘油或硝酸异山梨醇舌下含服，3~5 分钟后不缓解可再含 1 次。对发作频繁或含服硝酸甘油效果较差者，遵医嘱静脉滴注硝酸甘油，监测血压及心律变化，注意调节滴速，嘱患者及家属切不可擅自调节滴速，以免造成低血压。药物的副作用为面部潮红、头部胀痛、头晕、心动过速、心悸等，是由于药物使血管扩张所致。第1次用药时，患者宜平卧片刻。青光眼、低血压时忌用。

（3）疼痛的观察：评估疼痛的部位、性质、程度、持续时间、用药效果，严密观察血压、心率、心律变化，有无面色改变、大汗、恶心、呕吐等。疼痛发作或加重时要及时告诉医生，及早发现是否合并心肌梗死。

（4）减少和避免诱因：疼痛缓解后，与患者一起分析心绞痛发作的诱因，总结预防复发的方法。要避免过度劳累、情绪激动、饱餐、寒冷等，要戒烟、酒，保持心境平和。坚持遵医嘱正确服用抗心绞痛药物，注意药物的副作用。

2. 活动无耐力

（1）评估活动受限的程度：找出诱发心绞痛发作的体力活动类型与活动量。

（2）制订活动原则：鼓励患者参加适当的体力劳动和体力锻炼，最大的活动量以不引起不适为原则。对于初发型、恶化型、卧位型、变异型、梗死后心绞痛及急性冠状动脉功能不全，疑为心肌梗死前奏的患者，应卧床休息，并严密观察。适当运动有助于侧支循环的建立，提高患者的活动耐力。避免重体力劳动、竞赛性运动和屏气用力动作，如推、拉、抬、举、用力排便等。避免精神过度紧张或工作时间过长的工作。若再活动后出现呼吸困难、胸痛、脉搏增快，应立即停止活动，含服硝酸甘油，吸氧。

【护理评价】

1. 患者自述心绞痛发作次数减少，并能说出诱发疼痛的因素和缓解疼痛的措施。

2. 患者能进行间歇性活动并掌握活动规律，活动量逐渐增加，并没有出现心律失常、血压升高、心绞痛发作等。

3. 患者能够了解引起疲劳的因素。

4. 患者能够合理安排生活，克制不良情绪。

5. 患者掌握了有关预防心绞痛发作的知识，了解药物的作用和不良反应。

第二节　不稳定型心绞痛

目前，临床上已经趋向于将除上述典型的稳定型劳力性心绞痛以外的缺血性胸痛统称为不稳定型心绞痛。

一、诱因与发病机制

与稳定型劳力性心绞痛的差别在于，当冠状动脉粥样硬化斑块不稳定时，易发生斑块破裂或出血、血小板聚集或血栓形成或冠状动脉痉挛致冠状动脉内张力增加，均可使心肌的血氧供应突然减少，心肌代谢产物清除障碍，引起心绞痛发作。此种心肌缺血为"供氧减少性心肌缺血"，是引起大多数不稳定型心绞痛的原因。虽然这种心绞痛也可因劳力负荷增加而诱发，但劳力终止后胸痛并不能缓解。

二、临床表现

1. 疼痛性质　为压榨紧缩、压迫窒息、沉重闷胀性疼痛。少数患者可为烧灼感、紧张感或呼吸短促伴有咽喉或气管上方紧榨感。疼痛或不适感开始时较轻，逐渐加剧，然后逐渐消失，很少为体位改变或深呼吸所影响。

2. 疼痛部位　主要在胸骨体上段或中段之后，可波及心前区，界限不很清楚，常放射至左肩、左臂内侧达环指和小指，或至颈、咽或下颌部，少数患者表现为上腹部不适、胸闷、背痛、牙痛等。

3. 疼痛时限　时限 1~5 分钟，多数 3~5 分钟，很少超过 15 分钟，超过 30 分钟者应考虑急性心肌梗死的可能。

4. 诱发因素　以体力劳累为主，其次为情绪激动。暴露于寒冷环境、进食冷饮、身体其他部位的疼痛，以及恐惧、紧张、发怒、烦恼等情绪变化都可诱发。体力活动再加情绪波动则更易诱发。

5. 硝酸甘油效应　舌下含服硝酸甘油有效，可于 1~2 分钟缓解。

6. 心电图表现　发作时心电图可见 ST 段压低，T 波平坦或倒置（变异型心绞痛者则相关导联 ST 段抬高），发作过后数分钟内逐渐恢复。

7. 其他　继发于贫血、感染、甲状腺功能亢进、心律失常等原因诱发的心绞痛称之为继发性不稳定型心绞痛。

三、治疗要点

1. 对症处理　绝对卧床休息，给予持续心电监护。有呼吸困难、发绀者应给予氧气吸入，维持血氧饱和度到 90% 以上。烦躁不安、剧烈疼痛者可给予吗啡皮下注射。

2. 缓解疼痛　本型心绞痛单次含化或喷雾吸入硝酸酯类制剂往往不能缓解症状，一般建议每隔 5 分钟 1 次，连续使用 3 次，后再用硝酸甘油或硝酸异山梨酯持续静脉滴注或微泵输注，直至症状缓解或出现血压下降。

3. 抗血小板、抗凝治疗　阿司匹林、氯吡格雷及肝素是不稳定型心绞痛中的重要治疗措施，其目的在于防止血栓形成，阻止病情向心肌梗死方向发展。溶栓药物有促发心肌梗死的危险，不推荐应用。

4. 手术治疗　在有条件的医院行经皮腔内冠状动脉介入术、冠状动脉内支架置入术、冠状动脉搭桥术和主动脉内气囊反搏术等。

5. 积极控制诱发因素　积极控制高血压，早期的血脂干预；控制饮食，减轻体重，病情允许时，适当增加体力活动。

四、发作期急救措施

1. 严密观察生命体征　患者收入冠心病监护病房，保持室内安静，绝对卧床休息，谢绝探视。持续心电监测，迅速建立静脉通路，遵医嘱准确、按时给药。

2. 药物治疗　立即舌下含服硝酸酯类药物，如硝酸甘油等。

3. 吸氧　持续或间断给予 2~4L/min 氧气吸入。

4. 止痛　严重持续疼痛者，应给予镇痛药和镇静镇痛。

5. 观察心电图变化　心绞痛发作时大多数患者可出现暂时性心肌缺血而引起 ST-T 段改变，变异型心绞痛发作时心电图可见有关导联 ST 段的抬高，与之相对应的导联 ST 段压低，这是因冠状动脉突然痉挛所致，患者迟早会发生心肌梗死。因此，护理中应严密观察，发现异常及时报告医生对症处理。

6. 做好急诊介入治疗术前准备。

【护理评估】

1. 病史　了解患者是否摄入过多热量、脂类，是否吸烟、情绪激动。是否有高血压、糖尿病、高脂血症及家族史等。

2. 主要临床表现　临床表现以发作性胸痛为主，这也是护士对患者进行评估的重点，应详细了解患者疼痛的部位、性质、诱发因素、持续时间及缓解方式。其疼痛发作有以下特征：

（1）部位：疼痛多在胸骨后或心前区，常放射至左肩，沿左臂内侧至无名指及小指。

（2）性质：疼痛常呈沉重的压榨、紧缩、烧灼炸裂、憋闷或窒息感。发作时，患者往往不自觉地停止原来的活动，直至症状缓解。

（3）诱因：体力活动或情绪激动是常见的诱发因素。饱食、冷空气亦可诱发疼痛。

（4）持续时间及缓解方式：发作持续 2~3 分钟，一般不会超过 15 分钟。去除诱因、休息或舌下含化硝酸甘油后，能在几分钟内缓解。

3. 心理社会评估　由于心绞痛发作时患者有濒死感，尤其是病情反复、频繁发作者，易产生焦虑甚至恐惧的心理反应。

4. 护理体检　多数患者常无阳性体征。心绞痛发作时可见心率加快、血压升高、面色苍白、出冷汗。心脏听诊可有第 3 或第 4 心音奔马律。

5. 辅助检查

（1）心电图

1）静息时心电图约半数为正常，也可出现陈旧性心肌梗死的改变或非特异性 ST 段和 T 波异常。

2）心绞痛发作时可出现暂时性心肌缺血引起的 ST 段压低（≥0.1 mV），发作后恢复。有时出现 T 波倒置，在平时 T 波倒置的患者，发作时 T 波可直立。

3）运动心电图及 24h 动态心电图可明显提高缺血性心电图的检出率。

（2）超声心动图。

（3）放射性核素检查。

（4）冠状动脉造影等。

【护理诊断】

1. 疼痛　其与心肌缺血、缺氧有关。

2. 活动无耐力　其与心肌氧的供需失调有关。

3. 知识缺乏　缺乏控制诱发因素及预防性药物应用知识。

4. 潜在并发症　心肌梗死。

【护理目标】

1. 缓解或消除患者的疼痛。

2. 增强患者的活动耐力。

3. 提高患者的生活自理能力，逐步达到基本自理或部分自理。

4. 消除患者的焦虑和恐惧情绪。

5. 无便秘发生或发生便秘但得到及时正确处理。

6. 患者未发生心力衰竭、心律失常等并发症，或虽然发生心力衰竭、心律失常等并发症但得到及时正确的治疗和处理。

7. 患者未发生心肌梗死或发生心肌梗死得到及时的治疗和处理。

【护理措施】

1. 疼痛

（1）休息与心理：心绞痛发作时立即停止原活动，卧床休息，协助患者采取舒适的体位，解开衣领。安慰患者，解除紧张情绪。若有条件及时描记心电图。

（2）缓解疼痛：必要时吸氧。给予硝酸甘油或硝酸异山梨醇舌下含服，3~5 分钟后不缓解可再含 1 次。对发作频繁或含服硝酸甘油效果较差者，遵医嘱静脉滴注硝酸甘油，监测血压及心律变化，注意调节滴速，嘱患者及家属切不可擅自调节滴速，以免造成低血压。药物的副作用为面部潮红、头部胀痛、头晕、心动过速、心悸等，是由于药物使血管扩张所致。第 1 次用药时，患者宜平卧片刻。青光眼、低血压时忌用。

（3）疼痛的观察：评估疼痛的部位、性质、程度、持续时间、用药效果，严密观察血压、心率、心律变化，有无面色改变、大汗、恶心、呕吐等。疼痛发作或加重时要及时告诉医生，及早发现是否合并心肌梗死。

（4）减少和避免诱因：疼痛缓解后，与患者一起分析心绞痛发作的诱因，总结预防复发的方法。要避免过度劳累、情绪激动、饱餐、寒冷等，要戒烟、酒，保持心境平和。坚持遵医嘱正确服用抗心绞痛药物，注意药物的副作用。

2. 活动无耐力

（1）评估活动受限的程度：找出诱发心绞痛发作的体力活动类型与活动量。

（2）制订活动原则：鼓励患者参加适当的体力劳动和体力锻炼，最大的活动量以不引起不适为原则。对于初发型、恶化型、卧位型、变异型、梗死后心绞痛及急性冠状动脉功能不全，疑为心肌梗死前奏的患者，应卧床休息，并严密观察。适当运动有助于侧支循环的建立，提高患者的活动耐力。避免重体力劳动、竞赛性运动和屏气用力动作，如推、拉、抬、举、用力排便等。避免精神过度紧张的工作或过长的工作时间。若在活动后出现呼吸困难、胸痛、脉搏增快，应立即停止活动，含服硝酸甘油，吸氧。

【护理评价】

1. 患者自述心绞痛发作次数减少，并能说出诱发疼痛的因素和缓解疼痛的措施。

2. 患者能进行间歇性活动并掌握活动规律，活动量逐渐增加，并没有出现心律失常、血压升高、心绞痛发作等。

3. 患者能够了解引起疲劳的因素。

4. 患者能够合理安排生活，克制不良情绪。

5. 患者掌握了有关预防心绞痛发作的知识，了解药物的作用和不良反应。

第三节　心肌梗死

心肌梗死是心肌缺血性坏死，为在冠状动脉病变的基础上，发生冠状动脉血供急剧减少或中断，使相应的心肌严重而持久地急性缺血导致心肌坏死，属于冠心病的严重类型。

一、诱因与发病机制

基本病因主要是冠状动脉粥样硬化造成 1 支或多支冠状动脉狭窄，导致心肌血供不足，且侧支循环未充分建立。在此基础上，一旦发生粥样斑块破裂等突发情况，就会造成冠状动脉阻塞，使心肌血供急剧减少或中断。若急性缺血严重而持久达 1 小时以上，即可发生心肌坏死。大量研究证明，绝大多数心肌梗死的发生，是由不稳定粥样斑块的破溃、出血和管腔内血栓形成所致冠状动脉闭塞；少数是由于粥样斑块内或其下出血，或血管持续痉挛；偶为冠状动脉栓塞、炎症或先天性畸形，或主动脉夹层累及冠状动脉开口等造成。

促使粥样斑块破裂出血及血栓形成的诱因有：

1. 日间 6 时至 12 时交感神经活动增加，机体应激反应性增强，心肌收缩力增强，心率加快，血压升高，冠状动脉张力增加，易致冠状动脉痉挛。

2. 在饱餐特别是进食大量脂肪后，血脂增高，血黏稠度增高，易致血流缓慢，血小板聚集。

3. 重体力活动、情绪过分激动、血压急剧上升或用力大便时，致左心室负荷突然显著加重。

4. 休克、脱水、出血、外科手术或严重心律失常，导致心排血量和冠状动脉灌流量骤减。

5. 夜间睡眠时迷走神经张力增高，冠状动脉容易发生痉挛。

6. 介入治疗或外科手术操作时损伤冠状动脉。

心肌梗死可发生在频发心绞痛的患者，也可发生于原无症状者。心肌梗死后继发的严重心律失常、休克或心力衰竭，均可使冠状动脉灌流量进一步降低，心肌坏死范围扩大。

二、临床表现

1. 先兆表现 部分患者在发病前数日有乏力，胸部不适，活动时心悸、气急、烦躁、心绞痛等前驱症状，其中以新发生心绞痛或原有心绞痛加重最为突出。心绞痛发作较以往频繁、疼痛较剧、持续较久、硝酸甘油疗效差、诱发因素不明显。同时心电图示 ST 段一时性明显抬高或压低，T波倒置或增高即前述不稳定型心绞痛情况。

2. 症状和体征

（1）疼痛：是最先出现的症状，多发生于清晨，疼痛的性质与心绞痛相同，但诱因多不明显，且常发生于安静时，程度较重，持续时间较长，可达数小时或更长，休息和含硝酸甘油片多不能缓解。患者常烦躁不安、出汗、恐惧，或有濒死感。少数患者无疼痛，一开始即表现为休克或急性心力衰竭。部分患者疼痛位于上腹部，被误认为胃穿孔、急性胰腺炎等急腹症；部分患者疼痛放射至下颌、颈部、背部上方，被误认为骨关节痛。

（2）全身症状：有发热、心动过速、白细胞计数增高和红细胞沉降率增快等，由坏死物质吸收所引起。一般在疼痛发生后 24~48 小时出现，程度与梗死范围常呈正相关，体温一般在 38℃ 左右，很少超过 39℃，持续约 1 周。

（3）胃肠道症状：疼痛剧烈时常伴有频繁的恶心、呕吐和上腹胀痛，与迷走神经受坏死心肌刺激和心排血量降低、组织灌注不足等有关。肠胀气亦不少见。重症者可发生呃逆。

（4）心律失常：见于 75%~95% 的患者，多发生在起病 1~2 天，而以 24 小时内最多见，可伴乏力、头晕、晕厥等症状。各种心律失常中以室性心律失常最多，尤其是室性期前收缩。

（5）低血压和休克：疼痛期血压下降较常见，但未必是休克。如疼痛缓解而收缩压仍低于 10.7kPa（80mmHg），有烦躁不安、面色苍白、皮肤湿冷、脉细而快、大汗淋漓、尿量减少（<20ml/h）、神志迟钝，甚至晕厥者，则为休克表现。休克多在起病后数小时至数日内发生。

（6）心力衰竭：主要是急性左心衰竭，可在起病最初几天内发生，可在疼痛、休克好转阶段出现，为梗死后心脏收缩力显著减弱或不协调所致，发生率为 32%~48%。出现呼吸困难、咳嗽、发绀、烦躁等症状，严重者可发生肺水肿，随后可发生颈静脉怒张、肝大、水肿等右心衰竭表现。右心室心肌梗死者可一开始即出现右心衰竭表现，伴血压下降。

三、治疗要点

及早发现，及早就医，并加强院前就地处理。治疗原则是尽早使心肌血液再灌注（到达医院后 30 分钟内开始溶栓或 90 分钟内开始介入治疗）以挽救濒死的心肌，防止梗死面积扩大或缩小心肌缺血范围，保护和维持心脏功能，及时处理严重心律失常、泵衰竭和各种并发症，防止猝死，使患者不但能渡过急性期，且康复后还能保持尽可能多的功能的心肌。

1. 休息　急性期患者住冠心病监护病房，在未行再灌注治疗前，应绝对卧床休息，保持室内环境安静，减少不良刺激。

2. 心电监测　持续的心电图监护，必要时进行血流动力学监测。密切观察心律、心率、血压和心功能的变化，判断病情的发展，确定抢救及治疗方案。

3. 给氧治疗　即使无并发症的急性心肌梗死，部分患者起病初就有轻、中度缺氧，合并充血性心力衰竭的患者常伴有严重的低氧血症。缺氧严重时疼痛不易缓解，并且易并发心律失常。因此，急性心肌梗死患者 1 周内应常规吸氧。一般患者可用双鼻孔导管低流量持续或间歇给氧。并发严重心力衰竭或肺水肿的患者，必要时可做气管内插管机械通气。

4. 有效镇痛

（1）首选吗啡 5~10mg 皮下注射或哌替啶 50~100g 肌内注射，必要时 1~2 小时重复注射 1 次。为避免恶心、呕吐和心动过缓，可同时给予阿托品。

（2）疼痛较轻者可肌内注射可待因或罂粟碱。也可用硝酸甘油 5~10mg，溶解于 500ml 葡萄糖溶液中静脉滴注，观察血压和心率以调节滴速。

5. 心肌再灌注　起病 3~6 小时最多 12 小时内，使闭塞的冠状动脉再通，心肌得到再灌注，濒临坏死的缺血心肌，可能得以存活或使坏死范围缩小，减轻梗死后心肌重塑，降低死亡率，改善预后及提高生活质量。

（1）常用溶栓方法：包括静脉内溶栓、冠状动脉内溶栓。

（2）临床上常用的溶栓药物：①第 1 代溶栓药物，如链激酶（SK）、尿激酶（UK）；②第 2 代溶栓药物，如重组组织型纤溶酶原激活剂（rt-PA）等；③第 3 代溶栓药物，如 rtPA 的变异体（rPA，nPA，TUK-tPA）。

（3）溶栓治疗的护理

1）物品准备：心电监护仪、除颤器、临时起搏器、输液泵、主动脉气囊反搏装置、急救药品等。

2）患者准备：做好解释工作；安置静脉套管针，完成溶栓前的各项检查及有关实验室检查；嘱患者嚼服阿司匹林；迅速建立静脉输液通道。

3）溶栓过程的监护：症状与体征，观察患者溶栓后胸痛有无减轻及减轻程度，皮肤、黏膜、咳痰、呕出物及尿有无出血倾向；血压的监测：溶栓开始后每 10 分钟测血压 1 次，血压稳定后可延长监测时间；心电监测：注意心率、心律变化，观察有无再灌注心律失常；观察药物反应及疼痛缓解的程度；凝血时间的监测及肝素的应用；酶学的检测；并发症的观察及护理。

（4）溶栓再通的标准

1）冠状动脉造影：冠状动脉造影是判断溶栓治疗后血管再通的金标准。静脉溶栓开始后 90min，梗死相关动脉的血流灌注为 TIMI 2~3 级，判断为血管再通。分级标准：TIMI 0 级表示无灌注或闭塞远端无血流；TIMI1级表示造影剂部分通过闭塞部位，但远端不显影；TIMI2 级表示造影剂完全充盈冠状动脉远端，但速度较完全正常的冠状动脉要慢；TIMI 3 级表示完全灌注，血流速度充盈远端血管快速而完全。

2）临床评价再通标准：开始溶栓后 2h 内心电图 ST 段抬高明显的导联迅速回降≥50%，胸痛自开始溶栓后 2h 内缓解或消失。自开始溶栓后 2h 内出现再灌注心律失常，如窦性心动过缓、窦房阻滞或停搏；血清 CK-MB 峰值提前。

四、介入治疗

1. 直接经皮腔内冠状动脉成形术　指急性心肌梗死不溶栓单纯行球囊扩张。

2. 直接支架　不接受溶栓的患者在球囊扩张后常规置入支架或不经预扩张直接置入支架。

3. 直接 PCI　对不溶栓的患者行 PCI，包括球囊扩张与支架。

【护理评估】

1. 病史　评估患者有无冠心病的易患因素，如前所述。此次胸痛的特征，与以往心绞痛发作相比有无变化，特别是程度、部位、持续时间等，有无消化道症状、心律失常、休克、心力衰竭等。由于剧烈的疼痛可使患者产生濒死感，入院后的监护及限制活动等均可使患者产生恐惧和焦虑，因此要做好心理评估。

2. 身体评估　主要检查患者生命体征、心律、心率、心音变化、有无奔马律、心脏杂音及肺部啰音等。

3. 实验室及其他检查　连续监测心电图的动态变化，注意有无心律失常；定时抽血查心肌酶以了解心肌坏死的程度和进展，评估血清电解质、血糖、血脂等。

4. 辅助检查

（1）心电图。

（2）血清心肌标志物检测。

（3）X 线片。

（4）超声心动图。

（5）放射性核素心肌显像。

（6）磁共振成像。

（7）X 线计算机断层扫描。

【护理诊断】

1. 疼痛　与心肌缺血坏死有关。

2. 活动无耐力　与心肌氧的供需失调有关。

3. 有便秘的危险　与进食少、活动少、不习惯床上排便有关。

4. 潜在并发症　心律失常、心力衰竭、心源性休克猝死。

5. 生活自理缺陷　与治疗需要绝对卧床有关。

6. 性生活形态改变　与心肌缺血导致活动耐力下降、缺乏知识有关。

7. 恐惧　与剧烈疼痛产生的濒死感、处于监护室的陌生环境有关。

8. 焦虑　与担心疾病预后以及疾病造成生活上的种种限制有关。

【护理目标】

1. 缓解或消除患者的疼痛。

2. 增强患者的活动耐力。

3. 提高患者的生活自理能力，逐步达到基本自理或部分自理。

4. 消除患者的焦虑和恐惧情绪。

5. 无便秘发生或发生便秘但得到及时正确的处理。

6. 患者未发生心力衰竭、心律失常等并发症，或虽然发生心力衰竭、心律失常等并发症但得到及时正确的治疗和处理。

7. 患者未发生心肌梗死或发生心肌梗死得到及时的治疗和处理。

【护理措施】

1. 一般护理

（1）休息与活动：急性期宜卧床休息，保持环境安静，减少探视，防止不良刺激，解除焦虑，以减轻心脏负担。一般主张急性期卧床休息 12～24 小时，对有并发症者，可视病情适当延长卧床休息时间。若无再发心肌缺血、心力衰竭或严重心律失常等并发症，24h内应鼓励患者在床上行肢体活动，第3天可在病房内走动，第4~5天逐步增加活动，直至每天3次步行100~150米，以不感到疲劳为限，防止静脉血栓形成。

（2）饮食：第1天应给予清淡流质饮食，随后半流质饮食，2~3天后软食，选择低盐、低脂、低胆固醇、高维生素、易消化饮食，少食多餐，不宜过饱。要给予必需的热量和营养。伴心功能不全者应适当限制钠盐。

（3）常规使用缓泻剂：预防便秘，防止大便用力引起心脏缺血、缺氧甚至猝死。

（4）注意劳逸结合：当病程进入康复期后可适当进行康复锻炼，锻炼过程中应注意观察有否胸痛、呼吸困难、脉搏增快，甚至心律、血压及心电图的改变，一旦出现应停止活动，并及时就诊。

2. 对症护理及病情观察护理

（1）在冠心病监护室进行心电图、血压、呼吸、神志、出入量、末梢循环的监测，及时发现心律失常、休克、心力衰竭等并发症的早期症状。备好各种急救药品和设备。

（2）疼痛可加重心肌缺血、缺氧，使梗死面积扩大，应及早采取有效的镇痛措施，给予吸氧，静脉滴注硝酸甘油，严重者可选用吗啡等。

（3）对于有适应证的患者，应配合医生积极做好各项准备工作，进行溶栓治疗以及行经皮腔内冠状动脉成形术，此举可以使闭塞的冠状动脉再通，心肌得到再灌注，是解除疼痛最根本的方法，近年来已在临床推广应用。

（4）积极治疗高血压、高脂血症、糖尿病等疾病。

（5）避免各种诱发因素，如紧张、劳累、情绪激动、便秘、感染等。

（6）并发症的观察及护理

1）观察心律失常的发生，急性期患者持续心电监护，观察患者有无晕厥等表现，评估有无电解质紊乱的征象。

2）防止发生左心衰竭，严密观察患者有无咳嗽、咳痰及呼吸困难表现；避免一切可能加重心脏负担的因素，如饱餐、用力排便等；注意控制液体入量及速度。

3）休克的观察，监测生命体征及意识状况，如患者血压下降、表情淡漠、心率增快、四肢湿冷应及时通知医生并按休克处理。

4）观察心电图动态变化，注意室壁瘤的发生。

5）观察肢体活动情况，注意有无下肢静脉血栓的形成和栓塞表现。

3. 用药观察与护理　按医嘱服药，随身常备硝酸甘油等扩张冠状动脉的药物，并定期复查、随访。尿激酶等溶栓药主要的不良反应是引起组织或器官出血，使用前应详细询问患者有无出血病史、近期有无出血倾向或潜在的出血危险。用药时应守护在患者身边，严格调节滴速，严密观察心电图情况，备除颤器于患者床旁，用药后注意观察溶栓效果及出血情况，及时配合医生处理。

4. 心理护理　在配合医生抢救患者的同时，做好患者及家属的解释安慰工作，关心体贴患者，重视其感受，并有针对性地进行疏导及帮助。保持环境安静，避免不良刺激加重患者心理负担，帮助患者树立战胜疾病的信心。

5. 出院指导

（1）运动：患者应根据自身情况逐渐增加活动量，出院后 3 个月内恢复日常生活，选择适合自己的运动项目，避免剧烈运动，防止疲劳。

（2）饮食：选择低盐、低脂、低胆固醇、高维生素饮食，避免过饱，戒烟限酒，保持理想体重。

（3）避免诱发因素：避免紧张、劳累、情绪激动、便秘、感染等。积极治疗高血压、高脂血症、糖尿病等疾病。

（4）用药指导：坚持按医嘱服药，注意药物副作用，定期复查。

【护理评价】

1. 患者疼痛减轻。

2. 患者能遵医嘱服药，说出治疗的重要性。

3. 患者的活动量增加、心率正常。

4. 生命体征维持在正常范围。

5. 患者看起来放松。

第四节　冠心病的外科治疗

冠心病的外科治疗主要是应用冠状动脉旁路移植术为缺血心肌重建血液循环通道，改善心肌的供血和供氧，缓解和消除心绞痛症状，改善心肌功能，提高患者的生活质量和延长寿命。

一、手术适应证

手术治疗的主要适应证为心绞痛经内科治疗不能缓解，影响工作和生活，经冠状动脉造影发现冠状动脉主干或主要分支明显狭窄，其狭窄的远端血流通畅的患者。

1. 左主干病变，狭窄病变大于50%。

2. 对等同于左主干病变，即左前降支近段及左回旋支近端明显狭窄（≥70%以上）应选择搭桥手术。

3. 合并糖尿病的2支以上血管病变，尤其是2支血管病变伴有前降支近端狭窄。

4. 3支或多支血管弥漫性病变，伴有左心功能减退。

5. 单支血管病变尤其是前降支或右冠状动脉近端长段病变。

6. 急性心肌梗死伴有心源性休克。

7. 心肌梗死引起的室壁瘤、心室间隔穿孔、乳头肌或腱索断裂所致的二尖瓣关闭不全。

8. 稳定型心绞痛经内科治疗无效；不稳定型心绞痛；心肌梗死后心绞痛；无Q波型心肌梗死。

9. 部分介入治疗失败或出现急性并发症者，如严重的冠状动脉损伤等。

10. 围手术期心肌梗死或手术后冠状动脉再狭窄，难以排除是外科技术原因。

二、搭桥手术的方式种类

1. 体外循环下冠状动脉旁路移植术　传统的搭桥手术需要采用体外循环在心脏停搏的状态下完成搭桥手术。目的是使外科医生获得一个无血安静的手术条件来完成在心脏血管上准确的吻合手术，但是应用体外循环本身具有一定的危险性，并可能增加手术的风险。手术的死亡和术后的并发症主要与体外循环有关，另外麻醉和手术过程复杂，一次性耗材使用较多。必须在体外循环下行冠状动脉旁路移植术的手术有：需要冠状动脉旁路移植术同时需要体外循环下实施开心直视手术的病例：包括冠心病合并瓣膜病、室壁瘤、升主动脉瘤、室间隔穿孔等。冠心病急性心肌梗死心源性休克需要急诊冠状动脉旁路移植术也需要在体外循环下进行。

2. 非体外循环下冠状动脉旁路移植术　随着冠状动脉的显露和固定技术的发展，使非体外循环下冠状动脉搭桥手术更加容易和安全。它使心脏需要搭桥的一小部分保持极小的运动状态，而整个心脏的绝大部分在正常跳动和持续工作为全身供血，减少了心肌再灌注损伤，成功地减少了手术并发症，促进了早期康复。

非体外循环心脏跳动下搭桥手术拓宽了冠状动脉搭桥手术的适应证。对于高危患者，尤其是伴有肺、肾、神经系统以及严重左心功能不全的患者更适合于非体外循环心脏跳动下搭桥。使原本复杂的手术变得简单化，但对麻醉和外科医生的技术要求更高。这种方法使手术后的恢复过程更平稳顺利。较少使用正性肌力药物，更早地脱离呼吸机，缩短重症监护病房和住院时间，减少二次开胸止血的可能性。手术输血少。术后重要脏器功能衰竭的发生率减低。降低了神经系统、泌尿系统及呼吸系统等并发症，摒除了许多与心脏停搏和体外循环有关的并发症，降低了治疗费用。

三、搭桥手术的血管移植物的选择

（一）动脉移植血管

乳内动脉（IMA）：采用乳内动脉作为移植血管桥的最大的优势是远期通畅率高，术后 10 年血管通畅率仍在 90%左右，远远优于静脉血管桥，是首选的搭桥材料。乳内动脉和冠状动脉性质相同，均属于动脉压条件的动脉，是带蒂的活动血管，有血供保证，很少发生远期内膜增生或退行性病变。乳内动脉的内径与冠状动脉相近，比大隐静脉细，管壁有弹性，其腔内血流速度比大隐静脉高，特别是乳内动脉舒张压高，对心肌供血有利。另外乳内动脉的内皮可分泌前列腺素 E、内皮舒张松弛因子，具有扩张血管、抗血小板聚集的功能，可简化手术，少做一个近段吻合口，尤其对升主动脉严重钙化或搭多支大隐静脉桥近心端吻合有困难者更有优势。

使用乳内动脉的缺点：长度有限，乳内动脉多于第 6 肋间隙水平，分出肌膈动脉后延续为腹壁上动脉，血管口径开始明显变小，可利用长度有限。其次动脉壁厚、内腔细，容易痉挛。所以乳内动脉在临床使用时主要用于无明显心脏扩大者，而且冠状动脉病变位于前降支、左回旋支的近 1/3 处，无左主干病变，要求乳内动脉直径在 2mm 以上。

动脉移植物还包括桡动脉（RA）、胃网膜右动脉（GEA）、腹壁下动脉（IEA）、脾动脉、肩胛下动脉以及肠系膜下动脉、旋股外侧动脉降支和尺动脉等。由于解剖特点和围手术期处理不同，还存在近期和远期不同的影响因素，但长期通畅率介于乳内动脉和大隐静脉之间。

（二）静脉移植血管

大隐静脉（SV）：大隐静脉作为移植物的优点是取材容易，不受长度限制，静脉内径较大，易于吻合，手术死亡率低，血流通畅，近期手术效果好。

大隐静脉作为移植物的缺点为原来承受低压的静脉壁在充当搭桥手术中的移植血管桥需长期承受到动脉压力，血管壁易于变性，内膜增生，形成粥样硬化，管径狭窄，远期通畅率差。

采用自身静脉血管作为移植血管材料，一般首选大隐静脉小腿部分，然后是大腿部分。如果大隐静脉过于粗大或严重静脉曲张应该弃而不用，否则容易产生涡流易形成血栓，此时可选用小隐静脉或上肢的贵要静脉。移植静脉血管桥的狭窄和闭塞与年龄、高血压、吸烟、糖尿病、高脂血症、静脉壁的厚度、静脉与冠脉直径比等有重要关系。

四、常见冠状动脉搭桥部位

1. 右冠状动脉　右冠状动脉主干；分叉前、后降支；左心室后支。
2. 前降支系统　前降支中 1/3 处；第 1 和（或）第 2 对角支；中间支。
3. 回旋支系统　第 1 和（或）第 2 回旋支；后降支（左优势型）。

五、手术方法

1. 正中切口非体外循环冠状动脉旁路移植术（OPCAB）

（1）正中劈开胸骨，取乳内动脉，切开心包；另一组人员同时取大隐静脉和（或）桡动脉。

（2）心表探查，确定靶血管部位。

（3）切开靶血管。

（4）按如下的顺序作移植血管远端吻合：前降支端吻合；右冠状动脉主干和（或）后降支、左心室边缘支远端吻合；钝缘支或回旋支主干以及对角支远端吻合。

（5）升主动脉上侧壁钳，行移植血管近端吻合。

（6）放置心包和纵隔引流管，彻底止血后，逐层关胸。

2. 体外循环下冠状动脉旁路移植术

（1）正中劈开胸骨，取乳内动脉，切开心包；另一组人员同时取大隐静脉和（或）桡动脉。

（2）心表探查，确定靶血管部位。

（3）主动脉和右心房插管并与体外循环机相连，开始体外循环，同时降温。

（4）钳夹升主动脉，阻断后经主动脉根部灌注心脏停搏液。

（5）移植血管远端吻合的顺序：右冠状动脉主干和（或）后降支、左心室边缘支远端吻合；钝缘支或回旋支主干以及对角支远端吻合。前降支远端吻合，同时复温。

（6）开放升主动脉阻断钳，心脏复跳后，升主动脉上侧壁钳，行移植血管近端吻合。

（7）开放升主动脉侧壁钳，继续复温，并逐步调整循环，循环稳定后，脱离人工心肺机。

（8）放置胸腔、心包和纵隔引流管，彻底止血后，逐层关胸。

【护理措施】

1. 术前护理

（1）心理护理：冠心病患者由于术前心绞痛反复发作，生活质量差，易产生恐惧与焦虑心理，畏惧死亡，男性尤为明显。患者精神紧张，情绪激动，可使心率、血压升高，增加心肌耗氧。这些变化不仅直接影响麻醉和手术实施，有时还会造成心肌梗死、脑梗死等严重并发症。针对本病患者恐惧、焦虑和情绪紧张等特点，做好细致的心理疏导，稳定患者情绪，保证患者充分休息，鼓励患者增强信心，介绍以往手术成功的病例，说明手术的目的和方法，解除患者紧张，减少其恐惧感，增强其对手术的信心，使其能以良好的精神状态积极配合手术及护理工作。

（2）并发症的护理：术前预防、控制呼吸道感染，指导患者掌握腹式呼吸、深呼吸和有效咳嗽的方法，练习憋气达 45 秒以上，锻炼肺功能。嘱戒烟、酒；静脉滴注或口服青霉素类抗生素控制感染。合并糖尿病的患者，术前用胰岛素正规治疗，将空腹血糖控制在 4.4~6.7mmol/L，餐后血糖控制在 6.7~8.3mmol/L，为手术作准备。

（3）心功能监测：患者入院后即进行心功能监测，术前使用 β 受体阻断剂，既控制了血压又减慢了心率。口服（合心爽片）30mg，3 次/d，美托洛尔 12.5~25.0mg，2 次/天，以减少心肌耗氧量。对于心功能 II~III 级者嘱其绝对卧床休息，稳定情绪。监测心功能，心率均控制在 60 次/分左右，血压维持在 130/85 mmHg 以下。

（4）用桡动脉患者的筛选：术前进行 Allen 试验以证明掌深弓和掌浅弓的尺、桡动脉间的侧支循环情况。患者取坐位或直立位，将患肢高举过头部，同时用指压法阻断桡动脉，嘱患者进行握拳和松手交替动作若干次，然后让患肢下垂，低于心脏部位，将手放松，观察手指和手掌的皮肤颜色改变。正常供血情况下，皮肤无苍白，即使有也应在 20s 内转红。若苍白时间超过 20s，提示尺动脉狭窄或闭塞。了解患者双手优势侧，如拟用单根桡动脉时，选择非优势侧。

2. 术后护理

（1）一般护理

1）详细交接病情，对患者手术矫治情况、术中病情变化、术后护理要点、用药情况应全面掌握。

2）检查各管道及线路是否连接正确，保持管道通畅，如中心静脉测压管、动脉测压管、胸腔引流管等，注意测压管勿进入空气，以免引起空气栓塞。连接心电监护仪，并严密观察病情变化，做好详细记录。

3）协助医师抽血查血气分析、血细胞比容、血常规、血生化等，以观察血容量补充情况，了解肾功能，注意有无电解质紊乱。

4）肠蠕动恢复后，可进半流质饮食，逐渐增加进食量，少食多餐。保持大便通畅，避免增加心脏负担。

（2）维持循环稳定

1）密切监测心率、心律变化，心率控制在 60~70 次/分最好，减少心肌氧耗，无左心衰竭者，常规加用 β 受体阻滞剂控制心率。术后早期采用异丙酚 1~10mg/h 静脉持续泵入，使患者镇静，减少心率过快和心律失常的发生。术后早期补足胶体容量。出现心律失常尽早以药物控制，祛除各种诱发因素，维护好心功能，根据心律失常的类型和程度选择用药。

2）密切监测血压变化，术前高血压患者，采用扩血管药和利尿剂，降低基础血压 10%~20%。术后早期应用硝酸甘油 $0.2~1\mu g/(kg \cdot min)$，以维持平均动脉压（MAP）在 70~90mmHg，血压不宜过低，血压过低易引起冠状动脉供血不足，引起冠状动脉及桥血管的痉挛。血压过高，可引起出血、吻合口破裂。

3）体温及末梢循环：维持正常的体温，使末梢循环尽快恢复，可使心肌耗氧量降低。术后早期积极复温，注意保暖。体温升高至 38℃ 以上时采取降温措施，物理降温或药物降温。

4）心电图：术后心电监测将电极固定在一个 R 波向上的导联，每 12 小时描记全导联心电图 1 次。及时观察各种原因引起的心肌缺血，T 波及 S-T 段改变。有助于及早发现围手术期心肌梗死发生、冠状动脉血管痉挛以及血运重建不完全等；及时观察及发现冠状动脉旁路移植术后可能发生的各种心律失常。

（3）呼吸的支持

1）术后使用人工呼吸机辅助呼吸 4~6 小时，患者如血气分析正常、神志清楚、有自主呼吸、循环稳定，可递减呼吸次数，半小时后复查血气分析，正常时可拔出气管插管保证气体交换，有利于肺扩张。全动脉化冠状动脉搭桥患者，应用容量控制方式呼吸，开始潮气量宜偏大 15ml/kg，维持动脉血 pH 值轻度偏碱，及时纠正酸中毒，有利于桥血管扩张。

2）注意患者有无烦躁或表情淡漠等脑缺氧征象，保持氧饱和度96%～99%。根据患者血气分析值、肺功能情况等选择潮气量、吸呼比、吸入氧浓度及呼吸频率。每半小时听诊呼吸音1次，了解肺膨胀情况，如发现患者呼吸浅而快、鼻翼扇动、肋间隙凹陷、烦躁不安等呼吸困难表现，及时通知医生，必要时床边拍胸片。

3）拔管后即给予口腔护理，面罩给氧，行超声雾化吸入以稀释痰液，协助患者排痰。

（4）预防桥血管的痉挛：全动脉化冠状动脉旁路移植术后及时应用钙离子拮抗剂，合贝爽（盐酸地尔硫䓬片）$1\mu g/(kg\cdot min)$持续静脉泵入治疗，可控制病情、改善预后。研究证实钙离子参与了动脉粥样硬化形成的每一环节，合贝爽的化学成分为地尔硫䓬，具有扩张血管、负性频率、负性肌力的作用。为心率减慢型钙离子阻滞剂，合贝爽通过降压及减慢心率而有效减轻心肌耗氧，通过扩张冠状动脉解除冠状动脉痉挛，扩张桥血管，增加冠状动脉血流，改善心肌供氧，另外合贝爽可降低心肌细胞内钙离子内流和脂质过氧化，从而保护心肌细胞和血管内皮细胞。

（5）保持胸腔引流管通畅，术后置胸骨后及心包引流管，每15~30分钟挤压1次，预防血液的积聚和心脏压塞，每小时记录引流量1次，根据引流量的多少及时补充血容量。

（6）抗凝治疗的护理：在冠状动脉旁路移植术后口服肠溶阿司匹林防止血栓形成，维持旁路血管通畅。从术后第1天开始，服用阿司匹林，剂量为100mg，1次/天。

（7）密切监测肾功能：术后补足血容量，保证热量和蛋白质需求，加强强心利尿，维持术后尿量在$1ml/(kg\cdot h)$以上。避免使用肾毒性药物，如血尿素氮和肌酐水平在术后早期迅速上升，血尿素氮>18mmol/L，肌酐>$250\mu mol/L$，且血钾血平高于6.0mmol/L，尿量少于20ml/h，应立即给予腹膜透析，以免代谢毒物对肾脏进一步损害，形成恶性循环。

（8）密切监测血糖变化：术前明确诊断糖尿病患者，术前常规予胰岛素治疗。每6小时测血糖1次。术前血糖水平正常，术后应激性高血糖者，一般不用降糖药物，术后3天血糖水平可降至正常。术后>13.9mmol/L，慎用含糖液，静脉泵入胰岛素，维持血糖在高限水平；若尿糖阴性，血糖<13.9mmol/L者，可少量使用糖液，将胰岛素剂量减半。维持水电解质平衡，逐渐改为口服降糖药物和饮食控制血糖。在控制高血糖的同时要注意补足热量，避免低血糖的发生。

（9）患肢的护理：术后下肢用弹力绷带包扎，检查下肢血管处伤口有无渗血，弹力绷带包扎不可过紧，患肢抬高 15°~30°，观察患肢末梢的温度、颜色和动脉搏动。术后 6 小时开始松解弹力绷带。术后次日即开始活动下肢，以免发生下肢深静脉血栓形成或血栓性静脉炎。

（10）鼓励患者早期活动：冠心病患者的血液黏稠度高，易发生深静脉血栓栓塞，可轮流抬高下肢，有利于静脉回流。

（11）对于心功能差或有低心排综合征的患者，需做好置入主动脉反搏泵反搏的准备。应用主动脉反搏可延长舒张期，使冠状血管能够得到足够的血供和氧供。应用中需密切观察术侧下肢血供。

3. 出院指导

（1）生活要有规律，避免精神过度紧张和情绪波动。

（2）少吃动物脂肪和胆固醇含量高的食物，如蛋黄、鱼子、动物内脏等，多吃鱼、蔬菜、水果、豆类及其制品。糖类食品应适当控制。

（3）参加适当的体力劳动和体育活动，如散步、打太极拳、做广播操等。

（4）肥胖者要逐步减轻体重。

（5）治疗高血压、糖尿病、高脂血症等与冠心病有关的疾病。

（6）不吸烟，不酗酒。

（7）限制食盐，每日 5g 以下。

（8）常备缓解心绞痛的药物，如硝酸甘油片，以便应急服用。若持续疼痛或服药不能缓解，应立即送医院急诊。

第五章 心脏骤停的护理

心脏骤停是指心脏的射血功能突然终止，大动脉搏动与心音消失，重要器官（如脑部）严重缺血、缺氧，最终导致生命终止。心跳骤停最常见为快速型室性心律失常（心室颤动和室性心动过速）。

一、诱因与发病机制

1. 冠心病：75%有心肌梗死病史。主要与心肌梗死后左心室射血分数降低、频发与复杂性室性心律失常有关。

2. 心肌病：如肥厚梗阻型心肌病、致心律失常型右心室心肌病。

3. 离子通道病：如长 QT 综合征、Brugada 综合征。

二、临床表现

1. 先兆症状：部分患者发病前有心绞痛、胸闷和极度疲乏感等非特异性症状。也可无任何先兆症状，瞬即发生心脏骤停。

2. 意识丧失。

3. 颈动脉、股动脉等大动脉搏动消失、心音消失。

4. 呼吸断续，呈叹息样，随后呼吸停止。

5. 瞳孔散大，对光反射减弱以至消失。

6. 心电图表现：心室颤动或扑动约占91%；心电-机械分离，有宽而畸形、低振幅的 QRS，频率 20～30 次/分，不产生心肌机械性收缩。心室静止，呈无电波的一条直线，或仅见心房波，心室颤动超过 4 分钟仍未复律，几乎均转为心室静止。

三、救治原则

1. 恢复有效血循环

（1）胸外心脏按压：将患者仰卧在地面或垫硬板上，术者将双掌重叠，双肘撑直，保持肩部、手肘、手掌与一直线，按压患者胸骨中、下 1/3 交界处，使胸骨下段下陷 4cm 左右为宜，频率 100 次/分。

（2）电除颤：心电监护若为心室纤颤，即行非同步电除颤。

（3）药物治疗：肾上腺素可作为首选药物，给予静脉注射。常规方法是静脉注射1mg，每3~5分钟重复1次，可增加剂量到5mg。严重低血压可予多巴胺、多巴酚丁胺、去甲肾上腺素等药物。

（4）如短时间内难以电除颤，或电除颤一次未能复律，可选用利多卡因75~100mg，或普鲁卡因胺100~200mg，或溴苄胺250mg静脉注射，药物除颤与电除颤交替使用，能提高复苏成功率。

（5）如心室静止用药无效，应尽快行胸外心脏起搏，或行经静脉心内临时起搏。

2. 维持呼吸

（1）将患者头后仰，抬高下颏，清除口腔异物。

（2）人工呼吸：如简易球囊辅助呼吸、口对口人工呼吸等，口对口人工呼吸吹气时捏住患者鼻孔，如患者牙关紧闭，可行口对鼻人工呼吸，使患者胸部隆起为有效，吹气12~16次/分，人工呼吸要与胸外心脏按压以2：30频率交替进行。

（3）吸氧。

（4）若自主呼吸不能恢复，应尽快行气管插管使用机械通气。

3. 纠正酸中毒 如果10分钟仍不能复苏，血气pH<7.20，可用5%碳酸氢钠100ml缓慢静脉注射，可重复应用。

4. 亚低温治疗。

【护理诊断】

1. 循环障碍 与心脏收缩障碍有关。

2. 清理呼吸道无效 与微循环障碍、缺氧和呼吸型态改变有关。

3. 潜在并发症 脑水肿、感染、胸骨骨折等。

【护理目标】

1. 抢救患者生命。

2. 减少并发症的发生。

【护理措施】

复苏后的护理措施如下：

1. 基础护理

（1）保持床单位清洁、干燥、平整、无渣屑。

（2）加强晨晚间护理，每天进行温水擦浴，必要时可热敷受压部位，改善血液循环。

（3）根据病情，每30分钟至2小时翻身1次，避免拖、拉、推患者，以免皮肤磨损。

2. 气道管理

（1）保持气道通畅，及时拍背、排痰。

（2）如为气管吸痰，需严格无菌操作，预防感染。

（3）吸痰前后给予高浓度氧通气 2~3 分钟。每次吸痰不应超过 15 秒。痰液过多的患者应给氧、吸痰交替进行，避免低氧血症。

（4）定时予气管插管气囊放气，一般 4~6 小时，放气 10~30 分钟，避免气管黏膜受压过久坏死。

（5）呼吸机管道每周更换或消毒。

3. 鼻饲护理

（1）给予高蛋白、低脂、高维生素、高热量流质。

（2）鼻饲要定量、定时，4~5 次/天，200~300 毫升/次。根据患者心功能情况，鼻饲温水 200~300 毫升/次，4~5 次/天。

（3）每次鼻饲前后应用温水冲洗胃管，鼻饲后胃管末端应反折用无菌纱布包裹。

（4）鼻饲液应现配现用，冰箱保存不得超过 24 小时。

（5）长期鼻饲的患者胃管每周更换 1 次，双侧鼻孔交替进行。

4. 尿管护理

（1）安置保留尿管时应严格无菌操作。

（2）准确记录尿量、性状、颜色。

（3）消毒尿道口 2 次/天。

（4）引流袋每周更换 2 次，尿管每月更换 1 次。

（5）必要时可用生理盐水或者生理盐水 500ml+庆大霉素 8 万 U 冲洗膀胱。

5. 口腔护理

（1）口腔护理 2 次/天。

（2）发现口腔黏膜溃疡时可局部涂抹碘甘油。

（3）发现口唇干裂可涂抹石蜡油或唇膏。

6. 眼部护理　由于昏迷患者多眼睑闭合不全，容易发生角膜炎、结膜炎等，应每天用盐水冲洗 1 次，遵医嘱使用滴眼液。必要时可使用油纱布遮盖眼部。

7. 亚低温疗法的护理

（1）定时检查冰帽温度，保持有效的降温效果。

（2）用干毛巾保护双耳，避免冻伤耳部。

（3）密切观察患者使用后的反应，有无寒战，如发生可遵医嘱使用镇静剂和解痉剂或短效肌肉松弛剂。

8. 心理护理

（1）昏迷患者对外界仍有感知能力，可以给患者听音乐，鼓励家属多与患者聊天，促进早日苏醒。

（2）患者清醒后，耐心解释给予相关各项健康教育。消除患者顾虑，促进康复。

第六章 高血压的护理

第一节 原发性高血压

原发性高血压是以血压升高为主要临床表现但原因不明的综合征，一般简称为高血压。高血压是导致充血性心力衰竭、卒中、冠心病、肾衰竭、夹层动脉瘤的发病率和病死率升高的主要危险性因素之一，严重影响人们的健康和生活质量，至今仍是心血管疾病死亡的主要原因之一。

一、血压分类和定义

目前，我国采用国际上统一的血压分类和标准，将18岁以上成人的血压按不同水平分类（表6-1），高血压定义为收缩压≥140mmHg和（或）舒张压≥90mmHg，根据血压升高水平，又进一步将高血压分为1、2、3级。

表6-1　血压的定义和分类（WHO/ISH，1999年）

类别	收缩压（mmHg）		舒张压（mmHg）
理想血压	<120	和	<80
正常血压	<130	和	<85
正常高值	130~139	或	85~89
高血压			
1级（轻度）	140~159	或	90~99
亚组：临界高血压	140~149	或	90~94
2级（中度）	160~179	或	100~109
3级（重度）	≥180	或	≥110
单纯收缩期高血压	≥140	和	<90
亚组：临界收缩期高血压	140~149	和	<90

注：当患者的收缩压和舒张压分属不同分类时，应当用较高的分类

二、病因与发病机制

原发性高血压病因尚未阐明，目前认为是在一定的遗传背景下由多种后天环境因素作用，使正常血压调节机制失代偿所致。

1. 遗传学说　原发性高血压有群集于某些家族的倾向，提示有遗传学基础或伴有遗传生化异常。双亲均有高血压的子女，以后发生高血压的比例增高。

2. 神经精神学说（交感神经系统活性亢进）　人在长期精神紧张、压力、焦虑或长期环境噪声、视觉刺激下可引起高血压，可能与大脑皮质的兴奋、抑制平衡失调，导致交感神经活动增强，儿茶酚胺类介质的释放使小动脉收缩并继发引起血管平滑肌增殖肥大有关。而交感神经的兴奋还可使肾素释放增多，这些均促使高血压的形成。

3. 肾素-血管紧张素系统（RAAS）　肾小球入球小动脉的球旁细胞分泌的肾素，激活肝脏产生的血管紧张素原（AGT）生成血管紧张素 Ⅰ（AT Ⅰ），再经肺循环的血管紧张素转化酶（ACE）的作用转变为血管紧张素 Ⅱ（AT Ⅱ）。AT Ⅱ作用于 AT Ⅱ 受体，使小动脉平滑肌收缩，外周血管阻力增加；并可刺激肾上腺皮质球状带分泌醛固酮，使水钠潴留，血容量增加。以上机制均可使血压升高。

4. 钠与高血压　流行病学和临床观察均显示食盐摄入量与高血压的发生密切相关。某些影响钠排出的因子，如心钠素等也可能参与高血压的形成。细胞内钠、钙离子浓度升高，膜电位降低，激活平滑肌细胞兴奋-收缩偶联，使血管收缩反应性增强，平滑肌细胞增生肥大，血管阻力增高。

5. 血管内皮功能异常　血管内皮通过代谢、生成、激活和释放各种血管活性物质而在血液循环、心血管功能的调节中起着极为重要的作用。内皮细胞可生成血管舒张物质，如前列环素（PGI_2）、内源性舒张因子（NO）等及血管收缩物质如内皮素（ET-1）、AT Ⅱ 等。高血压时 NO 生成减少，而 ET-1 生成增加，且血管平滑肌细胞对舒张因子的反应减弱而对收缩因子的反应增强。

6. 胰岛素抵抗　胰岛素抵抗（IR）是指必须以高于正常的血胰岛素释放水平来维持正常的糖耐量，表示机体组织对胰岛素处理葡萄糖的能力减退。约50%的原发性高血压患者存在不同程度的 IR。近年来认为 IR 是 2 型糖尿病和高血压的共同病理生理基础。多数认为 IR 造成继发性高胰岛素血症，而胰岛素的以下作用可能与血压升高有关：①使肾小管对钠的重吸收增加；②增强交感神经活动；③使细胞内钠、钙浓度增加；④刺激血管壁增生肥厚。

7. 其他 流行病学提示，肥胖、吸烟、过量饮酒等也可能与高血压发生有关。

三、临床表现

1. 症状 大多数患者早期症状不明显，常见症状有头痛、头晕、耳鸣、眼花、乏力、心悸，还有的表现为失眠、健忘、注意力不集中、情绪易波动或发怒等。经常在体检或其他疾病就医检查时发现血压升高。血压升高常与情绪激动、精神紧张、体力活动有关，休息或去除诱因血压可下降。

2. 体征 血压受昼夜、气候、情绪、环境等因素影响波动较大。一般清晨起床活动后血压迅速升高，夜间血压较低；冬季血压较高，夏季血压较低；情绪不稳定时血压高；在医院或诊所血压明显增高，在家或医院外的环境中血压低。体检时可听到主动脉瓣区第二心音亢进、收缩期杂音，长期高血压时有心尖搏动明显增强，搏动范围扩大以及心尖搏动左移体征，提示左心室增大。

3. 恶性或急进性高血压 表现为患者发病急骤，舒张压多持续在130~140mmHg 或更高。常有头痛、视物模糊或失明，视网膜可发生出血、渗出及视盘水肿，肾脏损害突出，持续蛋白尿、血尿及管型尿，病情进展迅速，如不及时治疗，易出现严重的脑、心、肾损害，发生脑血管意外、心力衰竭和尿毒症，最后多因尿毒症而死亡，但也可死于脑血管意外或心力衰竭。

四、救治原则

1. 目的 治疗目的是通过降压治疗使高血压患者的血压达标，以期最大限度地降低心脑血管发病和死亡的危险。

2. 降压目标值 一般高血压人群降压目标值<140/90mmHg；高血压高危患者（糖尿病及肾病）降压目标值<130/80mmHg；老年收缩期性高血压的降压目标值：收缩压 140~150mmHg，舒张压<90mmHg 但不低于 65~70mmHg，舒张压降得过低可能抵消收缩压下降得到的好处。

3. 非药物治疗 主要是改善生活方式。改善生活方式对降低血压和心脑血管危险的作用已得到广泛认可，所有患者都应采用，具体措施包括：

（1）戒烟：吸烟所致的危害是使高血压并发症如心肌梗死、脑卒中和猝死的危险性显著增加，加重脂质代谢紊乱，降低胰岛素敏感性，降低内皮细胞依赖性血管扩张效应，并降低或抵消降压治疗的疗效。戒烟对心脑血管的良好益处，任何年龄组均可显示。

（2）减轻体重：超重10%以上的高血压患者体重减少5kg，血压便有明显降低，体重减轻亦可增加降压药物疗效，对改善糖尿病、胰岛素抵抗、高脂血症和左心室肥厚等均有益。

（3）减少过多的乙醇摄入：戒酒和减少饮酒可使血压显著降低，适量饮酒仍有明显血压反应者应戒酒。

（4）适当运动：有利于改善胰岛素抵抗和减轻体重，提高心血管调节能力，稳定血压水平。较好的运动方式是低或中等强度的运动，可根据年龄及身体状况选择，中老年高血压患者可选择步行、慢跑、上楼梯、骑车等，一般每周3~5次，每次30~60分钟。运动强度可采用心率监测法，运动时心率不应超过最大心率（180或170次/分）的60%~85%。

（5）减少钠盐的摄入量、补充钙和钾盐：膳食中大部分钠盐来自烹调用盐和各种腌制品，所以应减少烹调用盐及腌制品的食用，每人每日食盐量摄入应少于2.4g（相当于氯化钠6g）。通过食用含钾丰富的水果和蔬菜如香蕉、橘子油菜、香菇、大枣等，增加钾的摄入。喝牛奶补充钙的摄入。

（6）多食含维生素丰富的食物：多吃水果和蔬菜，减少食物中饱和脂肪酸的含量和脂肪总量。

（7）减轻精神压力，保持心理平衡：长期精神压力和情绪抑郁是降压治疗效果欠佳的重要原因，亦可导致高血压。应对患者做耐心的劝导和心理疏导，鼓励其参加社交活动、户外活动等。

4. 降压药物治疗对象　高血压2级或以上患者（≥160/100mmHg）；高血压合并糖尿病、心、脑、肾靶器官损害患者；血压持续升高6个月以上，改善生活方式后血压仍未获得有效控制者。从心血管危险分层的角度，高危和极高危患者应立即开始使用降压药物强化治疗。中危和低危患者则先继续监测血压和其他危险因素，之后再根据血压状况决定是否开始药物治疗。

5. 降压药物治疗

（1）降压药物分类：现有的降压药种类很多，目前常用降压药物可归纳为以下几大类（表6-2）：利尿剂、β受体阻滞剂、钙离子拮抗剂、血管紧张素转换酶抑制剂（ACEI）和血管紧张素Ⅱ受体阻滞剂、α受体阻滞剂。

表 6-2 常用降压药物名称、剂量及用法

药物种类	药名	剂量（mg）	用法（每日）
利尿剂	氢氯噻嗪	12.5~25	1~3 次
	呋塞米	20	1~2 次
	螺内酯	20	1~3 次
β 受体阻滞剂	美托洛尔	12.5~50	2 次
	阿替洛尔	12.5~25	1~2 次
钙离子拮抗剂	硝苯地平控释片	30	1 次
	地尔硫䓬	90~180	1 次
血管紧张素转换酶抑制剂	卡托普利	25~50	2~3 次
	依那普利	5~10	1~2 次
血管紧张素 Ⅱ 受体阻滞剂	缬沙坦	80~160	1 次
	伊贝沙坦	150	1 次
α 受体阻滞剂	哌唑嗪	5~3	2~3 次
	特拉唑嗪	1~8	1 次

（2）联合用药：临床实际使用降压药时，患者心血管危险因素状况、并发症、靶器官损害、降压疗效、药物费用以及不良反应等，都可能影响降压药的具体选择。任何药物在长期治疗中均难以完全避免不良反应，联合用药可使不同的药物互相取长补短，有可能减轻或抵消某些不良反应。联合用药可减少单一药物剂量，提高患者的耐受性和依从性。现在认为，2 级高血压（≥160/100mmHg）患者在开始用药时就可以采用两种降压药物联合治疗，有利于血压在相对较短的时间内达到目标值。比较合理的两种降压药联合治疗方案是：利尿药与 β 受体阻滞剂；利尿药与 ACEI 或血管紧张素受体拮抗剂（ARB）；二氢吡啶类钙拮抗剂与 β 受体阻滞剂；钙拮抗剂与 ACEI 或 ARB，α 阻滞剂和 β 阻滞剂。必要时也可用其他组合，包括中枢作用药如 α$_2$ 受体激动剂、咪哒唑啉受体调节剂，以及 ACEI 与 ARB；国内研制了多种复方制剂，如复方降压片、降压 0 号等，以当时常用的利血平、双肼屈嗪（血压达静）、氢氯噻嗪为主要成分，因其有一定降压效果，服药方便且价格低廉而广泛使用。

6. 高血压急症的治疗　高血压急症是指短时期内血压重度升高，收缩压>180mmHg 和（或）舒张压>120mmHg，伴有重要器官组织如大动脉、心、脑、肾、眼底的严重功能障碍或不可逆性损害。需要做紧急处理。

（1）迅速降压

1）硝普钠：同时直接扩张动脉和静脉，降低前、后负荷。开始时以 50mg/500ml 浓度 10~25mg/min 静滴，即刻发挥降压作用。使用硝普钠必须密切观察血压，避光静脉滴注，根据血压水平仔细调节滴注速度，硝普钠可用于各种高血压急症。一般使用不超过 7 天，长期或大剂量使用应注意可能发生氰化物中毒。

2）硝酸甘油：选择性扩张冠状动脉与大动脉和扩张静脉。开始时以 5~10mg/min 静脉滴注，然后根据血压情况增加滴注速度至20~50mg/min。降压起效快，停药后作用消失亦快。硝酸甘油主要用于急性冠脉综合征或急性心力衰竭时的高血压急症。不良反应有头痛、心动过速、面部潮红等。

3）地尔硫䓬：非二氢吡啶类钙离子拮抗剂，降压同时具有控制快速性室上性心律失常和改善冠状动脉血流量作用。配制成 50~60mg/500ml 浓度，以 5~15mg/min 静脉滴注，根据血压变化调整静脉输液速度。地尔硫䓬主要用于急性冠脉综合征、高血压危象。不良作用有面部潮红、头痛等。

4）酚妥拉明：配制成 10~30mg/500ml 浓度缓慢静脉滴注，主要用于嗜铬细胞瘤高血压危象。

5）其他药物：对血压显著增高，但症状不严重者，可舌下含用硝苯地平 10mg，或口服卡托普利 12.5~25.0mg，哌唑嗪 1~2mg 等。降压不宜过快过低。血压控制后，需口服降压药物，或继续注射降压药物以维持疗效。

（2）制止抽搐：可用地西泮 10~20mg 静脉注射，苯巴比妥 0.1~0.2g 肌内注射。亦可予 25%硫酸镁溶液 10mg 深部肌内注射，或以 5%葡萄糖溶液 20ml 稀释后缓慢静脉注射。

（3）脱水、排钠、降低颅内压

1）呋塞米 20~40mg 或依他尼酸钠 25~50mg，加入 50%葡萄糖溶液 20~40ml 中，静脉注射。

2）20%甘露醇或 25%山梨醇静脉快速滴注，30 分钟内滴完。

（4）其他并发症的治疗：对主动脉夹层分离，应采取积极的降压治疗，诊断确定后，宜施行外科手术治疗。

【护理评估】

1. 病史评估　询问发现血压升高的时间、血压水平及治疗情况；了解有无家族病史及家庭饮食习惯；了解有无其他合并症，如糖尿病、高脂血症、冠心病等；评估心、脑、肾等重要脏器受损情况。

2. 身体状况　注意生命体征、意识及精神状况，评估有无血压骤高或骤低或持续升高、头痛头晕、晕厥等伴随症状及体征；了解有无夜尿增多、视力减退、活动乏力等症状。

3. 心理社会评估　评估有无工作压力重，精神紧张，家庭、社会压力大，人际关系、经济负担，以及心理、精神长期紧张等因素存在。

4. 辅助检查　常规心电图或动态心电图检查，心脏三位片、心脏超声检查以及血液生化检查。

【护理诊断】

1. 头痛　与血压升高有关。

2. 有受伤的危险　与头晕、急性低血压反应、视物模糊及意识改变有关。

3. 潜在并发症　心力衰竭、脑出血、肾衰竭等高血压危重症。

4. 焦虑　与血压控制不满意，发生并发症有关。

5. 知识缺乏　缺乏原发性高血压饮食、药物治疗相关知识。

【护理目标】

1. 患者头痛减轻或消失。

2. 患者未受伤。

3. 患者未发生相关并发症，或并发症发生后能得到及时治疗与护理。

4. 患者情绪稳定，主动配合治疗及护理。

5. 患者了解高血压相关知识，并能养成良好的生活方式、药物治疗依从性好。

【护理措施】

1. 心理护理

（1）鼓励患者表达自身感受。

（2）教会患者自我放松的方法。

（3）针对个体情况进行针对性心理护理。

（4）鼓励患者家属和朋友给予患者关心和支持，鼓励患者增强信心。

（5）解释高血压治疗的长期性、依从性的重要性，同时告诉患者一般预后良好。

2. 病情观察及护理

（1）观察患者头痛情况：如头痛程度、持续时间，是否伴有头晕、耳鸣、恶心、呕吐等症状；减少引起或加重头痛的因素。

（2）观察并记录患者血压变化：做到"四定"，即定时间、定体位、定部位、定血压计。

（3）指导避免受伤的潜在危险因素：如避免迅速改变体位、病室内有障碍物、地面滑等，必要时使用床挡。

（4）对于服用利尿剂患者注意观察其尿量和电解质，特别是血钾情况。

（5）对于脑出血患者注意观察神志、生命体征。

（6）对于脑出血伴烦躁患者注意安全管理，必要时使用保护性约束用具保护患者，避免受伤。

3. 用药护理

（1）指导患者遵医嘱按时正确服用降压药物治疗。

（2）密切观察患者用药后的效果及药物副作用。

（3）指导患者服药后动作缓慢，警惕直立性低血压的发生。

4. 健康宣教

（1）合理膳食：低热量、低脂、低胆固醇饮食

（2）适度运动：根据体力适当活动，一般每周3~5次有氧运动，每次30~45分钟。

（3）生活方式：生活规律，忌烟限酒，保持心情舒畅。

（4）用药指导：遵医嘱坚持用药，不能擅自停药、减药和调药；建议坐位或卧位服药，避免直立性低血压。

（5）随访复查：定期复查肝、肾功能，电解质，眼底血管等；3~6个月门诊专科医生随访。

5. 并发症的处理和护理

（1）高血压脑病

1）临床表现：以脑病的症状和体征为特点，表现为弥漫性严重头痛、呕吐、意识障碍、精神错乱，甚至昏迷、局灶性或全身性抽搐。

2）处理方法：①绝对卧床休息；②吸氧；③应用脱水剂、硝普钠或硝酸甘油等降压药物。

（2）高血压危象

1）临床表现：患者出现头痛、烦躁、眩晕、恶心、呕吐、心悸、气急及视物模糊等严重症状，以及伴动脉痉挛累及相应的靶器官缺血症状。

2）静脉应用硝普钠或硝酸甘油等控制性降压。即开始24小时将血压

降低 20%～25%，48 小时内血压不能低于 160/100mmHg。

（3）脑血管病

1）临床表现：包括脑出血、脑血栓、腔隙性脑梗死、短暂性脑缺血发作。

2）处理方法：原则上实施血压监控与管理，血压控制目标不能低于 160/100mmHg。

（4）心力衰竭

1）临床表现：心慌，气急，呼吸困难，咳嗽等左心功能衰竭表现。

2）处理方法：①端坐位休息；②吸氧；③镇静；④静脉应用硝酸甘油或硝普钠等降压药物；⑤利尿剂；⑥洋地黄类等正性肌力药物；⑦正性肌力药物。

（5）肾衰竭

1）临床表现：患者尿中出现蛋白，管型；尿量减少；血尿，最后发展为尿毒症。

2）处理方法：①控制血压；②控制蛋白尿，应用保护肾功能的药物；③进食低蛋白、低磷饮食；④记录出入量；⑤必要时行血液透析或腹膜透析。

（6）主动脉夹层

1）临床表现：患者突发剧烈而持续且不能耐受的胸痛；两侧肢体血压及脉搏明显不对称。

2）处理方法：①绝对卧床休息，强效镇静与镇痛，必要时静脉应用吗啡或冬眠治疗。②静脉应用硝酸甘油或硝普钠等迅速降压，收缩压降至低于 100～120mmHg。

第二节 继发性高血压

继发性高血压是指继发于其他疾病或原因的高血压，只占人群高血压的 5%～10%。血压升高仅是这些疾病的一个临床表现。继发性高血压的临床表现、并发症和后果与原发性高血压相似。继发性高血压的原发病可以治愈，而原发病治愈之后高血压症状也随之消失，而延误诊治又可产生各种严重并发症，故需要及时早期诊断，早期治疗继发性高血压是非常重要的。

一、病因与发病机制

1. 肾性

（1）肾实质性：急、慢性肾炎，肾盂肾炎，系统性红斑狼疮及其他风湿性疾病肾损害，放射性肾病，多囊肾，肾结核，肾素瘤，糖尿病性肾病，肾结石，肾盂积水，肾肿瘤等。

（2）肾血管性：肾动脉畸形，肾动脉粥样硬化，肾动脉肌纤维病，肾梗死，多动脉炎，肾动脉血栓形成。

（3）外伤：肾周血肿，肾动脉夹层血肿，肾挫伤等。

2. 内分泌性

（1）甲状腺疾病：甲状腺功能亢进或甲状腺功能减退。

（2）肾上腺疾病：嗜铬细胞瘤、原发性醛固酮增多症、库欣综合征或肾上腺皮质功能异常。

（3）垂体疾病：肢端肥大症，垂体加压素分泌过多。

（4）甲状旁腺疾病：甲状旁腺功能亢进。

（5）性腺及其他：多囊卵巢，妊娠中毒症，更年期综合征。

3. 代谢性　糖尿病、高胰岛素血症及高血钙症。

4. 大血管疾病　主动脉缩窄、动静脉瘘、多发性大动脉炎等。

5. 神经源性　脑肿瘤、颅内高压、间脑刺激、脑干损伤、脑炎，肾上腺外嗜铬组织增生或肿瘤，焦虑状态。

6. 毒物中毒或药物　如铝、铊中毒或口服避孕药，升压药物等。

7. 其他　如睡眠呼吸暂停综合征、红细胞增多症等。

二、救治原则

（一）肾实质性病变导致的高血压

应积极治疗肾实质性疾病，减缓肾脏疾病的进展，但慢性肾病患者的血压常难以得到有效控制。对于肾病或糖尿病合并大量蛋白尿者，可首选血管紧张素转换酶抑制剂或受体拮抗剂，但应注意终末期肾病患者血清肌酐和尿素氮水平可能进一步升高，甚或出现高血钾，此时可选用钙离子拮抗剂或 β 受体阻滞剂等。

（二）肾血管性高血压

继发于肾动脉粥样硬化或多发性大动脉炎所致肾动脉狭窄的高血压，通常药物治疗疗效甚微。为控制血压可选用钙离子拮抗剂、α 及 β 受体阻滞剂、直接血管扩张剂等。单侧肾动脉狭窄者可谨慎使用血管紧张素转换酶抑制剂或受体拮抗剂。经皮肾动脉球囊扩张加血管支架置入能有效缓解肾缺血，降低血压。如一侧肾功能已完全消失，手术切除无功能肾有助于控制血压。

（三）主动脉缩窄

药物治疗无效，且可造成主动脉缩窄远端血压进一步下降。一旦诊断明确，应尽早手术治疗，部分患者可经介入治疗。

（四）内分泌疾病

垂体及异位促肾上腺皮质激素分泌瘤、肾上腺皮质腺瘤或腺癌及双侧增生的肾上腺大部切除术等是其根治措施。也可采用垂体放射治疗，常用^{60}Co或直线加速器垂体外照射治疗，但多作为手术的辅助疗法。药物治疗常用于不宜手术或术后辅助治疗，药物包括密妥坦、氨基导眠能、甲吡酮等皮质醇合成酶抑制剂以及 5-羟色胺拮抗剂赛庚啶等，但疗效不确定。部分肾上腺疾病如嗜铬细胞瘤可通过手术切除而根治，药物则以 α 受体阻滞剂酚妥拉明为首选。原发性醛固酮增多症可服用螺内酯类药物。

甲状腺或甲状旁腺疾病应以治疗原发病为主，降压药物只作为治疗原发病过程中的辅助用药。

（五）睡眠呼吸暂停综合征

应针对其病因进行治疗，周围型睡眠呼吸暂停综合征可考虑手术解除呼吸道梗阻，如为中枢型或混合型则可在夜间睡眠时使用呼吸机。另外，控制体重和减轻肥胖也有助于血压的控制。

【护理措施】

1. 一般护理

（1）休息：早期高血压患者可参加工作，但不要过度疲劳，坚持适当的锻炼，如骑自行车、跑步、做体操及打太极拳等。要有充足的睡眠，保持心情舒畅，避免精神紧张和情绪激动，消除恐惧、焦虑，悲观等不良情绪。晚期血压持续增高，伴有心、肾、脑病时应卧床休息。关心体贴患者，使其精神愉快，鼓励患者树立战胜疾病的信心。

（2）饮食：应给低盐、低脂肪、低热量饮食，以减轻体重。因为摄入总热量太大超过消耗量，多余的热量转化为脂肪，身体就会发胖，体重增加，提高血液循环的要求，必定提高血压，鼓励患者多食水果、蔬菜，戒烟，控制饮酒、咖啡、浓茶等刺激性饮料。少吃胆固醇含量多的食物，对服用排钾利尿剂的患者应注意补充含钾高的食物如蘑菇、香蕉、橘子等。

肥胖者应限制热能摄入，控制体重在理想范围之内。

（3）病室环境：应整洁、安静、舒适、安全。

2. 对症护理及病情观察护理

（1）剧烈头痛：当出现剧烈头痛伴恶心、呕吐，常系血压突然升高、高血压脑病，应立即让患者卧床休息，并测量血压及脉搏、心率、心律，积极协助医师采取降压措施。

（2）呼吸困难、发绀：此系高血压引起的左心衰竭所致，应立即给予舒适的半卧位，及时给予氧气吸入。按医嘱应用洋地黄治疗。

（3）心悸：严密观察脉搏、心率、心律变化并作记录。安静休息，严禁下床，安慰患者消除紧张情绪。

（4）水肿：晚期高血压伴心肾衰竭时可出现水肿。护理中注意严格记录出入量，限制钠盐和水分摄入。严格卧床休息，注意皮肤护理，严防压疮发生。

（5）昏迷、瘫痪：晚期高血压引起脑血管意外所致。应注意安全护理，防止患者坠床、窒息、肢体烫伤等。

（6）病情观察护理：对血压持续增高的患者，应每日测量血压 2～3 次，并做好记录，必要时测立、坐、卧位血压，掌握血压变化规律。如血压波动过大，要警惕脑出血的发生。如在血压急剧增高的同时，出现头痛、视物模糊、恶心、呕吐、抽搐等症状，应考虑高血压脑病的发生。如出现端坐呼吸、喘憋、发绀、咳粉红色泡沫痰等，应考虑急性左心衰竭的发生。出现上述各种表现时均应立即送医院进行紧急救治。另外，在变换体位时也应动作缓慢，以免发生意外。有些降压药可引起水钠潴留。因此，需每日测体重，准确记录出入量，观察水肿情况，注意保持出入量的平衡。

3. 用药观察与护理

（1）用药原则：终身用药，缓慢降压，从小剂量开始逐步增加剂量，即使血压降至理想水平后，也应服用维持量，老年患者服药期间改变体位要缓慢，以免发生意外，合理联合用药。

（2）药物不良反应观察：使用噻嗪类和利尿剂时应注意血钾、血钠的变化；用 β 受体阻滞剂应注意其抑制心肌收缩力、心动过缓、房室传导时间延长、支气管痉挛、低血糖、血脂升高的不良反应；钙离子拮抗剂硝苯地平的不良反应有头痛、面红、下肢水肿、心动过速；血管紧张素转换酶抑制剂可有头晕、乏力、咳嗽、肾功能损害等不良反应。

4. 心理护理　患者多表现有易激动、焦虑及抑郁等心理特点，而精神紧张、情绪激动、不良刺激等因素均与高血压密切相关。因此，对待患者应耐心、亲切、和蔼、周到。根据患者特点，有针对性地进行心理疏导。同时，让患者了解控制血压的重要性，帮助患者训练自我控制的能力，参与自身治疗护理方案的制订和实施，指导患者坚持长期的饮食、药物、运动治疗，将血压控制在接近正常的水平，以减少对靶器官的进一步损害，定期复查。

5. 出院指导

（1）饮食调节指导：强调高血压患者要以低盐、低脂肪、低热量、低胆固醇饮食为宜；少吃或不吃含饱和脂肪的动物脂肪，多食含维生素的食物，多摄入富含钾、钙的食物，食盐量应控制在 $3\sim5g/d$，严重高血压病患者的食盐量控制在 $1\sim2g/d$。饮食要定量、均衡、不暴饮暴食；同时适当地减轻体重，有利于降压。戒烟和控制酒量。

（2）休息和锻炼指导：高血压患者的休息和活动应根据患者的体质、病情适当调节，病重体弱者，应以休息为主。随着病情好转，血压稳定，每天适当从事一些工作、学习、劳动将有益身心健康；还可以增加一些适宜的体能锻炼，如散步、慢跑、打太极拳、体操等有氧活动。患者应在运动前了解自己的身体状况，以此来决定自己的运动种类、强度、频度和持续时间。注意规律生活，保证充足的休息和睡眠，对于睡眠差、易醒、早醒者，可在睡前饮热牛奶 200ml，或用 $40\sim50℃$ 温水泡足 30 分钟，或选择自己喜爱的放松精神情绪的音乐协助入睡。总之，要注意劳逸结合，养成良好的生活习惯。

（3）心理健康指导：高血压病的发病机制是除躯体因素外，心理因素占主导地位，强烈的焦虑、紧张、愤怒以及压抑常为高血压病的诱发因素，因此教会患者自我调节和自我控制能力是关键。护士要鼓励患者保持豁达、开朗愉快的心境和稳定的情绪，培养广泛的爱好和兴趣。同时指导家属为患者创造良好的生活氛围，避免引起患者情绪紧张、激动和悲哀等不良刺激。

（4）血压监测指导：建议患者自行购买血压计，随时监测血压。指导患者和家属正确测量血压的方法，监测血压、做好记录，复诊时对医生加减药物剂量会有很好的参考依据。

（5）用药指导：由于高血压是一种慢性病，需要长期的、终身的服药治疗，而这种治疗要患者自己或家属配合进行，所以患者及家属要了解服用的药物种类及用药剂量、用药方法、药物的不良反应、服用药物的最佳时间，以便发挥药物的最佳效果和减少不良反应。出现不良反应，要及时报告主诊医生，以便调整药物及采取必要的处理措施。切不可血压降下来就停药，血压上升又服药，血压反复波动，对健康极为不利。由于这类患者大多是年纪较大，容易遗忘服药，可建议患者在家中醒目之处做标记，以起到提示作用。对血压显著增高多年的患者，血压不宜下降过快，因为患者往往不能适应，并可导致心、脑、肾血液的供应不足而引起脑血管意外，如使用可引起明显直立性低血压药物时，应向患者说明平卧起立或坐位起立时，动作要缓慢，以免血压突然下降，出现晕厥而发生意外。

（6）按时就医：服完药出现血压升高或过低；血压波动大；出现眼花、头晕、恶心呕吐、视物不清、偏瘫、失语、意识障碍、呼吸困难、肢体乏力等情况时立即到医院就医。如病情危重，可求助 120 急救中心。

第七章　心脏瓣膜病的护理

心脏瓣膜病是由于炎症、退行性改变、黏液样变性等原因引起的一个或多个瓣膜的结构异常、粘连、增厚、变形、挛缩等，累及腱索和乳头肌，导致瓣膜口狭窄和（或）关闭不全。临床常见的瓣膜病为风湿热所致的风湿性心脏瓣膜病，简称风心病，主要累及 40 岁以下的人群。二尖瓣最常受累，其次为主动脉瓣。因风心病在我国最常见，现介绍如下。

第一节　二尖瓣狭窄

一、病因

二尖瓣狭窄是由于炎症、黏液样变性、退行性改变、先天性畸形、缺血性坏死、创伤等原因引起的单个或多个瓣膜结构（包括瓣叶瓣环，腱索或乳头肌）的功能或结构异常，导致瓣口狭窄。正常二尖瓣质地柔软，瓣口面积 $4 \sim 6 cm^2$。当瓣口面积减小为 $1.5 \sim 2.0 cm^2$ 时为轻度狭窄；$1.0 \sim 1.5 cm^2$ 为中度狭窄；$< 1.0 cm^2$ 时为重度狭窄。

二尖瓣病变最常见病因为风湿热。2/3 患者为女性。约半数患者无急性风湿热史，但多有反复链球菌扁桃体炎或咽峡炎史。急性风湿热后，至少需 2 年形成明显二尖瓣狭窄，多次发作急性风湿热较一次发作出现狭窄早。单纯二尖瓣狭窄占风心病的 25%，二尖瓣狭窄伴有二尖瓣关闭不全 40%。主动脉瓣常同时受累。先天性畸形或结缔组织病，如系统性红斑狼疮心内膜炎的罕见病因。

二、临床表现

1. **症状**　代偿期仅有轻微症状或无症状，失代偿期可有不同程度的呼吸困难、咳嗽、血痰或血丝痰，尤其是冬天，也可出现大咯血、声嘶等。右心受累时可出现食欲下降、腹胀、恶心、少尿、水肿等。

2. **体征**　二尖瓣面容；心尖部可触及舒张期震颤；听诊心尖部第一心

音亢进，心尖部闻及舒张期隆隆样杂音，若闻及开瓣音，则提示瓣膜活动尚可，肺动脉瓣区闻及 P_2 分裂；右心衰竭时可有颈静脉怒张、肝大、下肢水肿等。

3. 并发症

（1）心房纤颤：相对早期的并发症，可为患者就诊的首发症状，常诱发心力衰竭、栓塞、急性肺水肿等。

（2）急性肺水肿：重度二尖瓣狭窄的并发症，抢救不及时可致死亡。

（3）栓塞：20%患者出现，常在心房颤动的基础上，以脑栓塞最多见，其次可见于下肢动脉、肠系膜动脉栓塞等。

（4）右心衰竭：为晚期并发症，是致死的主要原因之一。

（5）感染性心内膜炎：较少见。

（6）肺部感染：常见，是诱发心力衰竭的主要原因之一。

三、辅助检查

1. X 射线检查　二尖瓣型心（左心房大，肺动脉段突出），肺淤血征，晚期右心室扩大。

2. 心电图　二尖瓣型 P 波（P 波宽大有切迹），可出现各种心律失常，以心房颤动多见。

3. 超声心动图　是确诊的可靠方法。M 型超声示二尖瓣前叶活动曲线双峰消失，呈城墙样改变；前叶与后叶呈同向运动，左心房扩大。二维超声显示狭窄瓣膜的形态和活动度，可测量瓣口面积，正确提供房室大小。

四、治疗

1. 代偿期治疗　适当避免过度的体力劳动及剧烈运动，保护心功能；对风湿性心脏病患者应积极预防链球菌感染与风湿活动以及感染性心内膜炎。

2. 失代偿期治疗　出现临床症状者，宜口服利尿剂并限制钠盐摄入。右心衰竭明显或出现快速心房颤动时，用洋地黄类制剂可缓解症状，控制心室率。出现持续性心房颤动 1 年以内者，应考虑药物或电复律治疗。对长期心力衰竭伴心房颤动者可采用抗凝治疗，以预防血栓形成和动脉栓塞的发生。

二尖瓣狭窄治疗的关键是解除二尖瓣机械性梗阻，降低跨瓣压力阶差。常采用的手术方法如下。

（1）经皮穿刺二尖瓣球囊分离术：这是一种介入性心导管治疗技术，

适应证为单纯二尖瓣狭窄。此方法能使二尖瓣口面积扩大至 $2.0cm^2$ 以上，明显降低二尖瓣跨瓣压力阶差和左心房压力，提高心脏指数，有效地改善临床症状。经皮穿刺二尖瓣球囊分离术不损害瓣下结构，操作熟练者，亦可避免并发症的发生；并且不必开胸，较为安全，患者损伤小，康复快，近期疗效已肯定。

（2）二尖瓣分离术：有闭式和直视式两种。闭式多采用经左心室进入使用扩张器方法，对隔膜型疗效最好。手术适应证为患者年龄不超过 55 岁，心功能在 2~3 级，近半年内无风湿活动或感染性心内膜炎，术前检查心房内无血栓，不伴有或仅有轻度二尖瓣关闭不全或主动脉瓣病变且左心室不大。合并妊娠而需手术者宜在孕期 6 个月以内进行。对中度或重度二尖瓣关闭不全；疑有心房内血栓形成；瓣膜重度钙化或腱索明显融合缩短的患者，应行直视式分离术。

（3）人工瓣膜替换术：指征为：心功能在 3~4 级，伴有明显二尖瓣关闭不全和（或）主动脉瓣病变且左心室增大；瓣膜严重钙化以致不能分离修补；钙化粥样瘤引起狭窄者。常用机械瓣或生物瓣。机械瓣经久耐用，不致钙化或感染，但须终身抗凝治疗；伴有溃疡病或出血性疾病者忌用。生物瓣不需抗凝治疗，但可因感染性心内膜炎或数年后瓣膜钙化或机械性损伤而失效。

第二节　二尖瓣关闭不全

二尖瓣关闭不全常与二尖瓣狭窄同时存在，也可单独存在。从风湿热后，无症状期常超过 20 年，一旦出现明显症状，多有不可逆的心功能损害。

一、临床表现

1. 症状　早期无症状。病变严重时出现疲乏无力、呼吸困难、头晕、心绞痛等。

2. 体征　心尖搏动向左下移位，心脏向左下扩大。心尖部第一心音减弱，可闻及全收缩期粗糙的高调吹风样杂音；向左腋下、左肩胛下传导。

3. 并发症　与二尖瓣相似，感染性心内膜炎较多，而栓塞较少。

二、辅助检查

1. X 射线检查　左心室、左心房增大，左心衰竭时可见肺淤血和间质性肺水肿等。

2. 心电图　可有左心室肥厚及继发性 ST-T 改变，左心房增大，心房颤动常见。

3. 超声心动图　左心房扩大，左心室扩大。脉冲多普勒超声和彩色多普勒血流显像可在左心房探及明显收缩高速反流，诊断敏感性 100%。

三、治疗

（一）内科治疗

适当避免过度的体力劳动及剧烈运动，限制钠盐摄入，保护心功能；对风心病积极预防链球菌感染与风湿活动以及感染性心内膜炎；适当使用利尿剂；血管扩张剂，特别是减轻后负荷的血管扩张剂，通过降低左心室射血阻力，可减少反流量，增加心排血量，从而产生有益的血流动力学作用。慢性患者可用血管紧张素转换酶抑制剂。急性者可用硝普钠，或硝酸甘油，或酚妥拉明静脉滴注。洋地黄类药物宜用于出现心力衰竭的患者，对伴有心房颤动者更有效。晚期的心力衰竭患者可用抗凝药物防止血栓栓塞。

（二）手术治疗

长期随访研究表明，手术治疗后二尖瓣关闭不全患者心功能的改善明显优于药物治疗；即使在合并心力衰竭或心房颤动的患者中，手术治疗的疗效亦明显优于药物治疗。瓣膜修复术比人工瓣膜置换术的死亡率低，长期存活率较高，血栓栓塞发生率较小。

1. 手术前应行左、右心导管检查和左心室造影。这些检查对确诊二尖瓣反流，明确原发性心肌病变或功能性二尖瓣关闭不全均有很大的帮助；血流动力学检查有助于估价受累瓣叶的病变严重程度；冠状动脉造影可确定患者是否需要同时行冠脉旁路移植术，因为合并冠心病者，手术的死亡率高，并发症多。

2. 手术指征

（1）急性二尖瓣关闭不全。

（2）心功能 3~4 级，经内科积极治疗后。

（3）无明显临床症状或心功能在 2 级或 2 级以下，辅助检查表明心脏进行性增大，左心室射血分数下降。超声心动图检查左心室收缩期末内径达 50mm 或舒张期末内径达 70mm，射血分数≤50%时应尽早手术治疗。

3. 常用手术方法

（1）瓣膜修复术：能最大限度地保存天然瓣膜。适用于二尖瓣松弛所致的脱垂；腱索过长或断裂；风湿性二尖瓣病变局限，前叶柔软无挛缩且腱索虽有纤维化或钙化但无挛缩；感染性心内膜炎二尖瓣赘生物或穿孔病变局限，前叶无或仅轻微损害者。

（2）人工瓣膜置换术：置换的瓣膜分为机械瓣和生物瓣。机械瓣包括球瓣、浮动碟瓣和倾斜碟瓣，其优点为耐磨损性强，但血栓栓塞的发生率高，需终身抗凝治疗，术后 10 年因抗凝不足致血栓栓塞或抗凝过度发生出血所致的病死和病残率可高达 50%；其次，机械瓣的偏心性血流，对血流阻力较大，跨瓣压差较高。生物瓣包括猪主动脉瓣、牛心包瓣和同种硬脑膜瓣，其优点为发生血栓栓塞率低，不需终身抗凝和具有与天然瓣相仿的中心血流，但不如机械瓣牢固。3~5 年后可发生退行性钙化性变而破损，10 年后约 50%需再次换瓣。

年轻患者和有心房颤动或血栓栓塞高危需抗凝治疗者，宜选用机械瓣；若瓣环小，则宜选用血流动力学效果较好的人工瓣；如有出血倾向或抗凝禁忌者，以及年轻女性，换瓣术后拟妊娠生育，宜用生物瓣。

第三节　主动脉瓣狭窄

主动脉瓣狭窄是指风湿性、先天畸形、瓣膜结构老化退行性改变等原因导致主动脉瓣病变，致使主动脉瓣开放受限。其中 10%~30%的患者为慢性风湿性心脏病长期反复的风湿热所造成。

一、临床表现

1. 症状　随着病变的进展可出现动脉瓣狭窄的临床三联症：劳累性呼吸困难、心绞痛和昏厥。

（1）呼吸困难：是晚期肺淤血引起的常见症状，可进行性出现夜间阵发性呼吸困难，端坐呼吸和急性肺水肿。

（2）心绞痛：主要是由心肌缺血所致，运动可诱发症状出现，休息后缓解。

（3）晕厥：多发生于直立，运动中或运动后即可，少数在休息时发生，由脑缺血引起。

2. 体征

（1）望诊：心尖搏动正常。

（2）触诊：心前区有抬举感，可扪及震颤。

（3）叩诊：心界正常或向左下扩大。

（4）听诊：胸骨右缘第二肋间喷射性收缩期杂音，向颈部传导，A_2减弱。

二、辅助检查

1. X 线检查　心影正常或左室增大，升主动脉根部狭窄后扩张，晚期可有肺淤血征象。

2. 心电图　左室肥厚者常伴 ST-T 改变和各种心律失常。

3. 超声心动图　超声是明确诊断和判定狭窄程度的重要方法。在胸骨旁长轴切面可显示主动脉瓣开放受限。

4. 心导管检查　超声心动图检查不能确定狭窄程度并考虑行人工瓣膜置换时应行心导管检查。

三、治疗原则

1. 内科治疗　主要目的为明确狭窄程度，观察狭窄进展，择期手术。治疗措施：

（1）预防感染性心内膜炎、风湿热。

（2）无症状定期复查。

（3）纠正心律失常（如心房颤动）、心绞痛及心力衰竭等。

2. 外科治疗

（1）重度狭窄伴心绞痛、晕厥或心力衰竭为手术指征。

（2）无症状重度狭窄者伴心脏增大或左心功能不全应考虑手术。

3. 经皮球囊主动脉瓣成形术　主要治疗对象为高龄、有心力衰竭和手术高危患者。

4. 预后　可多年无症状，但大部分患者狭窄进行性加重，一旦出现症状平均寿命 3 年左右。

第四节　主动脉瓣关闭不全

主动脉瓣关闭不全常有不同程度的狭窄，或合并二尖瓣病变，单独存在少见。无症状期长，重度者确诊后内科治疗 5 年存活率 75%，10 年存活率50%。

一、临床表现

1. 症状

（1）心悸：心脏搏动的不适是最早的主诉，尤以左侧卧位时明显；脉压增大者常有显著的动脉搏动感，尤以头颈部搏动感明显。

（2）呼吸困难：初为劳力性呼吸困难，可发展至端坐呼吸等不同程度的呼吸困难。

（3）心绞痛：比主动脉瓣狭窄少见，休息和劳力时均可发生，夜间更为严重，发作持续时间长，硝酸酯类制剂效果不佳。

（4）晕厥：并不多见，当快速改变体位时有头晕或眩晕。

（5）全心衰竭：乏力，活动耐力下降。

（6）多汗：尤其是在出现夜间阵发性呼吸困难和心绞痛时，咯血和栓塞较少见。

（7）心功能不全。

2. 体征

（1）周围血管征：是主动脉瓣关闭不全的特征性体征，颈动脉搏动明显增强，并呈双重搏动；有水冲脉和毛细血管搏动，大动脉处可闻及"枪击音"及股动脉收缩期和舒张期双重杂音等，可见头部随心搏频率的上下摆动。

（2）心脏体征：心尖搏动明显向左下移位，范围较广呈"主动脉型心脏"，与主动脉瓣狭窄不同，心尖搏动呈快速膨胀后回缩现象。触诊心尖搏动向左下移位并有快速冲击感。叩诊呈左室增大表现。听诊典型的杂音是高音调、吹风样、递减型舒张期杂音，最响区域取决于有无升主动脉扩张，多在胸骨右缘第二肋间最响。主动脉第二心音减弱至消失，有时可听到第三心音，提示有左心功能不全，若左心房代偿性收缩增强时可闻及第四心音。

二、辅助检查

1. X线检查　根据病情轻重及病程长短不一，表现不同程度的左室增大，升主动脉和主动脉结扩张，呈"主动脉型心脏"。透视下主动脉搏动明显增强。

2. 心电图　重症者常伴有明显的左室肥大劳损征象，部分患者存在束支传导阻滞。

3. 超声心动图　M型超声：主动脉根部内径增宽，主动脉瓣的开放幅度增大，速度增快；主动脉瓣关闭线可出现快速扑动现象。二维超声可见主动脉瓣叶增厚和对合不良，左室增大；二尖瓣前叶内陷，舒张期呈半月形改变。经食管超声可更为清楚地显示瓣叶的结构病变，以判定反流程度。

4. 心导管检查　在决定施行手术治疗前进行心脏导管检查可以准确评估反流程度和左室功能状态，并且可以明确冠状动脉的情况。

5. 放射性核素检查　核素血池显像显示左心室扩大，舒张末期容积增加。左心房也可扩大，可测定左心室收缩功能，用于手术后随访有一定的价值。

三、治疗原则

1. 内科治疗

（1）预防感染性心内膜炎、风湿热。

（2）梅毒性主动脉炎应予1个疗程青霉素治疗。

（3）舒张压>90mmHg 应予降压治疗。

（4）轻中度关闭不全而无症状者应限制重体力活动；而重度关闭不全虽无症状亦加用 ACEI 类药物。

（5）心绞痛：可用硝酸酯类药物。

（6）积极纠正心房颤动等心律失常。

2. 外科治疗

（1）无症状伴左心室功能正常的患者：通常这类患者左心室功能正常的具体标准是射血分数>0.50。对于这类患者，原则上不考虑手术，仅少数需要手术治疗。这主要取决于左心室扩大的情况。

（2）无症状伴左心室功能障碍的患者：对于这类患者来说虽然无明显症状但是有明确手术指征。即在静息时射血分数为：0.25~0.49，建议在手术前连续2次测量或附加核素心室造影进行协助诊断。因此标准是决定无症状患者是否要手术的重要依据。一般这类患者大多伴有不同程度的左室扩张。

（3）有症状伴有左心室功能正常的患者：原则上主动脉瓣关闭不全的患者出现症状就要手术。但是根据具体的情况处理原则也有细微的变化。

（4）有症状左心室功能障碍的患者：这类患者应及早做主动脉瓣替换手术。NYHA 心功能 2~3 级的有症状患者，特别是当症状和左心室功能障碍的征象是新近发作时或进行扩血管利尿药和静脉正性肌力药短期加强治疗后，主动脉瓣替换有很强的指征。

3. 预后　急性重度主动脉瓣关闭不全如不及时手术治疗，常死于左心室衰竭；慢性者无症状期长，症状出现后病情迅速恶化，心绞痛者 5 年内死亡 50%，严重左心衰竭 2 年内死亡 50%。

第五节　心脏瓣膜病的护理要点

【护理评估】

1. 病史评估　了解患者年龄、职业等基本情况；评估患者有无反复的链球菌感染病史；了解患者有无瓣膜疾病家庭史。询问患者有无发热、心绞痛、昏厥、咯血等病史；评估居住条件是否干燥，有无充足的阳光。

2. 身体评估　了解脉搏的频率、节律、强弱及四肢、两侧是否对称，血压及脉压有无异常。评估有无"二尖瓣面容"，了解各瓣膜区病理性杂音的性质。

3. 心理-社会状况评估　注意观察患者面色及表情，评估患者是否有恐惧或焦虑心理，了解家庭应对情况，是否存在无能性家庭应对。

4. 辅助检查　超声心动图能明确狭窄的程度及关闭不全时反流情况；X 线检查能了解心影的大小、形状；心电图检查了解有无心律失常；心导管检查能定量检查反流量、压力差等。

【护理诊断】

1. 焦虑及恐惧　与患者担心预后、对手术的恐惧有关。

2. 气体交换受损　与左心功能不全致肺淤血有关。

3. 活动无耐力　与氧供需失调、久病所致虚弱无力有关。

4. 舒适的改变　与胸痛、乏力、心悸、晕厥有关。

5. 疾病相关知识缺乏　与缺乏学习兴趣、缺乏指导有关。

6. 潜在并发症　心力衰竭、心房颤动、栓塞、急性肺水肿、感染性心内膜炎等。

【护理目标】

1. 焦虑及恐惧程度减轻，配合治疗及护理。

2. 呼吸和缺氧症状好转，咳嗽咳痰症状减轻，能有效排痰。

3. 活动耐力逐渐增加，能根据自己的体力调整日常生活。

4. 患者主诉不适感减轻或消失。

5. 患者能说出本病的症状、治疗、用药知识及诱因的预防方法。

6. 未发生相关并发症，或并发症发生后能得到及时治疗与处理。

【护理措施】

1. 心理护理

（1）鼓励患者表达自身感受。

（2）解释手术的必要性、手术方式、注意事项。

（3）教会患者自我放松的方法。

（4）针对个体情况进行针对性心理护理。

（5）鼓励家属和朋友给予关心和支持。

2. 活动与休息　根据心功能情况合理安排，以不感到劳累或心慌气紧为宜。协助患者取舒适卧位，以减轻呼吸困难。

3. 吸氧　根据呼吸困难程度和血氧饱和度确定吸氧方式和流量，并观察缺氧改善情况。

4. 饮食

（1）给予高蛋白、高热量、高维生素、易消化饮食。如鱼、肉、蛋、奶等，多吃蔬菜和水果，少量多餐。

（2）限制钠盐及水分摄入，以减轻心脏负担。外科手术术前2~3天摄入适量的盐，以免出现术后低钠综合征。

（3）对抗凝药物有影响的食物不可过多或长期使用，如猪肝、菠菜、胡萝卜等。

5. 预防感染　感染诱发心力衰竭，尤其是肺部感染。心功能差的患者应避免感冒，以防加重心脏负担。

6. 病情观察

（1）监测生命体征。观察体温、呼吸、血压、脉搏短绌等情况。

（2）注意电解质、心脏大小、杂音情况。

（3）风湿性心瓣膜病患者注意观察是否有风湿活动的表现。

（4）加强对心瓣膜病并发症的观察，及时发现和采取相应的治疗和护理措施。

（5）加强洋地黄类药物、利尿药、抗凝药、抗心律失常药等的观察。

（6）根据心功能情况监测出入量。

7. 介入术后护理

（1）观察生命体征及主诉。

（2）观察穿刺处敷料渗血情况，沙袋压迫4~6小时。

（3）嘱患者卧床休息24小时，避免穿刺下肢屈曲活动。

（4）抗生素预防感染。

8. 健康宣教

（1）饮食：①低盐饮食；②少量多餐，减轻心脏负担；③保证摄入充足的营养，增强机体的抵抗力；④摄入适量的蔬菜、水果等粗纤维食物，保持大便通畅。

（2）休息与活动：①保证充足的睡眠；②生活有规律，保持情绪稳定、乐观；③根据心功能适当活动，以不引起心慌、气促、胸闷或休息数分钟能缓解为限。

（3）用药指导：①长期服用洋地黄制剂，有洋地黄中毒应报告医生并停药；②长期服用抗凝药，注意出血倾向；③长期服用利尿药，注意补钾；④心房颤动患者避免屏气和突然用力、剧烈咳嗽，预防血栓脱落。

（4）出院指导：①预防风湿热反复发作避免寒冷和潮湿，预防呼吸道感染，防治扁桃体炎、咽喉炎；②育龄期妇女积极避孕，避免诱发和加重病情；③长期服用地高辛的患者，出院后应严格按医嘱服药，指导自我监测脉搏，病情变化及时就诊。

9. 并发症的处理与护理

（1）心房颤动

1）临床表现：心悸、呼吸困难。

2）处理方法：电复律并配合药物维持窦性心律；控制心室率。

（2）血栓栓塞

1）临床表现：脑动脉栓塞（头痛偏瘫、失语，重者意识障碍）；外周动脉栓塞（疼痛，感觉异常，运动功能障碍，肢体动脉搏动消失或减弱，皮肤改变）；肺栓塞（呼吸困难、胸痛、咯血、昏厥等）。

2）处理方法：华法林抗凝，阿司匹林抗血小板凝集；外科手术治疗。

（3）心力衰竭

1）临床表现：呼吸困难、咳嗽、咳痰、咯血、乏力、头晕、心慌等。肺部湿啰音。右心衰竭时腹胀、食欲不振、恶心、呕吐，水肿、颈动脉怒张、肝脾肿大。

2）处理方法：控制或去除心力衰竭诱因；使用洋地黄类药、利尿药、血管扩张药等药。

（4）急性肺水肿

1）临床表现：突然出现严重的呼吸困难和发绀，端坐位，咳大量白色或粉红色泡沫痰，双肺布满湿啰音及哮鸣音。

2）处理方法：端坐位、吸氧、使用吗啡、快速利尿药、血管扩张药、洋地黄类药物、正性肌力药等。

（5）感染性心膜炎

1）临床表现：发热、心脏杂音、淤点、动脉栓塞、脾大、贫血。

2）处理方法：①内科：抗生素治疗；②外科：手术治疗。

第八章　心肌疾病的护理

心肌疾病是指除心脏瓣膜病、冠状动脉粥样硬化性心脏病、高血压心脏病、肺源性心脏病、先天性心脏病和甲状腺功能亢进性心脏病等以外的以心肌病为主要表现的一组疾病。心肌病是指伴有心功能障碍的心肌疾病；心肌炎是以心肌炎症为主的心肌疾病。心肌疾病分为两大类：一类为病因不明的心肌疾病，称为原发性心肌病，包括扩张型心肌病、肥厚型心肌病、限制型心肌病、致心律失常型右室心肌病；另一类为病因明确或与系统疾病相关的心肌疾病称为特异性心肌病，包括缺血性心肌病、瓣膜性心肌病、高血压性心肌病、炎症性心肌病、代谢性心肌病等。近年来，心肌病发病率有明显增多趋势，各地区发病率高低不一，可能与环境、文化、生活习惯等有关。在我国以扩张型心肌病最为常见。

第一节　扩张型心肌病

扩张型心肌病也称为充血性心肌病，是心肌病中常见的临床类型，以心肌广泛纤维化、心肌收缩力减弱、心脏扩大、双侧心室扩张为基本病变的心肌病。

一、病因与病理

1. 病因　病因尚不明确，近年来心肌病有增加趋势，青年男性发病多，男女之比为 2.5：1，目前主要与以下因素有关：①遗传与基因；②持续病毒感染；③细胞免疫；④血管活性物质和心肌微血管痉挛；⑤代谢异常、中毒等。

2. 病理　其主要以心腔扩张为主，室壁变薄，纤维瘢痕形成，常伴有附壁血栓形成。

二、临床表现

1. 无症状期　无明显临床症状，心脏轻度增大，射血分数40%~50%。

2. 症状期　主要是疲劳乏力、气促、心悸等，舒张早期奔马律，射血分数 20%～40%。

3. 充血性心力衰竭期　出现劳力性呼吸困难，端坐呼吸，水肿和淤血性肝肿大等全心衰竭的表现。主要体征为心脏扩大，心律失常及肺循环淤血，常可听到奔马律。

三、辅助检查

1. 胸部 X 线片　肺淤血，心影增大，心胸比例>50%。

2. 心电图　多种异常心电图改变，如心房颤动、传导阻滞、ST-T 改变、肢导低电压、R 波减低、病理性 Q 波等。

3. 超声心动图　心腔扩大以左心室为主。因心室扩大致二、三尖瓣的相对关闭不全，而瓣膜本身无病变；室壁运动普遍减弱，心肌收缩功能下降。

4. 放射性核素检查　核素血池显像可见左心室容积增大，左心室射血分数降低；心肌显像表现放射性分布不均匀或呈"条索样"、"花斑样"改变。

5. 心导管检查和心血管造影　心室舒张末压、肺毛细血管楔压增高；心室造影见心腔扩大、室壁运动减弱、射血分数下降。冠状动脉造影正常。

6. 心内膜心肌活检　心肌细胞肥大、变性，间质纤维化等。

四、治疗原则

本病原因未明，尚无特殊防治方法，主要是控制充血性心力衰竭和心律失常。

1. 一般治疗　限制体力活动，低盐饮食。

2. 抗心力衰竭治疗　长期应用 β 受体阻滞药，可以控制心力衰竭、延长生存时间。其他药物包括血管紧张素转换酶抑制药、利尿药、洋地黄药物和扩张血管药物。但本病易发生洋地黄中毒，故应慎重使用。

3. 抗栓治疗　本病易发生附壁血栓，对于合并心房颤动、深静脉血栓等有栓塞性疾病风险的患者，预防性口服阿司匹林；已经出现附壁血栓或发生血栓栓塞的患者，需长期口服华法林抗凝，保持国际标准化凝血酶原时间比值（INR）在 2.0～2.5。

4. 心脏再同步化治疗（CRT）　通过双心室起搏同步刺激左右心室，调整左右心室收缩程序，达到心脏收缩同步化，对改善心脏功能有一定疗效。需满足以下条件：左室射血分数（LVEF）小于 35%，心功能 NYHA

Ⅲ～Ⅳ级，QRS 增宽超过 120ms，左右心室收缩不同步。

5. 植入性心脏电复律除颤器（ICD）　对于有严重的、危及生命的心律失常，药物治疗不能控制，LVEF<30%，伴轻至中度心力衰竭症状、预期临床预后尚好的患者可选择 ICD 预防猝死。

6. 其他治疗　中药黄芪、生脉散和牛磺酸等具有一定的抗病毒、调节免疫、改善心功能作用，可作为辅助治疗手段。此外，还可考虑左心机械辅助循环、左室成形术、心脏移植。

【护理评估】

1. 病史评估　详细询问患者起病情况，了解有无感染，过度劳累、情绪激动等诱因；了解患者心律失常的类型，评估发生栓塞和猝死的风险；了解患者既往健康状况，评估有无其他心血管疾病，如冠心病、风湿性心脏病等。

2. 身体状况　观察生命体征及意识状况，注意监测心律、心率、血压等变化。心脏扩大：听诊时常可闻及第三或第四心音，心率快时呈奔马律。肥厚性心肌病患者评估有无头晕、黑蒙、心悸、胸痛、劳力性呼吸困难，了解肥厚梗阻情况评估猝死的风险。

3. 心理-社会状况评估　了解患者有无情绪低落、消沉、烦躁、焦虑、恐惧、绝望等心理；患者反复发作心力衰竭，经常住院治疗，了解患者亲属的心理压力和经济负担。

【护理诊断】

1. 心输出血量减少　与心功能不全有关。

2. 气体交换受损　与充血性心力衰竭、肺水肿有关。

3. 焦虑　与病程长、疗效差、病情逐渐加重有关。

4. 潜在并发症　栓塞。

【护理目标】

1. 能维持良好的气体交换状态，活动后呼吸困难减轻或消失。

2. 胸痛减轻或消失。

3. 活动耐力逐渐增加。

4. 情绪稳定，焦虑程度减轻或消失。

【护理措施】

1. 一般护理　急性期保证患者充足睡眠、休息，限制探视，促进躯体和心理恢复。随着病情好转，逐渐增加活动量，尽量满足生活需要。给予清淡、营养、易消化、低盐饮食。防止辛辣、刺激性食物和饮料摄入，戒烟、戒酒。

2. 病情观察　监测血压及血流动力学参数变化，注意有无咳嗽加剧，气促明显等心力衰竭发作先兆以及心输出量降低的早期表现，应随时观察有无偏瘫、失语、血尿、胸痛、咯血等症状，如有异常，马上报告医生，及时做出处理。

3. 对症护理　气促时需吸氧，保持鼻导管通畅。抬高床头 30°～60°，采用半坐位或端坐位利于呼吸。指导患者有效呼吸技巧，如腹式呼吸等。

4. 用药护理　遵医嘱给予洋地黄药物，药量要准确，密切观察有无洋地黄药物毒性反应；控制输液量及静脉输液速度，记录出水量；使用抗心律失常药时，要加强巡视，观察生命体征，必要时给予心电监护。

5. 心理护理　患者出现呼吸困难、胸闷不适时，守护在患者身旁，给予安全感；耐心解答患者提出的问题，进行健康教育；与患者和家属建立融洽关系，避免精神刺激，护理操作细致、耐心；尽量减少外界压力刺激、创造轻松和谐的气氛。

6. 健康宣教

（1）指导患者合理安排休息与活动：应限制活动，督促其卧床休息。因休息可使轻度心力衰竭缓解，重度心力衰竭减轻。待心力衰竭控制后，仍需限制患者的活动量，使心脏大小恢复至正常。

（2）合理饮食：宜低盐、高维生素及增加纤维食物饮食，少量多餐；避免高热量及刺激性食物。防止因饮食不当造成水、钠潴留，心肌耗氧量、便秘等，导致心脏负荷增加。

（3）避免诱因：向患者及家属讲解预防感染的知识，如定时开窗通风，洗手；因避免劳累、乙醇中毒及其他毒素对心肌的损害。

（4）坚持药物治疗：注意洋地黄素和抗心律失常等药物的毒性反应，并定期复查，以便随时调整药物剂量。

（5）密切观察病情变化：如症状加重时应立即就医。

【护理评价】

1. 活动后呼吸困难症状有无减轻或消失。

2. 心前区疼痛发作的次数是否减少或已消失。发作时疼痛程度是否减轻。

3. 乏力和活动后心悸、气促症状有无减轻或消失，心律和心率是否恢复正常。

4. 情绪是否稳定，烦躁不安或悲伤失望心理是否减轻。

第二节　肥厚型心肌病

肥厚型心肌病是以心肌非对称肥厚、心室腔变小为特征，左心室舒张顺应性下降、心室血液充盈受限为基本病变的心肌病。

一、病因与病理

1. 病因　①遗传；②内分泌异常。
2. 病理　肥厚型心肌病主要是左心室形态学的改变，不均匀的室间隔肥厚，心尖、心室中部肥厚，使心腔变小，相对血流不足，细胞肥大，形态特异，排列紊乱。

二、临床表现

主要症状为心悸、胸痛、劳力性呼吸困难，伴流出道梗阻者可在起立或运动时出现眩晕、晕厥，甚至猝死。约 1/3 患者有明显家族史，部分患者可无症状。主要体征为心脏轻度增大及第四心音，有流出道梗阻者可闻及：①胸骨左缘第 3~4 肋间粗糙的喷射性收缩期杂音。降低心肌收缩力、增加左心室容量可使杂音减轻，如应用 β 受体阻滞剂、取下蹲位等，相反则可使杂音增强，如应用硝酸酯类药物、强心药物或取站立位等。②心尖部收缩期杂音。因血流通过狭窄的流出道而产生漏斗效应，将二尖瓣引向室间隔，导致流出道狭窄加重、二尖瓣关闭不全。

三、辅助检查

主要为心肌肥厚的客观证据。
1. 胸部 X 线片　可无明显异常，如有心力衰竭心影可明显增大。
2. 心电图　最常见的表现为左心室肥大，胸前导联出现巨大倒置 T 波。侧壁及下壁导联可出现深而不宽的病理性 Q 波，而室内阻滞及期前收缩也较为常见。心尖肥厚型心肌病特征性心电图发生改变：①左室高电压伴左胸导联 ST 段压低；②胸前导联出现以 V_3、V_4 导联为中心的 T 波深倒。
3. 超声心动图　临床主要的诊断手段。特征性表现为室间隔的非对称性肥厚，舒张期室间隔与左室后壁的厚度比 ≥1.3；可有间隔运动低下、舒张功能障碍等。伴流出道梗阻的患者可见 SAM 现象，即收缩期二尖瓣前叶前移。

4. 磁共振心肌显像　心室壁肥厚和室腔变窄，对特殊部位及对称性肥厚更具诊断价值。

5. 心导管检查和心血管造影　左心室舒张末期压上升，梗阻部位前后存在收缩期压差，心室造影可见香蕉状、犬舌状、纺锤状。冠脉造影多无异常。

6. 心内膜心肌活检　心肌细胞畸形肥大，排列紊乱。

7. 相关基因检测　已证实 7 个基因型、70 余种突变与肥厚型心肌病有关。AHA 指南推荐对肥厚型心肌病患者本人及其一级亲属进行相关基因检测，协助不典型患者的诊断、鉴别诊断，并对高危患者发病风险有预测价值。

四、治疗原则

尽可能逆转肥厚的心肌，改善左室舒张功能，防止心动过速及维持正常窦性心律，减轻左心室流出道梗阻，预防猝死提高生存率。

1. 一般治疗　避免剧烈运动、持重或屏气，以减少猝死的发生。

2. 药物治疗　主张应用 β 受体阻滞剂及钙通道阻滞剂。应避免使用增强心肌收缩力、减少容量负荷的药物，如洋地黄、硝酸酯类制剂等。

3. 其他治疗　重症患者可植入双腔 DDD 型起搏器、消融或切除肥厚的室间隔心肌。

【护理评估】

1. 病史评估　详细询问患者起病情况，了解有无感染、过度劳累、情绪激动等诱因；了解患者心律失常的类型，评估发生栓塞和猝死的风险；了解患者既往健康状况，评估有无其他心血管疾病，如冠心病、风湿性心脏病等。

2. 身体状况　观察生命体征及意识状况，注意监测心律、心率、血压等变化。心脏扩大：听诊时常可闻及第三或第四心音，心率快时呈奔马律；肥厚性心肌病患者评估有无头晕、黑矇、心悸、胸痛、劳力性呼吸困难，了解肥厚梗阻情况评估猝死的风险。

3. 心理-社会状况评估　了解患者有无情绪低落、消沉、烦躁、焦虑、恐惧、绝望等心理；患者反复发作心力衰竭，经常住院治疗，了解患者亲属的心理压力和经济负担。

【护理诊断】

1. 气体交换受损　与心力衰竭有关。

2. 活动无耐力　与心力衰竭、心律失常有关。

3. 体液过多　与心力衰竭引起水钠潴留有关。

4. 舒适的改变（心绞痛）　与肥厚心肌耗氧量增加，而冠脉供血相对不足有关。

5. 焦虑　与慢性疾病，病情反复并逐渐加重，生活方式改变有关。

6. 潜在并发症　感染、栓塞、心律失常、猝死。

【护理目标】

1. 患者呼吸困难明显改善，发绀消失。

2. 能说出限制最大活动量的指征，遵循活动计划，主诉活动耐力增加。

3. 水肿、腹腔积液减轻或消失。

4. 患者主诉心绞痛发作次数减少、患者能运用有效方法缓解心绞痛。

5. 患者焦虑情绪缓解。

6. 患者未发生相关并发症，或并发症发生后能得到及时治疗与处理。

【护理措施】

1. 心理护理

（1）对患者多关心体贴，予鼓励和安慰，帮助其消除悲观情绪，增强治疗信心。

（2）β受体阻滞剂容易引起抑郁，应注意患者的心理状态。

（3）注意保持休息环境安静、整洁和舒适，避免不良刺激。

（4）对失眠者酌情给予镇静药物。

（5）教会患者自我放松的方法。

（6）鼓励患者家属和朋友给予患者关心和支持。

2. 休息与活动

（1）根据患者心功能评估其活动的耐受水平，并制定活动计划。

（2）无明显症状的早期患者，可从事轻体力工作，避免紧张劳累。

（3）心力衰竭患者经药物治疗症状缓解后可轻微活动。

（4）合并严重心力衰竭、心律失常及阵发性晕厥的患者应绝对卧床休息。

（5）长期卧床及水肿患者应注意皮肤护理，防止压疮形成。

3. 饮食

（1）进食低脂、高蛋白和维生素的易消化饮食，忌刺激性食物。

（2）对心功能不全者应予低盐饮食。

（3）每餐不宜过饱。

（4）应戒除烟酒。

（5）同时耐心向患者讲解饮食治疗的重要性，以取得患者配合。

4. 病情观察

（1）观察患者有无心慌、气促等症状。

（2）密切观察生命体征，尤其是血压、心率及心律。

（3）心功能不全、水肿、使用利尿剂患者注意对出入量和电解质的观察。

（4）使用洋地黄者，密切注意洋地黄毒性反应，如恶心、呕吐，黄视、绿视及室性早搏和房室传导阻滞等心律失常情况。

（5）了解大便情况，保持大便通畅。

5. 吸氧护理

（1）呼吸困难者取半卧位，予以持续吸氧，氧流量视病情酌情调节。

（2）应每日清洁鼻腔和鼻导管，每日更换湿化液，每周更换鼻导管。

（3）注意观察用氧效果，必要时做血液气体分析。

6. 健康宣教

（1）饮食：宜低盐、高蛋白、高维生素、含粗纤维多的食物；避免高热量和刺激性食物，忌烟酒，不宜过饱。

（2）活动：根据心功能情况，适当活动。避免劳累、剧烈活动、情绪激动、突然用力或提取重物，有晕厥史者避免独自外出活动。

（3）防感染：保持室内空气流通、防寒保暖，预防感冒。

（4）复查：坚持药物治疗，定期复查，以便随时调整药物剂量。有病情变化，症状加重时立即就医。

7. 并发症的处理及护理

（1）感染

1）临床表现：①肺部感染：发热、咳嗽、咳痰；②感染性心内膜炎：发热、心脏杂音、动脉栓塞、脾大、贫血，周围体征，如淤点、指（趾）甲下线状出血、Roth 斑、Osler 结节、Janeways 结节。

2）处理方法：①静脉滴注抗生素；②肺部感染应定时翻身、叩背，促进排痰；③感染性心内膜炎宜及时手术治疗。

（2）栓塞

1）临床表现：①脑栓塞：偏瘫、失语；②肺栓塞：胸痛、咯血；③肾栓塞：腰痛、血尿；④下肢动脉栓塞：足背动脉搏动减弱或消失。

2）处理方法：①遵医嘱给予抗凝治疗；②指导患者正确服药；③观察疗效和副作用。

（3）心律失常

1）临床表现：患者诉心悸不适，乏力、头昏。心电图示：室性早搏、房室传导阻滞、心动过缓等。

2）处理方法：①洋地黄中毒者，及时停用；②用β受体阻滞剂和钙通道阻滞剂时，有心动过缓，减量或停用；③高度房室传导阻滞时，安置心脏起搏器。

（4）猝死

1）临床表现：突然站立或劳累后晕厥。

2）处理方法：①猝死发生时行心肺复苏等抢救措施；②发生心室纤颤，立即电除颤；③快速性室上速必要时电转复律。

【护理评价】

1. 活动后呼吸困难症状有无减轻或消失。

2. 心前区病痛发作的次数是否减少或已消失，发作时病痛程度是否减轻。

3. 乏力和活动后心悸、气促症状有无减轻或消失，心律和心率是否恢复正常。

4. 情绪是否稳定，烦躁不安或悲伤失望心理是否减轻。

第三节　心　肌　炎

心肌炎是指心肌实质或间质的局限性或弥漫性的急性、亚急性或慢性的炎性病变，如炎性渗出和心肌纤维变性、坏死或溶解等。发病年龄以儿童和青少年多见，且年龄越小，往往病情越重，男性多于女性。

一、病因和病理

1. 病因　心肌炎可原发于心肌，也可是全身性疾病的一部分。病因有感染、理化因素和药物等，而病毒性心肌炎的发病率明显居多。

（1）感染性心肌炎：是由细菌、病毒、真菌、螺旋体和原虫等感染所致，最常见的是病毒性心肌炎，以肠道病毒，尤其是柯萨奇B病毒感染最多见，约占50%。

（2）反应性心肌炎：是由过敏、变态反应及某些全身性疾病在心肌的反应所致。

（3）中毒性心肌炎：是由化学、物理、药物或电解质平衡失调，心前区过度接受放射线后所致。

2. 病理　病毒性心肌炎以心肌病变为主的实质性病变和以间质为主的

间质性病变。其典型改变是以心肌间质增生、水肿及充血，内有多量炎性细胞。

二、临床表现

1. 症状 轻者可无症状，可在 1~2 周内出现发热、咽痛等症状，以后出现胸闷、心悸、疲乏、心前区隐痛、气促、恶心、头晕等，严重时可并发心律失常、心力衰竭和心源性休克。

2. 体征

（1）心率增快或心率异常缓慢。

（2）心界扩大：为暂时性，心肌炎好转后即恢复正常。

（3）心音改变：心尖区第一心音可减低或分裂，心音可呈胎心样，心包炎时出现心包摩擦音。

（4）杂音：心尖区有收缩期吹风样杂音或舒张期杂音，前者为发热、贫血、心腔扩大所致，后者因左室扩大造成的相对性二尖瓣狭窄。杂音响度不超过 1 级，心肌炎好转后即消失。

三、实验室及其他检查

1. X 线检查 心脏扩大为突出表现，以左心室扩大为主，伴右心室扩大，也可有左心房及右心房扩大。心力衰竭时心脏扩大明显，控制心力衰竭后，心脏扩大减轻，再次心力衰竭加重时，心脏再次扩大，呈"手风琴效应"。主动脉正常，肺动脉轻度扩张，肺淤血较轻。

2. 心电图 心肌细胞的破坏、溶解、消失，炎性渗出致心肌细胞纤维变性可导致心电图改变，出现各种心律失常，以房性与室性期前收缩、不同程度的房室传导阻滞、窦性心动过速等较常见，其次为心房颤动，也可出现 ST-T 改变和病理性 Q 波，包括 ST 段下移，T 波平坦、双向或倒置，少数患者可见 ST 段上抬与 T 波形成单向曲线，类似心肌梗死的图形。在病程中可见 QRS 低波电压、Q-T 间期延长、心脏扩大、心室肥厚等。

3. 超声心动图 超声心动图检查可见以下现象：①二尖瓣回声增强、活动减弱；②室间隔及左室后壁回声、光点粗糙不均；③室间隔及左室后壁厚度增厚、运动幅度减弱；④左房或左室内径增大；⑤心包积液等。

4. 同位素检查 同位素心肌灌注显影后可见心腔扩大，尤其两侧心室扩大，心肌显影呈弥漫性稀疏，但无局限性缺损区，心室壁搏动幅度减弱，射血分数降低。

5. 实验室检查 急性期白细胞总数轻度升高，中性粒细胞偏高，红细胞沉降率轻至中度增快，血清天门冬氨酸氨基转移酶（AST）、谷草转氨酶（GOT）、乳酸脱氢酶（LDH）、肌酸磷酸激酶（CK）及其同工酶（CK-MB）增高，血清心肌肌钙蛋白（cTn1）或肌钙蛋白T（cTnT）增高，起病2~4周后出现柯萨奇病毒抗体、抗心肌抗体阳性。

四、治疗原则

1. 原发病的治疗 病毒感染者予抗病毒药，如病毒唑、阿糖胞苷、双嘧达莫、干扰素等终止或干扰病毒复制与扩散，但疗效不肯定，中药如大青叶、板蓝根、金银花、连翘、黄芪等对某些病毒具有一定的抑制作用。若伴细菌感染者，给予抗生素。

2. 对症治疗 针对症状和体征进行相应治疗，及时治疗心功能不全、心律失常及抗休克。

3. 促进心肌修复 应用改善心肌代谢的药物，以促进心肌的修复，阻止病情进一步发展，减少并发症的发生。常用药物包括：①大剂量维生素C，维生素C具有抗病毒作用，增加冠状动脉血流量，促进心肌代谢，增加心肌对葡萄糖的利用，利于心肌修复；②能量极化液，能量极化液的成分包括三磷酸腺苷（ATP）、辅酶A、氯化钾、胰岛素及葡萄糖，为心肌提供能量，促进心肌代谢，加速修复；③口服辅酶Q、肌苷等，改善心肌代谢，利于心肌修复。此外，还应加强营养，给予高热量、高蛋白、高维生素饮食，尤其是含维生素C多的食物，如山楂、苹果、橘子、西红柿等，以利于心肌的修复。

4. 激素治疗 目的是改善心肌微循环，减轻心肌的炎性反应，减少心肌瘢痕形成。但在病毒急性感染的最初10天内应避免使用激素，以免造成病毒扩散，加重病情。

绝大多数患者在数周至数月内完全康复治愈，仅有极少数患者遗留心律失常，以早搏常见，也可转为慢性心肌炎逐渐出现扩张型心肌病，甚至出现心功能减退。

【护理评估】

1. 病史评估 详细询问患者起病情况，了解有无感冒、病毒感染等病史；了解患者有无心律失常及类型；了解患者既往健康情况，评估有无其他心血管疾病，如冠心病，风湿性心脏病等。

2. 身体情况 观察生命体征及中毒情况，注意监测心律、心率、血压等变化。心脏扩大：听诊时有无闻及第三或第四心音，心率快时呈奔马律。

3. 心理-社会状况评估　心理状态随病情的轻重及不同时期、不同年龄、不同文化背景而有所不同。了解患者有无焦虑、孤独心理；家庭、学校、朋友、同学的关心有着积极的康复作用。

4. 辅助检查　常规心电图或 24h 动态心电图检查，X 线检查评估心脏大小，血液生化检查了解心肌酶学动态改变。

【护理诊断】

1. 活动无耐力　与心肌炎性病变、虚弱、疲劳有关。

2. 潜在并发症　心律失常、心力衰竭。

3. 知识缺乏　与未接受疾病相关教育有关。

4. 焦虑　与患者对疾病症状持续存在，对预后不了解有关。

【护理目标】

1. 患者积极配合休息与活动计划，进行活动时虚弱和疲劳感减轻或消失。

2. 患者理解心肌炎疾病过程，正确说出治疗和康复的影响因素。

3. 患者自诉对疾病的担心减轻，心理舒适程度增加。

【护理措施】

1. 休息与活动　心肌炎急性期、有并发症者需卧床休息。病情稳定后根据患者情况，与患者共同制定每日休息与活动计划，并实施计划。活动期间密切观察心率、心律的变化，倾听患者主诉，随时调整活动量。心肌炎患者一般需卧床休息至体温下降后 3~4 周，有心力衰竭或心脏扩大的患者应休息半年至 1 年，或至心脏大小恢复正常，红细胞沉降率正常之后。如无症状，可逐步恢复正常工作与学习，应注意避免劳累。

2. 健康教育　针对患者的顾虑和需求制定健康教育计划，进行疾病过程、治疗、康复和用药指导，并提供适合患者所需的学习资料，督促患者遵照医嘱，合理用药。此外，与患者共同讨论心肌炎的危险因素，使其理解控制疾病，定期复查，预防复发的重要性，告知患者出现心悸、气促症状加重时及时就医。健康教育的重点在于防治诱因，防止病毒侵犯机体，病毒感染往往与细菌感染同时存在或相继发生，且细菌感染常可使病毒活跃，机体抵抗力降低，心脏损害加重。一旦发现病毒感染后要注意充分休息，避免过度疲劳，注意测量体温、脉搏、呼吸等生命体征，如出现脉搏微弱、血压下降、烦躁不安、面色灰白等症状时，应立即就医。

3. 心理护理　倾听患者的主诉，理解患者的感受，耐心解答患者的疑问，通过解释与鼓励，解除患者的心理紧张和焦虑，使其积极配合治疗。协助患者寻求合适的支持系统，鼓励家人或同事给予患者关心，以降低紧张心理。

4. 并发症的处理与护理 心肌炎的并发症包括心律失常、心力衰竭甚至心源性休克，应及时处理。

（1）心律失常：严密观察，及早发现及时处理。若发生多源性、频繁性或形成联律的室性早搏时，应遵医嘱用利多卡因、胺碘酮等药物治疗，必要时进行电复律；对于房性或交界性早搏可根据患者情况选用地高辛或普萘洛尔等肾上腺素能受体阻滞剂治疗。阵发性室上性心动过速可按压颈动脉窦、刺激咽部引起恶心等刺激迷走神经，也可给予快速洋地黄制剂或普罗帕酮治疗。在整个治疗过程中，应注意观察药物治疗的效果与副作用，密切观察血压、心率和心电图的变化，询问患者有无不适主诉，根据患者情况，及时调整药物剂量和种类。

（2）心力衰竭：一旦确诊心力衰竭，应及时给予强心、利尿、镇静、扩血管和吸氧等治疗。

1）强心治疗：心肌炎时，心肌对洋地黄敏感性增高，耐受性差，易发生中毒，宜选用收效迅速及排泄快的制剂如毛花苷 C 或地高辛，且予小剂量（常用量的 1/2~2/3）。用药过程中应密切观察尿量，同时进行心电监护，观察心率、心律的变化，进行心脏听诊，观察心音的变化，在急性心衰控制后数日即可停药。

2）利尿治疗：选用速效强效利尿剂，以减少血容量，缓解肺循环的淤血症状，同时注意补钾，预防电解质紊乱。

3）镇静治疗：若烦躁不安，予吗啡等镇静剂，在镇静作用的同时也扩张周围血管，减轻心脏负荷，使呼吸减慢，改善通气功能和降低耗氧量。对老年、神志不清、休克和呼吸抑制者慎用吗啡，可选用哌替啶。

4）血管扩张剂：给予血管扩张剂降低心室前和（或）后负荷，改善心脏功能。常用制剂有硝普钠、硝酸甘油等，可单用也可与多巴胺或多巴酚丁胺等正性肌力药合用。

5）给氧：给予高流量鼻导管给氧（6~8L/min），病情特别严重者应给予面罩用麻醉机加压给氧，使肺泡内压在吸气时增加，增强气体交换同时对抗组织液向肺泡内渗透。在吸氧的同时也可使用抗泡沫剂使肺泡内的泡沫消失，鼻导管给氧时可用 20%~30% 的酒精湿化，以降低泡沫的表面张力使泡沫破裂，增加气体交换面积，促进通气改善缺氧。给氧过程中应进行氧饱和度的监测，并注意观察患者的体征，若出现呼吸困难缓解，心率下降，发绀减轻，表示纠正缺氧有效。

（3）心源性休克：是心脏功能极度减退，心室充盈或射血功能障碍，造成心排血量锐减，使各重要器官和周围组织灌注不足而发生的一系列代谢与功能障碍综合征。若患者出现血压下降、手足发冷等微循环障碍的早期表现，应及时处理。一旦确诊，立即给予镇痛、吸氧、纠正心律失常和酸碱平衡失调等抗休克治疗，每15分钟测量一次心率、血压和呼吸，观察意识状况、血氧饱和度以及血气分析的变化，同时给氧可增加心肌供氧量，以最大限度增加心排血量。若患者呼吸困难，低氧血症和严重肺水肿需使用机械通气。若患者疼痛或焦虑不安，给予镇静治疗。密切观察出入液量，注意补液量，不增加心脏负荷。出现肺水肿时应及时给予利尿剂，同时经静脉选择输注多巴酚丁胺或多巴胺等以增加心肌收缩力，也可酌情用血管扩张剂（硝普钠或硝酸甘油）以减轻左心室负荷。密切观察心电图的变化，发现异常及时处理。

【护理评价】

1. 活动后呼吸困难症状有无减轻或消失。

2. 心前区疼痛发作次数是否减少或已消失，发作时疼痛程度是否减轻。

3. 乏力和活动后心悸、气促症状有无减轻或消失，心律和心率是否恢复正常。

4. 情绪是否稳定，烦躁不安或悲观失望心理是否减轻。

第九章 心包疾病的护理

心包炎是指由各种细菌、病毒、自身免疫、物理、化学等因素引起的心包脏层和壁层急性炎症反应和渗出，以及心包粘连、增厚、缩窄、钙化等慢性病变。常是全身疾病的一部分表现或由邻近组织病变蔓延而来。心包炎按病程分为急性和慢性两种，急性心包炎常伴有心包积液，慢性心包炎常引起心包缩窄。

第一节 急性心包炎

一、病因和病理

1. 病因 急性心包炎常继发于全身疾病。可因感染、结缔组织异常、代谢异常、损伤、心肌梗死或某些药物引起，或为非特异性，临床上以结核性、化脓性和风湿性心包炎多见。急性心包炎的病因，过去常见于风湿热、结核及细菌感染。近年来有了明显变化，病毒感染、肿瘤及心肌梗死性心包炎发病率明显增多。另外，自身免疫、代谢性疾病、物理因素等均可引起。

2. 病理 急性心包炎的病理可分为纤维蛋白性和渗出性两种。

（1）纤维蛋白性：为急性心包炎的初级阶段，心包的脏层出现纤维蛋白，白细胞及少量内皮细胞组成的炎性渗出物，使心包壁呈绒毛状、不光滑、由于此期尚无明显液体积聚，心包的收缩和舒张功能不受限。

（2）渗出性：随着病情发展，心包腔渗出液增多，主要为浆液性纤维蛋白渗液。渗出液可呈血性、脓性，100~300ml。积液一般数周至数月内吸收，可伴有壁层和脏层的粘连、增厚和缩窄。当短时间渗出液量增多，心包腔内压力迅速上升，限制心脏舒张期的血液充盈和收缩期的心排血量，超出心代偿能力时，可出现心脏压塞，发生休克。

二、临床表现

1. 纤维蛋白性心包炎阶段

（1）症状：可由原发疾病引起，如结核可有午后潮热、盗汗。化脓性心包炎可有寒战、高热、大汗等。心包本身炎症，可见胸骨后疼痛、呼吸困难、咳嗽、声音嘶哑、吞咽困难等。由于炎症波及第 5 或 6 肋间水平以下的心包壁层，此阶段心前区疼痛为最主要症状。急性特异性心包炎及感染性心包炎等疼痛症状较明显，而缓慢发展的结核性或肿瘤性心包炎疼痛症状较轻。疼痛可为钝痛或尖锐痛，向颈部、斜方肌区（特别是左侧）或肩部放射，疼痛程度轻重不等，通常在胸部活动、咳嗽和呼吸时加重；坐起和前倾位缓解。冠脉缺血疼痛则不随胸部活动或卧位而加重，两者可鉴别。

（2）体征：心包摩擦音是纤维蛋白性心包炎的典型体征。由粗糙的壁层和脏层在心脏活动时相互摩擦而产生，呈刮抓样，与心音发生无相关性。典型的心包摩擦音以胸骨左缘第 3、4 肋间最清晰，常间歇出现并时间短暂，有时仅出现于收缩期，甚至仅在舒张期闻及。坐位时前倾和深吸气时听诊器加压更易听到。心包摩擦音可持续数小时到数天。当心包积液量增多将两层包膜分开时，摩擦音消失，如有粘连仍可闻及。

2. 渗出性心包炎

（1）症状：呼吸困难是心包积液时最突出的症状，与支气管、肺受压及肺淤血有关。呼吸困难严重时，患者呈端坐呼吸，身体前倾、呼吸浅快、可有面色苍白、发绀等。急性心脏压塞时，出现烦躁不安、上腹部胀痛、水肿、头晕甚至休克。也可出现压迫症状：压迫支气管引起激惹性咳嗽；压迫食管引起吞咽困难；压迫喉返神经导致声音嘶哑。

（2）体征

1）心包积液体征：①心界向两侧增大，相对浊音界消失，患者由坐位变卧位时第二、三肋间心浊音界增宽；②心尖冲动弱，可在心浊音界左缘内侧处触及；③心音遥远、心率增快；④Ewart 征：大量心包积液压迫左侧肺部，在左肩胛骨下区可出现浊音及支气管呼吸音。

2）心包叩击音：少数患者在胸骨左缘第 3、4 肋间可听到声音响亮呈拍击样的心包叩击音，因心脏舒张受到心包积液的限制，血流突然终止，形成漩涡和冲击心室壁产生震动所致。

3）心脏压塞体征：当心包积液聚集较慢时，可出现亚急性或慢性心包压塞，表现为体循环静脉淤血、奇脉等；快速的心包积液（仅 100ml）即可引起急性心脏压塞，表现为急性循环衰竭、休克等。其征象有：①体循环静脉淤血表现：颈静脉怒张，吸气时明显，静脉压升高、肝大伴压痛、腹腔积液、皮下水肿等；②心排血量下降引起收缩压降低、脉压变小、脉搏细弱，重者心排血量降低发生休克；③奇脉：指大量心包积液，触诊时桡动脉呈吸气性显著减弱或消失，呼气时声音复原的现象。

三、实验室检查

1. 实验室检查　原发病为感染性疾病可出现白细胞计数增加、红细胞沉降率增快。

2. X 线检查　渗出性心包炎心包积液量>300ml 时，心脏阴影向两侧扩大，上腔静脉影增宽及右心膈角呈锐角，心缘的正常轮廓消失，呈水滴状或烧瓶状，心脏随体位而移动。心脏搏动减弱或消失。

3. 心电图检查　其改变取决于心包脏层下心肌受累的范围和程度。①常规 12 导联（aVR 导联除外）有 ST 段弓背向下型抬高及 T 波增高，一天至数天后回到等电位线；②T 波低平、倒置，可持续数周至数月或长期存在；③可有低电压，大量积液时见电交替；④可出现心律失常，以窦性心动过速多见，部分发生房性心律失常，还可有不同程度的房室传导阻滞。

4. 超声心动图检查　对诊断心包积液和观察心包积液量的变化有重要意义。M 型或二维超声心动图均可见液性暗区可确诊。

5. 心包穿刺　对心包炎性质的鉴别、解除心脏压塞及治疗心包炎均有重要价值。①心包积液测定腺苷脱氨酶（ADA）活性，≥30U/L 对结核性心包炎的诊断有高度的特异性；②抽取定量的积液可解除心脏压塞症状；③心包腔内注入抗生素或化疗药物可治疗感染性或肿瘤性心包炎。

6. 心包活检　可明确病因。

四、救治原则

急性心包炎的治疗与预后取决于病因，所以诊治的开始应着眼于筛选能影响处理的特异性病因，检测心包积液和其他超声心动图异常，并给予对症治疗。胸痛可以服用布洛芬 600~800mg，每日 3 次，如果疼痛消失可以停用，如果对非甾体抗炎药物不敏感，可能需要给予糖皮质激素治疗，泼尼松 60mg 口服，每日 1 次，1 周内逐渐减量至停服，也可以辅助性麻醉类止痛剂。急性非特异性心包炎和心脏损伤后综合征患者可有心包炎症反复发作成为复发性心包炎，可以给予秋水仙碱 0.5~1mg，每日 1 次，至少 1 年，缓慢减量停药。如果是心包积液影响了血流动力学稳定，可以行心包穿刺。病因明确后应该针对病因进行治疗。

【护理评估】

1. 健康史　评估患者有无结核病史和近期有无纵隔、肺部或全身其他部位的感染史；有无风湿性疾病、心肾疾病及肿瘤、外伤、过敏、放射性损伤的病史。

2. 身体状况

（1）全身症状：多由原发疾病或心包炎症本身引起，感染性心包炎常有畏寒、发热、肌肉酸痛、出汗等全身感染症状，结核性心包炎还有低热、盗汗、乏力等。

（2）心前区疼痛：为最初出现的症状，是纤维蛋白性心包炎的重要表现，多见于急性非特异心包炎和感染性心包炎（不包括结核性心包炎）。部位常在心前区或胸骨后，呈锐痛或刺痛，可放射至颈部、左肩、左臂、左肩胛区或左上腹部，于体位改变、深呼吸、咳嗽、吞咽、左侧卧位时明显。

（3）呼吸困难：是渗出性心包炎最突出的症状。心脏压塞时，可有端坐呼吸、呼吸浅快、身体前倾和口唇发绀等。

（4）心包摩擦音：是心包炎特征性体征，在胸骨左缘第3、4肋间听诊最清楚，呈抓刮样粗糙音，与心音的发生无相关性。部分患者可在胸壁触到心包摩擦感。

（5）心包积液征及心脏压塞征：心浊音界向两侧扩大，并随体位改变而变化，心尖搏动弱而弥散或消失，心率快，心音低而遥远。颈静脉怒张、肝肿大、腹腔积液、下肢水肿。血压下降、脉压变小、奇脉，甚至出现休克征象。

（6）其他：气管、喉返神经、食管等受压，可出现刺激性咳嗽、声音嘶哑、吞咽困难等。

3. 心理状况：患者常因住院影响工作和生活，及心前区疼痛、呼吸困难而紧张、烦躁，急性心脏压塞时可出现晕厥，患者更感到恐慌不安。

【护理诊断】

1. 疼痛（心前区疼痛）　与心包纤维蛋白性炎症有关。

2. 气体交换受损　与肺淤血及肺组织受压有关。

3. 心排血量减少　与大量心包积液妨碍心室舒张充盈有关。

4. 体温过高　与感染有关。

5. 焦虑　与住院影响工作、生活及病情重有关。

【护理目标】

1. 疼痛减轻或消失。

2. 呼吸困难减轻或消失。

3. 心排出量能满足机体需要，心排出量减少症状和肺淤血症状减轻或消失。

4. 体温降至正常范围。

5. 焦虑感消失，情绪稳定。

【护理措施】

1. 一般护理

（1）保持病室环境安静、舒适、空气新鲜，温湿度适宜；安置患者取半卧位或前倾坐位休息，提供床头桌便于伏案休息，以减轻呼吸困难。

（2）给予低热量、低动物脂肪、低胆固醇、适量蛋白质和富含维生素的食物，少食多餐，避免饱餐及刺激性食物、烟酒；有肺淤血症状时给低盐饮食。

（3）出现呼吸困难或胸痛时立即给予氧气吸入，一般为 $1 \sim 2L/min$ 持续吸氧，嘱患者少说话，以减少耗氧。

（4）心前区疼痛时，遵医嘱适当给予镇静剂以减轻疼痛，嘱患者勿用力咳嗽或突然改变体位，以免诱发或加重心前区疼痛。

（5）畏寒或寒战时，注意保暖；高热时，给予物理降温或按医嘱给予小剂量退热剂，退热时需补充体液，以防虚脱，及时揩干汗液、更换衣服床单，防止受凉。

（6）鼓励患者说出内心的感受，向患者简要介绍病情和进行必要的解释，给予心理安慰，使患者产生信任、安全感。

2. 病情观察

（1）定时监测和记录生命体征了解患者心前区疼痛的变化情况，密切观察心脏压塞的表现。

（2）患者呼吸困难，血压明显下降、口唇发绀、面色苍白、心动过速，甚至休克时，应及时向医生报告，并做好心包穿刺的准备工作。

（3）对水肿明显和应用利尿剂治疗患者，需准确记录出入量，观察水肿部位的皮肤及有无乏力、恶心、呕吐、腹胀、心律不齐等低血钾表现，并定期复查血清钾，出现低血钾症时遵医嘱及时补充氯化钾。

3. 心包穿刺术护理

（1）术前应备好心包穿刺包，急救药品及器械；向患者做好解释工作，将治疗的意义、过程、术中配合等情况告诉患者（如术中勿剧烈咳嗽或深呼吸），必要时遵医嘱给予少量镇静剂。

（2）术中应陪伴患者，给予支持、安慰；熟练地配合医生进行穿刺治疗，配合医生观察心电图，如出现 S-T 段抬高或室性期前收缩提示针尖触及心室壁，出现 PR 段抬高和房性期前收缩，则提示针尖触及心房，应提醒医生立即退针。

（3）术后应记录抽液量和积液性质，按要求留标本送检；嘱患者绝对卧床4h，可采取半卧位或平卧位；密切观察患者的血压、呼吸、脉搏、心率及心律的变化，并做好记录，发现异常及时进行处理；如患者因手术刺激出现胸痛或精神紧张影响休息时，可给予镇静剂。

4. 健康指导　告知急性心包炎患者，经积极病因治疗，大多数可以痊愈，仅极少数会演变成慢性缩窄性心包炎。因此，必须坚持足够疗程的有效药物治疗，以预防缩窄性心包炎的发生。指导患者充分休息，摄取高热量、高蛋白、高维生素的易消化饮食，限制钠盐摄入。防寒保暖，防止呼吸道感染。

【护理评价】

1. 心前区疼痛有无缓解，能否随意调整体位，深呼吸、咳嗽、吞咽是否受影响，心包摩擦音是否消失。

2. 呼吸的频率及深度是否已恢复正常，发绀有无消失。

3. 血压和脉压是否已恢复正常，水肿、肝大等心脏压塞征象是否好转或已消失。

4. 体温有无下降或已恢复正常，血白细胞计数是否正常。

5. 紧张、烦躁、恐慌不安等不良心理反应有无消失，情绪是否稳定。

第二节　慢性缩窄性心包炎

一、病因和病理

1. 病因　慢性缩窄性心包继发于急性炎症，其原因为结核或其他感染、新生物、日光或声音的辐射、创伤和心脏手术等。在我国以结核性为最常见，其次为化脓性或创伤性心包炎后演变而来。少数与心包肿瘤、急性非特异性心包炎及放射性心包炎等有关。

2. 病理　缩窄性心包炎继发于急性心包炎。急性心包炎后，随着积液逐渐吸收，可有纤维组织增生、心包增厚粘连、壁层与脏层融合钙化。心包缩窄使心室舒张期扩展受阻，心室舒张期充盈减少，使心搏量下降，导致动脉系统供血不足，进一步发展会影响心脏收缩功能，使静脉回流受阻，出现静脉系统淤血。

二、临床表现

1. 症状　起病隐匿，常于急性心包炎后数月至数年发生心包缩窄。早期症状为劳力性呼吸困难，严重时不能平卧，呈端坐呼吸。常见食欲不振、腹部胀满或疼痛、头晕、乏力等症状。

2. 体征

（1）心脏体征

1）心尖冲动减弱或消失。

2）心浊音界正常或稍大，心音低而遥远。

3）部分患者在胸骨左缘第3、4肋间于舒张早期可听到心包叩击音。

4）可出现期前收缩与房颤等。

（2）心包腔缩窄和心腔受压的表现

1）出现静脉回流受限的体征，如颈静脉怒张、肝大、胸腹腔积液、下肢水肿等。

2）少数患者出现 Friedreich 征（舒张早期颈静脉突然塌陷现象）和 Kussmaul 征（吸气时颈静脉怒张明显，静脉压进一步上升），是因充盈压过高的右心房在三尖瓣开放时压力骤然下降所致。

3）收缩压降低，舒张压升高，脉压变小，脉搏细弱无力。由于心排血量减少，反射性引起周围小动脉痉挛。

三、实验室检查

1. 实验室检查　可有轻度贫血，肝淤血有肝功能损害血浆精蛋白生成减少，肾淤血可有蛋白尿、一过性尿素氮升高。

2. X线检查　心搏减弱或消失，可出现心影增大，呈三角形，左、右心缘变直，主动脉弓小或难以辨认；上腔静脉扩张；心包钙化等征象。

3. 心电图检查　常提示心肌受累的范围和程度。主要表现为 QRS 波群低电压和 T 波倒置或低平；T 波倒置越深，提示心肌损害越重。

4. 超声心动图检查　可见心包增厚、钙化、室壁活动减弱等表现。

5. CT 及 MR 检查　是识别心包增厚和钙化可靠与敏感的方法，若见心室呈狭窄的管状畸形、心房增大和下腔静脉扩张，可提示心包缩窄。

6. 右心导管检查　可见肺毛细血管压力、肺动脉舒张压力、右心室舒张末期压力及右心房压力均增高（>250mmHg）等特征性表现。右心房压力曲线呈 M 型或 W 型，右心室压力曲线呈收缩压轻度升高、舒张早期下陷和舒张期的高原型曲线。

四、救治原则

慢性缩窄性心包炎是一个进展性疾病，其心包增厚、临床症状和血流动力学表现不会自动逆转，外科心包剥离术是唯一确切的治疗。内科治疗包括利尿、扩张静脉和限盐。窦性心动过速是一种代偿机制，所以 β 受体阻滞剂应该避免或谨慎使用。房颤伴快心室率，地高辛为首选，并应该在 β 受体阻滞剂和钙离子拮抗剂之前使用，心率控制在 80~90 次/分。

【护理评估】

1. 健康史　评估急性心包炎病史和治疗情况。

2. 身体状况　起病缓慢，一般在急性心包炎后 2~8 个月逐渐出现明显的心脏压塞（体循环淤血和心排血量不足）征象。主要表现为不同程度的呼吸困难，头晕、乏力、衰弱、心悸、胸闷、咳嗽、腹胀、纳差、肝区疼痛等；体征主要有颈静脉怒张、肝大、腹腔积液、下肢水肿等；心脏听诊有心音低钝，心包叩击音及期前收缩、心房颤动等心律失常；晚期可有收缩压下降，脉压变小等。

3. 心理状况　患者因病程漫长、生活不能自理或需要做心包切开术等而焦虑不安。

【护理诊断】

1. 活动无耐力　与心排血量不足有关。

2. 体液过多　与体循环淤血有关。

【护理目标】

1. 活动耐力增强，能胜任日常体力活动。

2. 水肿减轻或消退。

【护理措施】

1. 一般护理

（1）患者需卧床休息至心慌、气短、水肿症状减轻后，方可起床轻微活动，并逐渐增加活动量。合理安排每日活动计划，以活动后不出现心慌、呼吸困难、水肿加重等为控制活动量的标准。

（2）给予高蛋白、高热量、高维生素饮食，适当限制钠盐摄入，防止因低蛋白血症及水钠潴留而加重腹腔积液及下肢水肿。

（3）因机体抵抗力低下及水肿部位循环不良、营养障碍，易形成压疮和继发感染，故应加强皮肤护理，以免产生压疮。

（4）加强与患者的心理沟通，体贴关怀患者，和家属共同做好思想疏导工作，消除患者的不良心理反应，使患者树立信心，以良好的精神状态配合各项治疗。

2. 病情观察　定时监测和记录生命体征，准确记录出入量，密切观察心脏压塞症状的变化，发现病情变化尽快向医生报告，以便及时处理。

3. 心包切开术的护理　心包切开引流术的目的是缓解压迫症状，防止心肌萎缩。

（1）术前向患者说明手术的意义和手术的必要性、可靠性，解除思想顾虑，使患者和家属增加对手术的心理适应性和对医护人员的信任感。

（2）术后做好引流管的护理，记录引流液的量和性质，并按要求留标本送检；同时严密观察患者的脉搏、心率、心律和血压变化，如有异常及时报告医师并协助处理。

4. 健康指导　教育缩窄性心包炎患者应注意充分休息，加强营养，注意防寒保暖，防止呼吸道感染。指出应尽早接受手术治疗，以获得持久的血流动力学恢复和临床症状明显改善。

【护理评价】

1. 活动后心慌、气短、乏力等症状有无减轻或缓解，日常生活能否自理。

2. 水肿有无减轻或已消失，颈静脉怒张、肝大、腹水等有无减轻或已恢复正常。

第十章　常见先天性心脏病的护理

先天性心脏病是由于胎儿的心脏在母体内发育有缺陷或部分发育停顿所造成的畸形，是先天性畸形中最常见的一种。常见的有动脉导管未闭、心室间隔缺损、心房间隔缺损、肺动脉狭窄、法洛四联症、主动脉缩窄、大血管错位等。

第一节　动脉导管未闭

动脉导管是胎儿时期连接肺动脉与主动脉的生理性血流通道。多于生后24小时内导管功能丧失，出生后4周内形成组织学闭塞，成为动脉韧带。各种原因造成婴儿时期的动脉导管未能正常闭塞，称为动脉导管未闭（PDA）。未闭的动脉导管位于左锁骨下动脉远侧的降主动脉与左肺动脉根部之间。动脉导管未闭是最常见的先天心脏病之一，占先天性心脏病的12%~15%，女性多见，男女之比为1:（1.4~3.0）。

一、临床表现

1. 症状　导管细、分流量少者，平时可无症状或仅有轻微症状。导管粗、分流量大者，临床常见反复上呼吸道感染，剧烈活动后心悸、气急、乏力。小儿则有发育不良、消瘦，活动受限等。重症患者，有肺动脉高压和逆向分流者，可以出现发绀和心力衰竭的表现。

2. 体征　胸骨左缘第2肋间有连续性机械样杂音，收缩期增强，舒张期减弱，并向左锁骨下传导，局部可触及震颤，肺动脉第二音增强。分流量大的患者，因二尖瓣相对狭窄，常在心尖部听到柔和的舒张期杂音。分流量大者，收缩压往往升高，舒张压下降，因而出现周围血管征象，主要表现为脉压增大、颈动脉搏动增强、脉搏宏大、水冲脉，指甲床或皮肤内有毛细血管搏动现象，并可听到枪击音。

二、辅助检查

1. 心电图检查　一般心电图正常或电轴左偏。分流量较大者，示左心室高电压或左心室肥厚。肺动脉压明显增高者，则显示左、右心室肥大或右心室肥大。

2. X 线检查　导管较细，血液分流量小者，可无明显表现。典型的为肺充血，心脏中度扩大。左心缘向下向外延长，主动脉突出，呈漏斗征，肺动脉圆锥隆出。

3. 超声心动图检查　二维超声心动图可在主、肺动脉之间探及异常通道，彩色多普勒血流成像显示血流通过导管的方向，并可测出流速与压差。

4. 心导管检查　绝大多数患者根据超声心动图即可确诊，合并重度肺动脉高压者，右心导管可评估肺血管病变程度，作为选择手术适应证的重要参考。

三、治疗原则

因本病易并发感染性心内膜炎，故即使分流量不大亦应及早争取介入或手术治疗。手术安全成功率高，任何年龄均可进行手术治疗，但对已有明显重度肺动脉高压，出现右向左分流者则禁忌手术。

【护理诊断】

1. 活动无耐力　与心脏畸形导致的心输出量下降有关。
2. 营养失调（低于机体需要量）　与疾病导致的生长发育迟缓有关。
3. 潜在并发症　心力衰竭、肺部感染、感染性心内膜炎。
4. 焦虑　与自幼患病、症状长期反复存在有关。
5. 知识缺乏　缺乏疾病相关知识。

【护理目标】

1. 患者活动耐力有所增加。
2. 患者营养状况得到改善或维持。
3. 未发生相关并发症，或并发症发生后能得到及时治疗与处理。
4. 患者焦虑减轻或消除，情绪良好。
5. 患者或家属能说出有关疾病的自我保健方面的知识。

【护理措施】

1. 术前护理

（1）主动和患者交谈，尽快消除陌生感，生活上给予关怀和帮助，介绍恢复期的病例，增强患者战胜疾病的信心。

（2）做好生活护理，避免受凉，患感冒、发热要及时用药或用抗生素，控制感染。

（3）术前准确测量心率，血压，以供术后对比。

（4）测量患者体重，为术中、术后确定用药剂量提供依据。

（5）观察心脏杂音的性质。

2. 术后护理

（1）注意血压和出血情况：因导管结扎后阻断了分流到肺循环的血液，使体循环血容量较术前增加，导致术后患者血压较术前增高。术后严密监测血压变化，维持成人收缩压在 140mmHg 以下，儿童收缩压维持在 120mmHg 以下。若血压持续增高不降者，应用降压药物如硝普钠、硝酸甘油等，防止因血压过高引起导管缝合处渗血或导管再通，故术后要观察血压及有无出血征象。

（2）保持呼吸道通畅：有的患者术前肺动脉内压力增高，肺内血流量过多，肺脏长期处于充血状态，肺小血管纤维化使患者的呼吸功能受限，虽手术后能减轻一些肺血管的负担，但在短时间内，肺功能仍不健全；其次是由于麻醉的影响，气管内分泌物较多且不易咳出，易并发肺炎、肺不张。因此术后必须保持呼吸道通畅，轻症患者机械辅助通气 1~2 小时，但合并肺动脉高压者要适当延长辅助通气，协助咳嗽、排痰、雾化吸入，使痰排出。

（3）观察有无喉返神经损伤：因术中喉返神经牵拉，水肿或手术损伤，可出现声音嘶哑，以及进流质时引起呛咳。全麻清醒后同患者对话，观察有无声音嘶哑、进水呛咳现象。如发现声音嘶哑、进水呛咳应根据医嘱给予营养神经的药物，并防止患者饮水时误吸，诱发肺内感染。若出现上述症状，应给予普食或半流质。

（4）观察有无导管再通：注意心脏听诊，如再次闻及杂音，应考虑为导管再通，确诊后应尽快再次手术。

（5）观察有无假性动脉瘤形成：按医嘱合理应用抗生素，注意体温变化。如术后发热持续不退，伴咳嗽、声音嘶哑、咯血，有收缩期杂音出现，胸片示上纵隔增宽，肺动脉端突出呈现块状影，应考虑是否为假性动脉瘤，嘱患者卧床休息，避免活动，并给予祛痰药、缓泻药，以免因剧烈咳嗽或排便用力而使胸内压剧烈升高，导致假性动脉瘤的破裂。一旦确诊，尽早行手术治疗。

（6）胸腔引流液的观察：留置胸腔引流管的患者，注意观察胸腔引流液的性质和量，若引流速度过快，管壁发热，持续两小时引流量都超过 4ml/（kg·h），应考虑胸腔内有活动性出血，积极准备二次开胸止血。

（7）术前有细菌性心内膜炎的患者，术后应观察体温和脉搏的变化，注意皮肤有无出血点，有无腹痛等，必要时做血培养。

（8）避免废用综合征：积极进行左上肢功能锻炼。

3. 出院指导

（1）进行左上肢的功能锻炼，避免废用综合征。

（2）逐步增加活动量，在术后 3 个月内不可过度劳累，以免发生心衰。

（3）儿童术后应加强营养供给，多进高蛋白、高热量、高维生素饮食，以利生长发育。

（4）注意气候变化，尽量避免到公共场所，避免呼吸道感染。

第二节　房间隔缺损

房间隔缺损是最常见的成人先天性心脏病，女性多于男性，且有家族遗传倾向。房间隔缺损一般分为原发孔缺损和继发孔缺损，前者实际上属于部分心内膜垫缺损，常同时合并二尖瓣和三尖瓣发育不良。后者为单纯房间隔缺损。

一、临床表现

1. 症状　取决于缺损的大小、部位、年龄、分流量及是否合并其他畸形等。分流量小，极少患儿有不适表现，学龄前儿童体检时可闻及一柔和杂音。分流量大者，由于左向右分流使肺循环血流增加出现活动后心慌气短，并表现乏力、气急，反复发作严重的肺部感染、心律失常及心力衰竭。随年龄增长肺循环阻力增加，右心负荷过重，出现右向左分流，临床上出现发绀，应禁忌手术。

2. 体征　主要体征为胸骨左缘第 2、3 肋间可闻及 Ⅱ～Ⅲ 级柔和的收缩期杂音，肺动脉瓣第二音亢进及固定性分裂。

二、辅助检查

1. 胸部 X 线检查　可显示肺充血、肺动脉段突出、右房右室增大等表现。透视下可见肺动脉段及肺门动脉搏动增强，称为肺门舞蹈症。

2. 心电图检查　多见电轴右偏，右心室肥大和不完全右束支传导阻滞。

3. 超声心动图检查　右心房内径增大，主肺动脉增宽，房间隔部分回声脱失，并能直接测量缺损直径大小，彩色多普勒成像提示心房水平左向右分流信号。多普勒超声心动图、超声心动声学造影二者相结合几乎能检测出所有缺损的分流并对肺动脉压力有较高的测量价值。

4. 心导管检查 对疑难病例或出现肺高压，行右心导管或左房造影检查，可明确诊断及合并畸形，又可测量肺动脉压力，估计病程和预后。

三、治疗原则

1. 介入治疗 可以对大部分患者，结合超声心动图检查结果，在超声心动图和 X 线血管造影机器的引导下进行封堵治疗。

2. 外科治疗 在开展非手术介入治疗以前，对所有单纯房间隔缺损已引起血流动力学改变，即已有肺血增多征象、房室增大及心电图相应表现者均应手术治疗。患者年龄太大已有严重肺动脉高压者手术治疗应慎重。

【护理诊断】

1. 活动无耐力 与心脏畸形导致的心输出量下降有关。

2. 营养失调（低于机体需要量） 与疾病导致的生长发育迟缓有关。

3. 潜在并发症 心力衰竭、肺部感染、感染性心内膜炎。

4. 焦虑 与自幼患病，症状长期反复存在有关。

5. 知识缺乏 缺乏疾病相关知识。

【护理目标】

1. 患者活动耐力有所增加。

2. 患者营养状况得到改善或维持。

3. 未发生相关并发症，或并发症发生后能得到及时治疗与处理。

4. 患者焦虑减轻或消除，情绪良好。

5. 患者或家属能说出有关疾病的自我保健方面的知识。

【护理措施】

1. 术前护理

（1）心理护理：患者及家属均对心脏手术有恐惧感，担心预后，针对患者的心态，护士应详细了解疾病治疗的有关知识，说明治疗目的、方法及其效果，对封堵患者讲解微创手术创伤小，成功率高，消除其恐惧焦虑心理，增强信心，使其能配合治疗。

（2）术前准备：入院后及时完成心外科各项常规检查，并在超声心动图下测量 ASD 的横径和长径、上残边、下残边等数值，以确定手术方式。

2. 术后护理

（1）观察术后是否有空气栓塞的并发症存在：因修补房间隔缺损时，

左心房排气不好，术中易出现空气栓塞，多见于冠状动脉和脑动脉空气栓塞。因而应保持患者术后平卧 4 小时，严密观察患者的反应，并记录血压、脉搏、呼吸、瞳孔以及意识状态等。当冠状血管栓塞则出现心室纤颤，脑动脉栓塞则出现瞳孔不等大、头痛、烦躁等症状，此时应立即对症处理。

（2）严密观察心率、心律的变化：少数上腔型 ASD 右房切口太靠近窦房结或上腔静脉阻断带太靠近根部而损伤窦房结，都将产生窦性或交界性心动过缓，这种心律失常需要安置心脏起搏器治疗。密切观察心律变化，维护好起搏器的功能。术后如出现心房颤动、房性或室性期前收缩，注意观察并保护好输入抗心律失常药物的静脉通路。

（3）观察有无残余漏：常有闭合不严密或组织缝线撕脱而引起。听诊有无残余分流的心脏杂音，一经确诊房缺再通，如无手术禁忌证，应尽早再次手术。

（4）预防并发症：对封堵患者术后早期在不限制正常肢体功能锻炼的前提下指导患者掌握正确有效的咳嗽方法，咳嗽频繁者适当应用镇咳药物，避免患者剧烈咳嗽，打喷嚏及用力过猛等危险动作，防止闭合伞脱落和移位，同时监测体温变化，应用抗生素，预防感染。

（5）抗凝指导：ASD 封堵术后为防止血栓形成，均予以抗凝治疗，术后 24 小时内静脉注射肝素 0.2mg/（kg·d）或皮下注射低分子肝素 0.2mg/（kg·d），24 小时后改口服阿司匹林 5mg/（kg·d），连服 3 个月。

3. 出院指导

（1）术后 3~4 天复查超声心动图，无残余分流，血常规、凝血机制正常即可出院。

（2）出院后患者避免劳累，防止受凉，预防感染，注意自我保健。

（3）必要时服用吲哚美辛 3~5 天，术后 1、3、6 个月复查超声心动图，以确保长期疗效。

（4）封堵患者术后口服阿司匹林 5mg/（kg·d），连服 3 个月。

第三节　室间隔缺损

室间隔缺损是胚胎间隔发育不全而形成的单个或多个缺损，由此产生左右两心室的异常交通，在心室水平产生异常血流分流的先天性心脏病。室间隔缺损可以单独存在或是构成多种复杂心脏畸形，如法洛四联症、矫正性大动脉转位、主动脉弓离断，完全性心内膜垫缺损、三尖瓣闭锁等畸形中的一个组成部分。室间隔缺损可以称得上是临床最常见的先天性心脏病之一。

一、临床表现

1. 症状　缺损小，一般并无症状。大室间隔缺损及大量分流者，婴儿期易反复发生呼吸道感染，喂养困难，发育不良，甚至左心衰竭。较大分流量的儿童或青少年患者，劳累后常有气促和心悸，发育不良。随着肺动脉高压的发展，左向右分流量逐渐减少，造成双向分流或右向左分流，患者将出现明显的发绀、杵状指、活动耐力下降、咯血等症状以及腹胀、下肢水肿等右心衰竭表现。

2. 体征　心前区常有轻度隆起，胸骨左缘第三、四肋间能扪及收缩期震颤，并听到3~4级全收缩期杂音，高位漏斗部缺损杂音则位于第2肋间。肺动脉瓣区第二音亢进。分流量大者，心尖部尚可听到柔和的功能性舒张中期杂音。肺动脉高压导致分流量减少的病例，收缩期杂音逐步减轻，甚至消失，而肺动脉瓣区第二音则明显亢进、分裂，并可伴有肺动脉瓣关闭不全的舒张期杂音。

二、辅助检查

1. 心电图检查　缺损小，心电图正常或电轴左偏。缺损较大，随分流量和肺动脉压力增大而示左心室高电压、肥大或左右心室肥大。严重肺动脉高压者，则提示右心肥大或伴劳损。

2. X线检查　中度以上缺损心影轻度到中度扩大，左心缘向左向下延长，肺动脉圆锥隆出，主动脉结变小，肺门充血。重度阻塞性肺动脉高压心影扩大反而不显著，右肺动脉粗大，远端突变小，分支呈鼠尾状，肺野外周纹理稀疏。

3. 超声心动图检查　左心房、左心室内径增大。二维切面可示缺损的部位和大小。彩色多普勒可显示左心室向右心室分流。

三、治疗原则

1. 介入治疗　部分肌部室间隔缺损和膜周部室间隔缺损可以行介入封堵治疗。

2. 外科手术治疗　在开展非手术介入治疗以前，成人小室间隔缺损 Qp/Qs<1.3者一般不考虑手术，但应随访观察；中度室间隔缺损者应考虑手术，此类患者在成人中少见；Qp/Qs为1.3~1.5者可根据患者总体情况

决定是否手术，除非年龄过大有其他疾患不能耐受手术者仍应考虑手术治疗；大室间隔缺损伴重度肺动脉压增高，肺血管阻力>7wood单位者不宜手术治疗。

【护理诊断】

1. 活动无耐力　与心脏畸形导致的心输出量下降有关。

2. 营养失调（低于机体需要量）　与疾病导致的生长发育迟缓有关。

3. 潜在并发症　心力衰竭、肺部感染、感染性心内膜炎。

4. 焦虑　与自幼患病，症状长期反复存在有关。

5. 知识缺乏　缺乏疾病相关知识。

【护理目标】

1. 患者活动耐力有所增加。

2. 患者营养状况得到改善或维持。

3. 未发生相关并发症，或并发症发生后能得到及时治疗与处理。

4. 患者焦虑减轻或消除，情绪良好。

5. 患者或家属能说出有关疾病的自我保健方面的知识。

【护理措施】

1. 术前护理

（1）婴幼儿有大室间隔缺损，大量分流及肺功脉高压发展迅速者，按医嘱积极纠正心力衰竭、缺氧、积极补充营养，增强体质，尽早实施手术治疗。

（2）术前患儿多汗，常感冒及患肺炎，故予以多饮水、勤换洗衣服，减少人员流动。预防感冒，有心力衰竭者应定期服用地高辛，并注意观察不良反应。

2. 术后护理

（1）保持呼吸道通畅，预防发生肺高压危象　中小型室间隔缺损手术后一般恢复较顺利。对大型缺损伴有肺动脉高压患者，由于术前大量血液涌向肺部，患儿有反复发作肺炎史，并且由于肺毛细血管床的病理性改变，使气体交换发生困难，在此基础上又加上体外循环对肺部的损害，使手术后呼吸道分泌物多，不易咳出，影响气体交换，重者可造成术后严重呼吸衰竭，慢性缺氧加重心功能损害。尤其是婴幼儿，术后多出现呼吸系统并发症，往往手术尚满意，却常因呼吸道并发症而死亡，因此术后呼吸道的管理更为重要。

1）术后常规使用呼吸机辅助呼吸，对于肺动脉高压患者，术后必须较长时间辅助通气及充分供氧。

2）肺动脉高压者，在辅助通气期间，提供适当的过度通气，使pH7.5~7.55、PaCO25~35mmHg、PaO$_2$>100mmHg，有利于降低肺动脉压。辅助通气要设置PEEP，小儿常规应用4cmH$_2$O，增加功能残气量，防止肺泡萎陷。

3）随时注意呼吸机同步情况、潮气量、呼吸频率等是否适宜，定期做血气分析，根据结果及时调整呼吸机参数。

4）肺动脉高压患者吸痰的时间间隔应相对延长，尽可能减少刺激，以防躁动加重缺氧，使肺动脉压力进一步升高，加重心脏负担及引起肺高压危象。

5）气管插管拔除后应加强体疗，协助排痰，保证充分给氧。密切观察患者呼吸情况并连续监测血氧饱和度。

（2）维持良好的循环功能，及时补充血容量密切观察血压、脉搏、静脉充盈度、末梢温度及尿量。心源性低血压应给升压药，如多巴胺、间羟胺等维持收缩压在90mmHg以上。术后早期应控制静脉输入晶体液，以1ml/（kg·h）为宜，并注意观察及保持左房压不高于中心静脉压。

（3）保持胸腔引流管通畅，观察有无术后大出血密切观察引流量，若每小时每千克体重超过4ml表示有活动性出血的征象，连续观察3~4小时，用止血药无效，应立即开胸止血。

3．出院指导

（1）逐步增加活动量，在术后3个月内不可过度劳累，以免发生心力衰竭。

（2）儿童术后应加强营养供给，多进高蛋白、高热量、高维生素饮食，以利生长发育。

（3）注意气候变化，尽量避免到公共场所，避免呼吸道感染。

（4）定期门诊随访。

第四节　肺动脉狭窄

肺动脉狭窄是指由于右室先天发育不良而与肺动脉之间的血流通道产生狭窄。狭窄发生于从三尖瓣至肺动脉的任何水平，其可各自独立存在，也可合并存在。该病占先天性心脏病的25%~30%。

一、临床表现

1. 症状　肺动脉狭窄严重的新生儿，出生后即有发绀。重症病儿表现气急、躁动及进行性低氧血症。轻症或无症状的患儿可随着年龄的增长出现劳累后心悸、气促、胸痛或晕厥，严重者可有发绀和右心衰竭。

2. 体征　胸骨左缘第二肋间闻及粗糙收缩期喷射样杂音，向左颈根部传导，可触及震颤，肺动脉瓣第二心音减弱或消失。严重或病程长的患儿有发绀及杵状指（趾）及面颊潮红等缺氧表现。

二、辅助检查

1. 心电图　电轴右偏，P 波高尖，右心室肥厚。

2. X 线检查　右心室扩大，肺动脉圆锥隆出，肺门血管阴影减少及纤细。

3. 彩色多普勒超声心动图检查　右心室增大，确定狭窄的解剖学位置及程度。

4. 心导管检查　可测定右心室压力是否显著高于肺动脉压力，并连续描记肺动脉至右心室压力曲线；鉴别狭窄的类型（瓣膜型或漏斗型）；测定心腔和大血管血氧含量；注意有无其他先天性异常。疑为漏斗部狭窄或法洛三联症者，可行右心导管造影。

5. 选择性右心室造影　可确定病变的类型及范围，瓣膜型狭窄，可显示瓣膜交界融合的圆顶状征象。若为肺动脉瓣发育不良，在心动周期中可显示瓣膜活动度不良，瓣环窄小及瓣窦发育不良，则无瓣膜交界融合的圆顶状征象。

三、治疗原则

1. 介入治疗　绝大多数这类患者可以进行介入治疗，包括肺动脉瓣球囊扩张、经皮肺动脉瓣置入以及肺动脉分支狭窄的支架置入。

2. 外科手术治疗　球囊扩张不成功或不宜行球囊扩张者，如狭窄上下压力阶差>40mmHg 应采取手术治疗。

【护理诊断】

1. 活动无耐力　与心脏畸形导致的心输出量下降有关。

2. 营养失调（低于机体需要量）　与疾病导致的生长发育迟缓有关。

3. 潜在并发症　心力衰竭、肺部感染、感染性心内膜炎。

4. 焦虑　与自幼患病，症状长期反复存在有关。

5. 知识缺乏 缺乏疾病相关知识。

【护理目标】

1. 患者活动耐力有所增加。

2. 患者营养状况得到改善或维持。

3. 未发生相关并发症，或并发症发生后能得到及时治疗与处理。

4. 患者焦虑减轻或消除，情绪良好。

5. 患者或家属能说出有关疾病的自我保健方面的知识。

【护理措施】

1. 手术前护理

（1）重症肺动脉瓣狭窄伴有重度发绀的新生儿，术前应静脉给予前列腺素 E，以延缓动脉导管闭合。

（2）休息：由于肺动脉瓣狭窄，右心室排血受阻，致右心室压力增高，负荷加重，患者可出现发绀和右心衰竭情况，故应卧床休息，减轻心脏负担。

（3）氧气吸入：发绀明显者或有心力衰竭的患者，术前均应给予氧气吸入，每日 2 次，每次半小时，改善心脏功能，必要时给予强心、利尿药物。

2. 手术后护理

（1）循环系统

1）建立有创血压监测，持续观察血压变化。对于较重患者，用微量泵泵入升压药物，并根据血压的变化随时进行调整，使血压保持稳定，切勿忽高忽低。

2）注意中心静脉压的变化，以便了解右心有无衰竭和调节补液速度，必要时应用强心药物。此类患者由于狭窄解除后，短时间内心排血量增多，如心脏不能代偿容易造成心力衰竭。

3）注意末梢循环的变化，如周身皮肤、口唇、指甲颜色、温度及表浅动脉搏动情况。

4）维持成人尿量>0.5ml/（kg·h），儿童尿量>1ml/（kg·h）以上。

（2）呼吸系统

1）术后使用呼吸机辅助呼吸，保持呼吸道通畅，及时吸痰。用脉搏血氧监测仪观察氧饱和度的变化并监测 PaO_2，如稳定在 80mmHg，可在术后早期停用呼吸机。如发生低氧血症（$PaO_2 < 80mmHg$）应及时向医生报告，如明确存在残余狭窄，及时做好再次手术的准备。

2）协助患者排痰和翻身，听诊双肺呼吸音，必要时雾化吸入。

（3）婴幼儿及较大的肺动脉狭窄患儿，术后早期右心室压力及肺血管阻力可能仍较高，术后注意观察高压是否继续下降，如有异常表现，及时报告医生，必要时作进一步检查及处理。

3. 出院指导

（1）患儿出院后需要较长期的随诊，如发现残余狭窄导致右室压力逐渐增加，或肺动脉瓣环更加变窄，均应再入院检查，可能需要再次手术，进一步切开狭窄或用补片加宽。

（2）逐步增加活动量，在术后3个月内不可过度劳累，以免发生心力衰竭。

（3）儿童术后应加强营养供给，多进高蛋白、高热量、高维生素饮食，以利生长发育。

（4）注意气候变化，尽量避免到公共场所，避免呼吸道感染。

第五节 法洛四联症

法洛四联症是一种最为常见的发绀型复杂先天性心脏病，占整个先天性心脏病的12%~14%。法洛四联症包括室间隔缺损、肺动脉狭窄、主动脉骑跨、右心室肥厚四种畸形或病变。

一、临床表现

主要是自幼出现的进行性发绀和呼吸困难，易疲乏，劳累后常取蹲踞位休息。严重缺氧时可引起晕厥，常伴有杵状指（趾），心脏听诊肺动脉瓣第二心音减弱以致消失，胸骨左缘常可闻及收缩期喷射性杂音。脑血管意外（如脑梗死）、感染性心内膜炎、肺部感染为本病常见并发症。

二、辅助检查

1. 血常规检查 可显示红细胞、血红蛋白及红细胞比容均显著增高。
2. 心电图检查 可见电轴右偏、右室肥厚。
3. X线检查 主要为右室肥厚表现，肺动脉段凹陷，形成木靴状外形，肺血管纹理减少。
4. 超声心动图 可显示右室肥厚、室间隔缺损及主动脉骑跨。右室流出道狭窄及肺动脉瓣的情况也可以显示。
5. 磁共振检查 对于各种解剖结构异常可进一步清晰显示。
6. 心导管检查 对拟行手术治疗的患者应行心导管和心血管造影检

查，根据血流动力学改变，血氧饱和度变化及分流情况进一步确定畸形的性质和程度，以及有无其他合并畸形，为制定手术方案提供依据。

三、治疗原则

未经姑息手术而存活至成年的本症患者，唯一可选择的治疗方法为手术纠正畸形，手术危险性较儿童期手术为大，但仍应争取手术治疗。

【护理诊断】

1. 活动无耐力　与心脏畸形导致的心输出量下降有关。
2. 营养失调（低于机体需要量）　与疾病导致的生长发育迟缓有关。
3. 潜在并发症　心力衰竭、肺部感染、感染性心内膜炎。
4. 焦虑　与自幼患病，症状长期反复存在有关。
5. 知识缺乏　缺乏疾病相关知识。

【护理目标】

1. 患者活动耐力有所增加。
2. 患者营养状况得到改善或维持。
3. 未发生相关并发症，或并发症发生后能得到及时治疗与处理。
4. 患者焦虑减轻或消除，情绪良好。
5. 患者或家属能说出有关疾病的自我保健方面的知识。

【护理措施】

1. 术前护理

（1）贫血的处理：大多数法洛四联症患者的血红蛋白、红细胞计数和红细胞比积都升高，升高程度与发绀程度成正比。发绀明显的患儿，如血红蛋白、红细胞计数和红细胞比积都正常，应视为贫血，术前应给予铁剂治疗。

（2）进一步明确诊断：术前对患者做全面复查，确认诊断无误，且对疾病的特点搞清楚如肺动脉、肺动脉瓣、右室流出道狭窄的部位及程度；主动脉右移骑跨的程度；左室发育情况，是否合并动脉导管未闭、左上腔静脉、房间隔缺损等。

（3）入院后每日吸氧两次，每次 30 分钟；发绀严重者鼓励患者多饮水，预防缺氧发作；缺氧性昏厥发作时，给予充分供氧的同时，屈膝屈胯，可增加外周阻力，减少左向右的分流，增加回心血量，增加氧合；肌肉或皮下注射吗啡（0.2mg/kg）；幼儿静脉注射 β 受体阻滞剂有缓解效应；静滴碳酸氢钠或输液扩容；使用增加体循环阻力的药物如去氧肾上腺素等。

（4）预防感染性心内膜炎：术前应注意扁桃体炎、牙龈炎、气管炎等感染病灶的治疗。

（5）完成术前一般准备。

2. 术后护理

（1）术后应输血或血浆使胶体渗透压达正常值 17~20mmHg，血红蛋白达 120g/L 以上。一般四联症术后中心静脉压仍偏高，稍高的静脉压有利于右心排血到肺动脉。

（2）术后当天应用洋地黄类药物，力争达到洋地黄化，儿童心率维持在 100 次/分，成人 80 次/分左右。

（3）术后当天开始加强利尿，呋塞米效果较好，尿量维持 >1ml/（kg·h），利尿不充分时肝脏肿大，每日触诊肝脏两次，记录出入水量，出量应略多于入量。

（4）术后收缩压维持 90mmHg 左右，舒张压维持 60~70mmHg，必要时用微泵输入多巴胺或多巴酚丁胺，以增强心肌收缩力，增加心脏的兴奋性。

（5）术后左房压与右房压大致相等，维持在 12~15cmH$_2$O。若左房压比右房高 5~10cmH$_2$O，左室发育不良、左室收缩及舒张功能的严重损害，或有左向右残余分流，预后不良；若右房压比左房压高 5~10cmH$_2$O，表明血容量过多或右室流出道或肺动脉仍有狭窄，负荷过重，远端肺血管发育不良，或右室功能严重受损。

（6）呼吸机辅助通气，当患者出现灌注肺时，延长机械通气时间，采用小潮气量通气，避免肺损伤。用呼气末正压促进肺间质及肺泡水肿的消退，从而改善肺的顺应性和肺泡通气，提高血氧分压。

（7）术后加强呼吸功能监测，检查有无气胸，肺不张。肺不张左侧较易出现，往往因气管插管过深至右支气管所致，摄胸片可协助诊断。如不能及时摄片，必要时可根据气管插管的深度拔出 1~2cm。再听呼吸音以判断效果。术中损伤肺组织或放锁骨下静脉穿刺管时刺破肺组织，可致术后张力性气胸。

（8）拔出气管插管后雾化吸氧，注意呼吸道护理，以防肺不张及肺炎的发生。

（9）每天摄床头片一张，注意有无灌注肺、肺不张或胸腔积液征象。

3. 出院指导

（1）遵医嘱服用强心利尿剂，并注意观察尿量。

（2）逐步增加活动量，在术后 3 个月内不可过度劳累，以免发生心力衰竭。

（3）儿童术后应加强营养供给，多进高蛋白、高热量、高维生素饮食，以利生长发育。

（4）注意气候变化，尽量避免到公共场所，避免呼吸道感染。

（5）三个月门诊复查。

第十一章　感染性心内膜炎的护理

感染性心内膜炎指心脏内膜或邻近大动脉内膜因细菌、真菌或其他微生物（如病毒、立克次体等）感染而产生的炎症病变，同时伴有赘生物形成。赘生物为大小不等、形状不一的血小板和纤维素团块，内含大量维生素和少量炎性细胞。感染性心内膜炎按临床病程可分为急性和亚急性两类，后者较前者明显多见。

一、诱因与发病机制

1. 病因　急性感染性心内膜炎（AIE）主要由金黄色葡萄球菌引起。亚急性感染性心内膜炎主要由草绿色链球菌引起，其次为 D 族链球菌和表皮葡萄球菌。亚急性病例至少占 2/3 以上，主要发生于器质性心脏病的基础上，以心脏瓣膜病为主，其次为先天性心脏病，但极少发生于房间隔缺损和肺动脉瓣狭窄。

2. 发病机制及病理　感染性心内膜炎又可分为自体瓣膜心内膜炎、人工瓣膜心内膜炎（PVE）、静脉药瘾者心内膜炎和医源性心内膜炎（NIE）。受累瓣膜最常见为主动脉瓣和二尖瓣，少见于三尖瓣及肺动脉瓣。主要机制是畸形孔道喷出的血流冲击心内膜面，引起损伤而致病，多发于高速血流处、高压腔至低压腔处。最后，抗体凝集素、血小板及大量细菌附着繁殖，从而形成赘生物。

二、临床表现

1. 临床表现　缺乏特异性，不同患者间有很大的差异。

（1）感染的征象：发热为最常见的表现，可表现为高热，伴有头痛、盗汗、寒战等症状。

（2）心脏损害的征象：可在原有杂音的基础上出现杂音性质的改变或者出现新的杂音是本病的特点。

（3）动脉栓塞：可伴随受累器官的脓肿形成，在机体的任何部位均可发生，常见于脑、肾、四肢、肺动脉等，多发生于晚期。

（4）感染的非特异性症状：进行性贫血、体重减轻、脾大、杵状指

（趾）。

（5）周围体征：多为非特异性，皮肤黏膜可出现淤点，指和趾垫处出现红色或紫色痛性结节，即 Osler 结节。

（6）左心室衰竭：最常见的致死原因之一，瓣膜的损害加重左心力衰竭。可伴随心包积液。

2. 辅助检查

（1）血培养：阳性血培养对本病诊断有重要价值。

（2）超声心动图：是诊断感染性心内膜炎的基础，可检出>2mm 的赘生物。

（3）血常规。

（4）免疫学检查。

（5）尿液检查。

三、救治原则

1. 抗生素的应用　抗生素治疗原则早期、足量、长疗程，主要以静脉给药的方式，以维持血药浓度在杀菌水平的 4~8 倍。抗生素的选择应根据血培养及药敏试验的结果，对于高度怀疑 IE 的患者，可在连续 3 次采血，每次间隔 30~60 分钟，并送检以后即可开始抗生素的应用。

2. 药物选择　可选用足量广谱抗生素杀菌剂，联合用药以增强杀菌能力，如万古霉素、庆大霉素等，真菌感染者选用抗真菌药物，如两性霉素 B。而青霉素仍是治疗 IE 最常用、最有效的药物。

3. 手术治疗　对有严重心内并发症或抗生素治疗无效的患者应及时进行手术治疗。

4. 人工瓣膜心内膜炎治疗应加庆大霉素，有瓣膜再置换适应证者应早期手术。

【护理评估】

1. 病史评估　详细询问患者起病情况，了解感染病史，了解患者既往健康状况及瓣膜手术病史，评估有无其他原因导致的感染性心内膜炎。

2. 身体状况　观察生命体征，注意监测体温变化，听诊心脏杂音情况；了解细菌赘生物的大小、位置等情况，评估有无栓塞、转移脓肿等。

3. 心理社会评估　了解患者有无情绪低落、消沉、烦躁、焦虑、恐惧、绝望等心理；了解家属的心理压力和经济负担。

4. 辅助检查　常规心电图或 24 小时动态心电图检查，X 线检查评估心影大小，超声心动图明确诊断，血液生化检查行血培养指导抗生素的使用。

【护理诊断】

1. 体温过高　与感染有关。

2. 活动无耐力　与发热、乏力有关。

3. 焦虑　与反复发热、担心预后有关。

4. 知识缺乏　缺乏疾病相关检查、预防及治疗的知识。

5. 潜在并发症　心力衰竭、栓塞等。

【护理目标】

1. 患者体温恢复正常、不适感减轻或消失。

2. 患者活动耐力逐渐增强。

3. 患者焦虑程度减轻，配合治疗及护理。

4. 患者了解疾病的治疗、护理及预防感染的相关知识。

5. 预防或减少并发症的发生。

【护理措施】

1. 体温过高的护理

（1）观察体温及皮肤黏膜的变化，动态监测体温变化情况，每 4~6 小时测量体温，并准确记录体温变化，绘制体温曲线，以判断病情进展及用药效果。评估皮肤有无淤点、色泽是否改变、指（趾）甲下线状出血等情况以及有无消退。

（2）正确采集血标本：应告知患者及家属为提高血培养的阳性率及准确率，需要多次抽血，且每次采血量较多，在必要时甚至需要暂停抗生素，以取得其理解和配合。24 小时内应至少抽血 3 次，在体温上升前、体温上升时、高热时进行采集静脉血，可间隔 30~60 分钟，每次采血量为 10~20ml。如已使用抗生素的应根据医嘱暂停用药 3~6 天，再作血培养。如考虑真菌、厌氧菌、立克次体的患者应作特殊的培养。

（3）发热的护理：急性期患者应卧床休息，观察体温变化，保持皮肤干燥舒适，病室安静通风，出汗较多时应注意适当补充水分及电解质，注意身心得到休息，患者发生寒战时应注意保暖，防止受凉。另外，必要时可予物理降温或药物降温，如柴胡、安痛定等肌内注射，根据医嘱合理使用抗生素。

（4）饮食护理：患者应进食高蛋白、高热量、丰富维生素、清淡有味易消化食物，以补充发热引起的机体消耗。对于食欲差的患者应做好健康教育，解释营养摄取在适应机体代谢及治疗过程中的重要性，并根据患者的病情及进食能力，制订合理的饮食计划，可少量多餐。同时做好口腔护理，以增进食欲。

2. 心理护理

（1）解释疾病的相关知识、预后及自我护理。

（2）鼓励患者增强战胜疾病的信心。

（3）针对不同的情况采取个性化护理。

（4）指导患者学会自我放松。

（5）指导患者家属及朋友给予积极的支持和关心。

3. 抗生素应用的护理

（1）根据医嘱及时、准确地给予抗生素，严格按照要求时间准时用药。

（2）观察药物作用及副作用。

（3）注意有无消化道症状、细菌耐药的产生等。对于肝肾功能不全的患者更应密切观察症状及体征，及时反馈，以便及时调整治疗方案。

（4）由于抗生素对血管刺激性较大，应经常更换穿刺部位，注意保护血管，可使用静脉留置针。

4. 潜在并发症　栓塞可发生于机体的任何部位，因此急性期患者应卧床休息，减少活动，避免因活动量过大而引起血栓脱落。注意患者有无腹痛、头痛的发生。对于容易发生下肢深静脉血栓的患者尤其要警惕肺栓塞的发生。一旦发现栓塞征象，应立即报告医生并协助处理。

5. 健康宣教

（1）生活指导

1）注意保暖，避免感冒，饮食规律，营养丰富，增强抵抗力。

2）合理休息，保持口腔和皮肤清洁，定期牙科检查，少去公共场所，勿挤压痤疮等，减少病原体入侵机会。

（2）疾病知识

1）讲解病因、发病机制和致病菌侵入途径、坚持足够疗程用药的重要性。

2）高危患者在进行侵入性检查及治疗手术前应说明病史，以预防性使用抗生素。

（3）自我检测：监测自我体温的变化，有无栓塞的表现，定期门诊随访。

6. 并发症的观察及处理

（1）心力衰竭

1）临床表现：左心衰竭表现为呼吸困难，咳嗽、咳痰和咯血，疲乏无力、尿少等；右心衰竭表现为上腹饱胀等消化道症状，也有尿少及夜尿等；全心衰竭可同时存在或以左或右心衰竭为主要表现。

2）处理方法：①非药物治疗：低盐、低脂饮食，戒烟、戒酒，控制液体摄入，急性期需卧床，慢性期可适当活动，预防感染；②药物治疗：利尿剂、洋地黄及转换酶抑制剂等可联合使用。

（2）神经系统并发症

1）临床表现：可见脑栓塞、脑出血等。

2）处理方法：卧床休息，减少活动，注意有无头痛、头晕等症状。

（3）细菌性动脉瘤

1）临床表现：多见于亚急性者，受累动脉依次为近端主动脉、脑、内脏和四肢。

2）处理方法：抗感染，手术治疗。

第十二章 周围血管疾病的护理

第一节 动脉性疾病

一、颈动脉狭窄

颈动脉狭窄（CAS）病因多为动脉硬化闭塞症，其次为头臂型多发性大动脉炎。颈动脉狭窄可以导致严重的脑缺血症状，甚至脑卒中，使患者生活严重受限，甚至日常生活均不能自理，致残和死亡率很高。如合并锁骨下动脉窃血综合征和（或）椎动脉病变，更将加重病情。因此，改善患者脑部血供对延长患者寿命及提高生活质量甚为重要。

1. 病因及发病机制

（1）病因：颈动脉狭窄最主要的病因为动脉粥样硬化，约占90%以上。此外，还有大动脉炎、外伤和放射性损伤等少见原因。由于机体血脂代谢异常，在动脉血管壁形成粥样硬化斑块，内膜及平滑肌细胞异常增生，最后导致血管腔径狭窄，甚至闭塞。颈动脉狭窄是缺血性脑卒中（脑中风）的主要原因。颈动脉斑块引起颈动脉严重狭窄及血流动力学的改变，导致大脑相应部位的低血流灌注；颈动脉斑块中微栓子或斑块表面的血栓脱落引起脑栓塞及脑缺血。颈动脉斑块中微栓子或斑块表面的血栓反复脱落时，可形成多发性腔隙性脑梗死，导致大面积的脑组织缺血。

（2）临床表现：动脉粥状硬化所致的颈动脉狭窄多见于中、老年人，常伴存着肥胖、高血压、糖尿病和高血脂等多种心血管危险因素。临床上依据颈动脉狭窄是否产生脑缺血症状，分为有症状性和无症状性两大类。

2. 有症状性颈动脉狭窄

（1）脑部缺血症状：表现为耳鸣、眩晕、黑蒙、视物模糊、视力下降、偏盲、复视、头昏、头痛、失眠、记忆力减退、嗜睡、多梦、抑郁、不明原因的认知功能障碍等症状。

（2）短暂性脑缺血发作（TIA）：表现为一侧肢体感觉或运动功能短暂障碍，一过性单眼失明或失语等，一般仅持续数分钟，发病后24h内完全恢复正常，影像学检查无局灶病变。

（3）缺血性脑卒中：表现为一侧肢体感觉障碍、偏瘫、失语、脑神经损伤，严重者出现昏迷等，并具有相应的神经系统的体征和影像学特征。

3. 无症状性颈动脉狭窄　许多颈动脉狭窄患者临床上无任何神经系统的症状和体征，有时仅在体格检查时发现颈动脉搏动减弱或消失，颈根部或颈动脉行经处闻及血管杂音。无症状性颈动脉狭窄，尤其是重度狭窄或斑块溃疡被认为"高危病变"。

4. 辅助检查

（1）多普勒-超声检查：为目前首选的无创性颈动脉检查手段，具有简便、安全和费用低廉的特点。它不仅可显示颈动脉的解剖图像，进行斑块形态学检查，如区分斑块内出血和斑块溃疡，而且还可显示动脉血流量、流速、血流方向及动脉内血栓等。

（2）磁共振血管造影（MRA）：是一种无创性的血管成像技术，能清晰地显示颈动脉及其分支的三维形态和结构，并且能够重建颅内动脉影像。

（3）CT 血管造影（CTA）：能直接显示钙化斑块。三维血管重建可获得类似血管造影的图像，并能显示钙化和附壁血栓。

（4）数字减影血管造影（DSA）：是诊断颈动脉狭窄的"金标准"，可以详细地了解病变的部位、范围和程度以及侧支形成情况；帮助确定病变的性质如溃疡、钙化病变和血栓形成等；了解并存血管病变如动脉瘤、血管畸形等，从而为手术和介入治疗提供有价值的影像学依据。

5. 治疗要点　颈动脉狭窄的治疗目的在于改善脑供血，纠正或缓解脑缺血的症状，防止脑卒中的发生。

（1）非手术治疗：包括抗凝和祛聚治疗，罂粟碱和尼莫地平扩张血管治疗，前列腺素 E 和去纤酶类药物，能量合剂和高压氧舱的应用，以及针对病因的药物治疗等。

（2）手术治疗

1）内膜剥脱术：适用于动脉硬化闭塞症的患者，且病变范围为颈总动脉分叉部和（或）颈内动脉起始段，而远端颈内动脉通畅者。

2）锁骨下动脉-颈动脉转流术：适用于颈总动脉起始段阻塞但远端通畅者，血流经锁骨下动脉再灌注颈动脉。

3）升主动脉-颈动脉（无名动脉）转流术：此术式适用于单侧或双侧颈动脉病变、远端流出道通畅、能够耐受开胸手术的患者。可同时行至单、双侧锁骨下动脉的转流术。

【护理措施】

1. 术前护理

（1）完善术前各项检查，了解机体的功能状态。

（2）术前准备

1）术前应补充高蛋白、高热量、高维生素的低脂饮食或输血，改善营养状况。

2）对于术后卧床的患者，应指导患者进行床上排尿、排便功能锻炼，以适应术后床上生活。

3）对有吸烟习惯的患者，应鼓励教育患者戒烟，并教会患者正确有效的卧位咳嗽、咳痰方法，以防术后出现肺部感染。

4）药物过敏试验，术前应做抗生素过敏试验，以备术中、术后使用。

5）术前 6 小时禁食，术前 30 分钟肌内注射苯巴比妥 0.1g，阿托品 0.5mg。

2. 术后护理

（1）体位：颈部血管重建术者，头部置于正中位，下肢血管移植手术患者应取平卧位或半卧位，避免关节过度屈曲，挤压、扭曲血管，避免剧烈活动。

（2）心肺功能监测：严密监测患者的血压、脉搏及呼吸功能情况，并根据监测指标，随时予以处理，直至渡过危险期。

（3）注意引流、切口情况：监测各引流管的引流液的性质、颜色及量，了解患者有无活动性出血，记录每小时尿量。一般血管手术中多应用肝素抗凝，术后继续抗凝治疗。因此，术后应严密观察引流液的颜色、性质、量；注意有无切口渗血或出血。若切口出血或引流液量过多时，应及时通知医生，做相应的处理。

3. 心理护理 患者对手术存在有不同的心理障碍，如焦虑、畏惧及悲哀等心理，这些将影响患者的神经内分泌系统的正常生理功能，降低机体免疫能力及对手术的耐受力。为使手术取得预期的良好效果，必须重视手术前的各项准备工作。充分的术前准备和深入细致的心理护理，可减少患者对手术的恐惧心理。护士应用护理心理学理论，运用护理手段去影响患者的心理活动，解除或减轻患者的各种消极心理因素，增强患者对医务人员的信任感及战胜疾病的信心，使患者以良好的心态主动配合医护人员做好各种术前准备工作。

4. 出院指导

（1）保持情绪稳定，坚持服药，控制血压在 100~110/70~80mmHg。

（2）指导患者戒烟、戒酒。

（3）指导患者饮食宜清淡，避免高胆固醇、高脂肪含量的食物。

二、主动脉夹层

主动脉夹层是在胸主动脉瘤病理改变的基础上，主动脉内膜破损，主动脉腔内的血液从主动脉内膜撕裂口进入主动脉中膜，使中膜分离，并沿主动脉长轴方向扩展，从而造成主动脉真假两腔分离的一种病理改变。

1. 病因及发病机制　病因至今未明。80%以上主动脉夹层的患者有高血压，不少患者有囊性中层坏死。高血压并非引起囊性中层坏死的原因，但可促进其发展。临床与动物实验发现，不是血压的高度而是血压波动的幅度，与主动脉夹层分裂相关。遗传性疾病马方综合征中主动脉囊性中层坏死颇常见，发生主动脉夹层的机会也多，其他遗传性疾病如特纳综合征、埃-当综合征，也有发生主动脉夹层的趋向。主动脉夹层还易在妊娠期发生，其原因不明，猜想妊娠时内分泌变化使主动脉的结构发生改变而易于裂开。

2. 临床表现

（1）疼痛：夹层分离突然发生时，多数患者突感胸部疼痛，向胸前及背部放射，随夹层涉及范围可以延至腹部、下肢及颈部。疼痛剧烈难以忍受，起病后即达高峰，呈刀割或撕裂样。少数起病缓慢者疼痛不显著。

（2）高血压：患者因剧痛而有休克外貌，焦虑不安、大汗淋漓、面色苍白、心率加速，如外膜破裂出血则血压降低。不少患者原有高血压，起病后剧痛使血压更增高。

（3）心血管症状

1）主动脉瓣关闭不全：夹层血肿涉及主动脉瓣或影响心瓣-叶的支撑时发生，故可突然在主动脉瓣区出现舒张期吹风样杂音，脉压增宽，急性主动脉瓣反流可以引起心力衰竭。

2）脉搏改变：一般见于颈动脉、肱动脉或股动脉，一侧脉搏减弱或消失，反映主动脉的分支受压迫或内膜裂片堵塞其起源。

3）胸锁关节处出现搏动或在胸骨上窝可触到搏动性肿块。

4）心包摩擦音：夹层破裂入心包腔可引起心包堵塞。

5）胸腔积液：夹层破裂入胸膜腔内引起。

（4）神经症状：主动脉夹层延伸至主动脉分支颈动脉或肋间动脉，可造成脑或脊髓缺血，引起偏瘫、昏迷、神志模糊、截瘫、肢体麻木、反射异常、视力与大小便障碍。

（5）压迫症状：主动脉夹层压迫腹腔动脉、肠系膜动脉时可引起恶心、呕吐、腹胀、腹泻、黑便等症状；压迫颈交感神经节引起霍纳综合征；压迫喉返神经致声嘶；压迫上腔静脉致上腔静脉综合征；累及肾动脉可有血尿、尿闭及肾缺血后血压增高。

3. 辅助检查

（1）心电图：可示左心室肥大，非特异性 ST-T 改变。病变累及冠状动脉时，可出现心肌急性缺血甚至急性心肌梗死改变。心包积血时可出现急性心包炎的心电图改变。

（2）X 线胸部平片：可见上纵隔或主动脉弓影增大，主动脉外形不规则，有局部隆起。如见主动脉内膜钙化影，可准确测量主动脉壁的厚度。正常值 2~3mm，增到 10mm 时则提示夹层分离可能性，若超过 10mm 则可确诊。

（3）超声检查

1）M 型超声检查：可见主动脉根部扩大，夹层分离处主动脉壁由正常的单条回声带变成两条分离的回声带。

2）二维超声：可见主动内分离的内膜片呈内膜摆动征，主动脉夹层分离形成主动脉真假双腔征。有时可见心包或胸腔积液。

3）多普勒超声：不仅能检出主动脉夹层分离管壁双重回声之间的异常血流，而且对主动脉夹层的分型、破口定位及主动脉瓣反流的定量分析都具有重要的诊断价值。

（4）磁共振成像（MRI）：MRI 能直接显示主动脉夹层的真假腔，清楚显示内膜撕裂的位置和剥离的内膜片或血栓。能确定夹层的范围和分型，以及与主动脉分支的关系。

（5）数字减影血管造影（DSA）：无创伤性 DSA 可发现夹层的位置及范围，有时还可见撕裂的内膜片。还能显示主动脉的血流动力学和主要分支的灌注情况。易于发现血管造影不能检测到的钙化。

（6）血和尿检查：白细胞计数常迅速增高。可出现溶血性贫血和黄疸。尿中可有红细胞，甚至肉眼血尿。

4. 治疗要点

（1）非手术治疗

1）镇静：给予地西泮、氯丙嗪、异丙嗪等。

2）镇痛：根据疼痛程度及体重可选用布桂嗪（强痛定）、哌替啶（杜冷丁）或吗啡，一般哌替啶 100mg 或吗啡 5~10mg，静注效果好，必要时可每 6~8 小时 1 次。

3）降压：对合并有高血压的患者，可采用普萘洛尔 5mg 静脉间歇给

药与硝普钠静滴 $25\sim50\mu g/min$，调节滴速，使血压降低至临床治疗指标，保持收缩压于 $100\sim120mmHg$。血压下降后疼痛明显减轻或消失是夹层分离停止扩展的临床指征。需要注意的问题是：合并有主动脉大分支阻塞的高血压患者，因降压能使缺血加重，不可采用降压治疗。对血压不高者，也不应用降压药，但可用普萘洛尔减低心肌收缩力。

4）补充血容量：胸腔或主动脉破裂者需输血治疗。

5）对症处理：如制动、防止腹压增加、处理并发症等。疼痛缓解是夹层动脉瘤停止发展、治疗显效的指标，只有疼痛缓解后，才可行主动脉造影检查。

（2）手术治疗：对近端主动脉夹层、已破裂或濒临破裂的主动脉夹层，伴主动脉瓣关闭不全的患者应进行手术治疗。微创是腔内隔绝术最突出的特点，手术仅需在大腿根部作一个 $3cm$ 长的小切口即可完成，患者术后恢复快，并发症率、死亡率低，并且使许多因高龄及不能耐受传统手术的患者获得了治疗机会。

【护理措施】

1. 术前护理

（1）一般护理：绝对卧床休息，严密监测心率、血压、心律、呼吸等生命体征变化，发现异常及时报告医生。计 24 小时出入水量，给予清淡易消化的半流质或软饭食，给予通便药以保持大便通畅，忌用力排便，以免加重病情。

（2）防止瘤体破裂：卧床休息，适当活动，避免体位不当、外伤及剧烈运动导致瘤体破裂；严密监测生命体征变化，特别是血压、脉搏的监测，急性主动脉夹层时夹层范围尚未定型，在强有力血流的冲击下，夹层仍可能发展，并对分支动脉的血流造成影响，术前有效控制血压有利于夹层的稳定；预防感冒，避免剧烈咳嗽、打喷嚏等。高度重视胸背部疼痛的主诉，若血压先升后降、脉搏加快，提示破裂，应立即报告医生。

（3）对症处理：由于主动脉夹层血肿不断伸延常导致剧烈疼痛，焦虑者夜间可适量应用镇静剂，胸痛明显者在严格监测生命体征的条件下适量应用镇痛药物，如哌替啶 $50\sim100mg$ 肌内注射，或吗啡 $5\sim10mg$ 静注或静脉滴注，当疼痛缓解，示夹层血肿停止伸延，如疼痛反复出现，应警惕夹层血肿扩展。

（4）控制血压：主动脉夹层主要病因是高血压，主动脉夹层发生后早期血压正常或升高，由于夹层血肿压迫造成一侧血压降低或上肢血压高于下肢形成四肢血压不对称，所以应严密观察四肢血压变化并详细记录，在测压时应左、右、上、下肢血压同时测量，为医生提供诊断及鉴别诊断依据之一。如血压升高者可用硝普钠滴注，加血管紧张素转换酶抑制剂（卡托普利）12.5mg，每日2次。

（5）完善术前各项检查，全面评估各脏器的功能，积极处理其他并发症。

（6）术前准备

1）对吸烟者应严格戒烟，指导患者进行呼吸功能锻炼。

2）术前3天给予软食，术前禁食12小时，禁饮水6小时。

3）术前一日常规药物过敏试验、备皮、备血，测体重。

2. 术后护理

（1）术后严密观察：术后安置ICU病房，严密监测血压、心率、尿量、疼痛等变化，继续控制血压在90～100/60～70mmHg，5天后改为口服降压药。密切观察切口处渗血情况，保持敷料干燥。

（2）预防肢体活动障碍：术后患者穿刺侧肢体平伸制动24小时，48小时后床上轻微活动，应注意做好皮肤护理，定时给予全身皮肤按摩、翻身，并协助加强肢体活动锻炼。

（3）预防血栓形成：因血管内膜受损，有血栓形成的倾向，术后常规给予抗凝治疗，注意观察下肢皮温、皮色、感觉及动脉搏动情况，发现异常及时通知医生给予相应处理。

（4）预防感染：术中严格无菌操作，术后静脉给予抗生素治疗，保持环境整洁及空气清新，病室空气消毒每天两次。

3. 心理护理　主动脉夹层的最大危险是瘤体破裂大出血，多数患者对此背负沉重的思想包袱，护理人员应关心体贴患者，耐心解释，详细介绍手术过程，着重强调手术的正面效果，以消除恐惧、焦虑心情，积极配合手术。

4. 出院指导

（1）保持情绪稳定，坚持服药，控制血压在100～110/70～80mmHg。

（2）保持大便通畅，避免下蹲过久和屏气用力的动作。

（3）按时复诊。

三、急性动脉栓塞

动脉栓塞是指血块或进入血管系统的异物成为栓子，随着血流停顿在口径相近的动脉内，造成血流障碍，使受其供应的组织缺氧缺血，甚至坏死。特点是发病突然，症状明显，进展迅速，预后严重，迫切需要积极处理。

1. 病因及发病机制　动脉栓塞的栓子90%以上来自心血管系统，特别是左心。非心脏病栓塞，可来源于血管、人造瓣膜、介入疗法应用所产生的并发症。另外肿瘤、空气、脂肪、异物等虽然都可以成为栓塞动脉的栓子，但均极少见。血栓的来源有下列几方面：

（1）心源性栓子：是最常见的来源，心脏疾病中以风湿性心脏病、二尖瓣狭窄和心肌梗死引起的心房颤动占多数。

1）心房纤颤：80%的动脉栓塞患者伴有心房纤颤，在二尖瓣狭窄时，心房内血流滞缓，心房纤颤使之更为加剧，加上内膜的风湿病变，使血液中的血小板更易与心房壁黏附、聚集和形成血栓。在应用洋地黄或利尿剂时，使血液浓缩，血黏稠度增高，纤维蛋白浓度升高，促使血栓形成。

2）心肌梗死：致心肌纤维化，室壁瘤形成，相应部位心内膜上形成附壁血栓，后者脱落形成栓子。有时动脉栓塞可成为心肌梗死的首要表现。随着动脉硬化发病率的增高，由缺血性心脏病造成动脉栓塞的比例日趋增高。

3）心脏瓣膜移植术：人造瓣膜的表面，并没有内皮细胞覆盖，因而容易发生血栓形成。

4）其他因素：亚急性细菌性或真菌性心内膜炎也可成为动脉栓塞的病因，特别在年轻患者中，对取出的血栓做病理检查，若血栓中发现白细胞和细菌，即应考虑该类疾病。

（2）血管源性栓子：占动脉栓塞的5%。动脉瘤、动脉硬化、动脉壁炎症或创伤时，血管壁上可有血栓形成，血栓或动脉硬化斑块脱落形成栓子。

（3）医源性栓子：随着心脏、大血管手术的不断开展，医源性栓塞也成为动脉栓塞的重要原因之一。二尖瓣置换术较主动脉瓣置换术的动脉栓塞率高，分别为17%和11.5%。采用股动脉穿刺插管技术，将药物注入病变部位治疗各种肿瘤、股骨头缺血坏死，可收到显著疗效。但随着该疗法的广泛深入开展，其操作不当所造成的股动脉栓塞并发症逐渐增多。

（4）外源性栓子：非心源性肿瘤或其他外源性物质（脂肪、空气和羊水）等进入血管系统，常见原发性或转移性肺恶性肿瘤，易侵犯肺血管和心脏。年轻的急性肢体动脉栓塞患者应首先排除肺癌的可能，延误诊治可导致致命性后果。

（5）来源不明性栓子：一般认为有4%~5%患者经仔细检查仍不能发现血栓的来源，如特殊人群的高凝状态引起的血栓导致的动脉栓塞。

2. 临床表现   动脉栓塞的症状轻重，决定于栓塞的位置、程度、侧支循环的多寡和是否发挥作用、新的血栓形成情况以及对全身影响等因素。

（1）局部症状：动脉栓塞的肢体常具有特征性的所谓"6P"征：疼痛、苍白、无脉、肢体发凉、麻木和运动障碍。

1）疼痛：大多数患者的主要症状是剧烈、持久的疼痛，疼痛部位低于栓塞动脉平面，以后渐向远处伸延。动脉栓塞后期，疼痛减轻常提示病情加重。

2）苍白：由于组织缺血，皮肤呈蜡样苍白。后期，在苍白皮肤间可出现散在大理石样青紫花斑，进一步发展引起皮肤坏死脱落。肢体周径缩小，浅表静脉萎瘪。

3）无脉：栓塞部位的动脉有压痛，栓塞以下动脉搏动消失或减弱。

4）肢体发凉：皮下出现细蓝色线条，皮肤厥冷，肢体远端尤为明显，皮温可降低 3~5℃。

5）麻木：患肢远端呈袜套型感觉丧失区，还可以有针刺样感觉。

6）运动障碍：肌力减弱，可出现不同程度的足和腕下垂，足下垂与腓总神经缺血有关。

（2）全身症状：动脉栓塞后加重对心血管系统的扰乱，重者可并发心力衰竭，最常见的是急性充血性心力衰竭合并全身水肿、急性心肌梗死、慢性阻塞性肺疾病。

3. 辅助检查

（1）皮温测定：能精确测定皮温正常与降低交界处，从而推测栓塞发生部位。

（2）超声波检查：多普勒超声波检查能测定动脉血流情况，能更精确地作出栓塞的定位，而且可以提供供血不足基线，便于术前和术后比较，达到了解血管重建情况和监测血管通畅等。

（3）动脉造影检查：造影是栓塞定位最正确的方法，大多数患者根据临床症状和体征以及多普勒超声就能做出诊断。仅在诊断上有疑问，或在取栓术后必须了解动脉是否通畅才进行动脉造影。

（4）实验室检查：血常规和肝、肾功能检查有助于判断急性动脉栓塞严重程度。当肌酸磷酸激酶和乳酸脱氢酶明显升高时，提示可能已发生肌肉坏死。

4. 治疗要点   周围动脉栓塞后，治疗的早晚与肢体的存活有密切关系。肢体急性动脉栓塞应尽早手术取栓，并予溶栓抗凝治疗。治疗原则是首先要考虑治疗严重心、肺疾病，如心肌梗死、心力衰竭、严重心律失常和（或）休克等以挽救生命，其次是积极治疗动脉栓塞，解除肢体急性缺血。

（1）非手术治疗：是手术治疗的有效辅助方法，术前和术后经过适当非手术治疗的准备和处理，更能提高手术疗效。

1）肢体局部处理：患肢安置在心脏平面以下的位置，一般下垂15°左右，以利于动脉血液流入肢体。室温保持在27℃左右。避免局部冷敷热敷，前者可加重血管收缩，减少血供。后者增高组织代谢，加重肢体缺氧。

2）抗凝治疗：动脉栓塞后应用肝素和香豆素类衍化物等抗凝剂，可防止栓塞的远近端动脉内血栓延伸。

3）溶栓治疗：溶栓剂（尿激酶等）仅能溶解新鲜血栓，一般对发病3天以内的血栓效果最好。抗凝与溶栓不可同时给予，两者的疗效常不能预断，疗效显然较正规取栓术为差。

4）祛聚治疗：即抗血小板聚集药物，除少数直接作用于血小板外，主要抑制花生四烯酸的代谢过程。用药期间需检测血小板计数、出凝血时间。

5）解除血管痉挛的治疗：血管扩张药，如罂粟碱30~60mg或妥拉唑林25~50mg，可直接注入栓塞近端的动脉腔内，也可肌内注射或静脉滴注。

6）其他高压氧舱可增加血氧饱和度，对改善肢体缺血有一定帮助。

（2）手术治疗

1）取栓术加内膜切除术：当动脉栓塞发生在粥样硬化的动脉部位时，单作取栓术常难以充分恢复局部血液循环，此时需同时将增厚的动脉内膜切除。

2）血管架桥移植术：原则是膝关节以上者，可用人工血管，过膝者应采用自体静脉移植为宜。

【护理措施】

1. 术前护理

（1）卧床休息：患者入院后应绝对卧床休息，患肢应低于心脏水平约15°，下肢动脉栓塞患者应抬高床头15°，而上肢动脉栓塞患者则应采取半卧位。

（2）完善术前检查和准备：对伴有心功能不全者应做好心电监控，并准备急救物品及药品。

（3）注意患肢保暖：禁用热水袋，以免加重患肢的缺血性变化。

（4）术前用药：应用抗生素预防感染，使用肝素和低分子右旋糖酐静脉滴注，以预防血栓繁衍，诊断明确者可使用哌替啶类止痛剂，以减轻患者痛苦。

2. 术后护理

（1）严密观察生命体征变化：定时测量血压、脉搏及呼吸，并注意神志变化。

（2）密切监护心功能变化：继续治疗心脏疾病，恢复正常心律。

（3）观察患肢足背动脉搏动、末梢血运及皮温情况。在动脉搏动不清时，用多普勒血流仪探测血流，怀疑有患肢动脉供血不良时，应及时通知主管医师。

（4）血管再通综合征的护理：临床常出现重度酸中毒、高钾血症、低血压休克及肾衰竭，因此术后应密切注意患者的全身状况、精神状态、呼吸情况及尿量改变。

（5）骨筋膜室综合征的护理：骨筋膜室综合征是急性动脉栓塞的一种严重并发症，表现为小腿前方骤然剧痛、局部水肿、皮肤呈紫红色、局部压痛明显、足和足趾不能跖曲，出现胫前神经麻痹，第一趾间感觉障碍。对于此类患者应早期发现，进行深筋膜切开减压术，以避免截肢。

（6）抗凝及溶栓治疗的护理：应遵医嘱按时用药，严密检测各项凝血指标，注意观察刀口有无渗血及皮下血肿，拔针时注意针眼渗血情况，有无齿龈出血及血尿等表现，以观察药物对凝血功能的影响，发现异常及时通知医生，以调整药物的剂量和间隔时间，防止出血并发症的发生。

（7）卧位时避免被子对患肢末梢的压迫，可在床尾使用支被架，肢体保暖可保证末梢血管扩张，但局部不可热敷，以免组织代谢增高，加重缺血缺氧。

3. 心理护理　理解同情患者，运用治疗性沟通技巧，消除患者的紧张及恐惧感，更好地配合手术。

4. 出院指导

（1）指导患者戒烟戒酒。

（2）指导患者应是饮食清淡，避免食用高胆固醇，高脂肪含量的食物。

（3）避免寒冷刺激，积极治疗原发病。

四、动脉硬化闭塞症

动脉硬化闭塞症为一种全身性疾病，主要侵犯腹主动脉、髂动脉、股动脉、腘动脉等大、中型动脉。随着国人生活水平不断提高，人口老年化，本病发病率有增高趋势。

1. 病因及发病机制　发病原因一般认为该病可能与年龄、性别、性激素、血脂、吸烟、高血压等因素有关。动脉硬化性闭塞症的发病机制是低密度脂蛋白可以通过内皮细胞间隙进入内皮下，动脉壁内酶活性减退则有利于胆固醇沉积，低密度脂蛋白在内膜下聚积后如不能及时被细胞内线粒体酶代谢，其吞噬脂细胞的肌细胞就会变为噬脂细胞，噬脂细胞增多、堆积，逐渐形成粥样斑块，导致血管内膜受损，血栓形成。

（1）类代谢紊乱：应用高胆固醇和动物脂肪饮食给家兔等动物形成动脉粥样硬化斑，结果与人类相似，提出了脂类代谢与本病有关的看法，经血管紧张素和其他血管收缩剂实验表明：可能是通过血管收缩剂增加细胞收缩和细胞松解，使细胞裂隙加大，有利于脂类进入。在人类高脂血症者有多少人发生了动脉粥样硬化还不清楚，但经常可见糖尿病者发生动脉硬化，而且起病较早。同时高脂血症者未必都会患动脉粥样硬化症，这在近年的研究已得到证实，可能与高密度脂蛋白含量高，比例未见失调，或与载脂蛋白比例失调等有关。

（2）血栓生成学说：有人认为动脉粥样硬化斑系血凝块之误，并无脂质潴留在血管壁，但此说法虽难以证实，然而，可看到血栓形成，纤维蛋白堆积和纤维蛋白的溶解，在本病的发病中是起一定作用的。

（3）动脉壁血供改变：①血管滋养管分支穿过外膜，但不进入内膜；②血管腔内营养物质直接供应内膜。当动脉一旦出现病变，则毛细血管形成并穿进内膜，与血管滋养管分支吻合，伸到血管腔内，若压力改变或支撑组织坏死，这些血管即破裂，引起内膜下小出血，其结果引起脂肪变性而导致动脉粥样硬化斑块。

（4）动脉壁异常负载：高血压患者的动脉粥样硬化，其发生率比正常人高 2~3 倍，且血压的高、低与动脉硬化及组织学改变的程度成正比，高压血流对动脉壁产生张力性机械性损伤，促使局部血栓形成，脂肪变性沉积物促进动脉粥样硬化形成。

（5）遗传因素：如同一家族或同胞兄弟本病发生率较其他人高。应引起重视。

（6）感染：近年来，感染因素在动脉粥样硬化发病中的作用，引起了诸多学者的重视。感染可以引起血管壁细胞功能改变，血管通透性改变，以及形成的免疫复合物沉积在血管壁，激活补体进一步损伤血管内膜，都可促使血栓形成。另外感染影响脂质代谢也可促使动脉硬化。

（7）其他：肥胖、糖尿病、维生素缺乏、微量元素平衡失调等因素，都与动脉粥样硬化有一定的关系。

2. 临床表现　本病以中年男性（50~70岁）发病者居多，女性患者占10%。临床症状取决于肢体缺血的发展速度和程度。闭塞性病变的范围不论何等广泛，只要动脉阻塞发展速度缓慢，虽动脉主干的管腔进行性变小，但侧支循环有效地建立，分支血流却相应地增加，血液供应得以补偿。因此，组织遭受缺血和缺氧的程度可以缓和，临床上甚至没有任何明显症状，如果病理演变进展非常快，侧支循环不能及时建立，补偿有限，患者便开始有典型的间歇性跛行和肢体疼痛出现。

间歇性跛行典型症状是肌肉疼痛、痉挛及疲乏无力，被迫停止活动。当患者在一定速度下行走相当路程时，即在下肢的一组肌肉（最常见者为小腿部）因血液供应不足，而引起缺氧反应，产生一种紧张、痉挛痛或剧痛，以致不能行走，迫使患者需要站立或休息1~5分钟后，疼痛才可消失。如再行走一段路程，疼痛又复出现。行走速度相等，间歇性跛行距离亦常相同（200~500米）。通常发病开始时，一侧肢体先有症状，然后累及健侧。间歇行跛行位置，有时有助于确定阻塞性病变的水平。小腿负荷最重，最早出现症状，而后相应肌组也出现症状。

静息痛是最突出的症状，在晚期，当患者平卧后10~15分钟发生，这是缺血程度严重的表现，使患肢在休息时也感到疼痛、麻木和感觉异常，最初在足趾发生难以忍受的疼痛，而后逐渐发展至足底部，甚至足踝部。如将肢体抬高，疼痛加剧；放低或稍作活动，站起来行走片刻，症状减轻或消失。再次平睡时，疼痛又出现，夜间由于全身血压低下，使疼痛更剧烈，常抱足而坐，彻夜难眠，严重地影响患者睡眠和日常生活。

其他常见症状还有肢体怕冷，沉重无力，麻木感，刺痛感，甚至烧灼感。有时患者感到一阵剧痛。这些症状起自缺血性神经炎，其严重性取决于局部缺血的程度和患者痛阈的高低。发绀、淤黑、冰冷、持续静息痛，夜间更为剧烈，甚至肢端出现坏疽或溃疡感染，严重者出现全身中毒症，往往导致心、脑、肾等血管病变。

3. 辅助检查　首先进行抬高下垂试验：把肢体抬高45°，1~2分钟后，观察足底面的皮色，正常人保持粉红色，如有缺血显示苍白，然后令患者坐起来，使肢体下垂，观察足背静脉充盈证明足部发红时间，正常人的静脉充盈时间在20秒以内，发红时间在10秒以内。如果延长至15秒，发红为中度缺血，延长到30秒为缺血明显，延长至60秒为重度缺血。这种检查应当在温室内进行，以消除交感神经因素，并排除静脉曲张症。

（1）血脂测定：血胆固醇或（和）三酰甘油升高（胆固醇正常值110～230mg/dl以下，三酰甘油正常值20～110mg/dl）。

（2）脂蛋白醋酸纤维薄膜电泳测定：α-脂蛋白正常值为30%～40%，β-脂蛋白为60%～70%，前β-脂蛋白为0～14.5%。一般说来，血清前β-脂蛋白含量的变化常与三酰甘油含量的变化相一致，而β-脂蛋白含量的变化则与血清总胆固醇的含量相一致。

（3）心电图检查：运动前后的检查，证实有无冠状动脉因粥样硬化而受累情况。

（4）眼底检查：直接观察有无动脉硬化，并确定硬化程度和进展程度。心电图及眼底检查的目的是除外血栓闭塞性脉管炎，确诊有否动脉硬化症。

（5）X线检查：X线平片如发现有动脉钙化阴影，在腹主动脉或下肢动脉显示有不规则斑点分布，在诊断上有特殊价值。整个动脉出现弥散而均匀的钙化或齿状钙化阴影，乃是动脉中层钙化的征象。X线检查可同时发现骨质疏松，尤其对有坏死或溃疡的患者，必须作足部摄片，以确定有无骨萎缩、骨髓炎或关节破坏等病变。这些病变都可能影响预后的好坏，并可作为选定治疗方法的依据。

动脉造影术或数字减影血管造影可显示动脉闭塞的正确部位及其涉及的范围，价值很大。对手术适应证和手术方法的选择具有决定性意义。它不但显示出闭塞或狭窄的部位和侧支循环，而且能了解病变上下端血管直径大小，尤其是远段血管床的情况。在下肢动脉硬化性闭塞的患者，动脉造影术最为理想，能显示从膈肌平面至足趾整个动脉系统的硬化情况。

（6）其他检查：在动脉硬化性闭塞病的患者，应用皮肤测温，多普勒超声波，血压和流量测定，以及示波计测定等，可以估计下肢的血流情况。这些无损伤性检查，可以反复进行，而且操作简单易行，通过这些无损伤性检查可以明确病变部位，目前已在广泛应用。

一般说来，如临床上已经证实了下肢血液流通不畅，患者年龄又超过了40岁以上，约95%被认为由动脉硬化性闭塞病所引起。如果患者年龄较轻，则确定引起闭塞的病因就比较困难。若在X线平片中显示动脉斑状钙化，同时血浆中脂质含量显著增高，或兼有糖尿病，一侧股动脉或腹主动脉搏动减弱或消失，听诊发现杂音等体征，则有助于作出闭塞性动脉硬化病的诊断。

4. 治疗要点 可根据情况采用非手术治疗和手术治疗。一般要注意饮食、戒烟、运动和药物治疗；50岁以上健康人要注意预防，定期健康体检，多食清淡饮食。一旦发现血脂增高，要及时就诊，防止病情加重。

（1）非手术治疗

1）戒烟、控制高血压、高脂血症，适当运动，但不宜搬动重物。

2）药物治疗

抗凝、抗血小板疗法：长期口服阿司匹林。

扩张血管药治疗：直接作用小动脉药物：烟酸 50~100mg，1 日 3 次，或环扁桃酯 100~200mg，每日 4 次，或己酮可可碱 200~600mg，1 日 3 次。α 受体阻滞剂妥拉唑林 25mg，1 日 3 次，或酚妥拉明 25mg，1 日 3 次。β 受体兴奋剂布酚宁 10mg，每日 2 次，或丁酚胺 25~50mg，1 日 3 次。

溶纤及去纤疗法：选择克栓酶、蝮蛇抗栓酶、尿激酶任何一种，采用选择性动脉插管，在病变区经微量输液泵施行连续灌注。

中医药治疗：内治法。阴寒血凝（初期），肢体怕冷，趾温低，触之发凉，遇冷疼痛，夜间痛重，皮肤苍白，行走沉重麻木，易疲劳，有间歇跛行，舌暗或有淤斑，苔白，脉沉紧。

（2）手术治疗

1）球囊扩张术：血管开通后，根据狭窄、闭塞病变部位、范围、程度选择大小适宜的球囊导管，置入球囊扩张导管，扩张闭塞段血管，扩张后再次行血管造影，观察血管球囊扩张效果。

2）血管内支架置入术：经溶栓和 PTA 治疗尚不满意者，可行血管内支架置入术。支架类型主要依据病变性质、部位、所需精确度的程度决定。跨关节区域常常选择柔韧性较好的自膨式支架，封堵漏口时需用覆膜支架，支架直径一般应大于球囊直径 1~2mm，长度大于病变长度 1~2cm。

3）动脉内膜剥脱术：一般认为，病变仅局限于髂动脉分叉处时可行动脉内膜切除术。横行或纵行切开动脉后，行内膜切除，范围包括管壁外弹力层，病变内膜需全部剥脱，将剥脱边缘的内膜予以缝合固定一般可以直接关闭动脉切口，必要时可行补片防止管腔狭窄。

4）旁路转流术

主-股动脉旁路转流术：采用人工血管行从肾下腹主动脉到腹股沟区股动脉的旁路移植，已经成为治疗主-髂闭塞病变的标准式式。主动脉的近端可行端-端吻合，也可做端-侧吻合，端-端吻合通常适用于有瘤样变或者腹主动脉的闭塞已经累及到肾动脉水平的患者。该式式的优点是符合血流动力学的生理要求，术后具有较高的远期通畅率。

股-腘动脉旁路转流术：动脉硬化病变可以累及股总动脉、股浅动脉以及腘动脉、胫动脉，但是病变发展到引起狭窄、闭塞、血流显著减少的程度还要很长时间。因此，股-腘动脉旁路架桥治疗股-腘动脉硬化闭塞的适应证一般选择为：间歇性跛行距离在 500 米以内，药物治疗无效；保守治疗不能缓解的中度或重度静息痛；难以治愈的足或趾的溃疡或坏疽。

【护理措施】

1. 术前护理

（1）生活调理：穿宽松鞋袜，经常更换，避免摩擦和受压。患肢注意保温，脚部保持干燥清洁，修剪趾甲，避免足部损伤，避免用冷水、温度过高的水洗脚。

（2）饮食调理：饮食以清淡为主，可吃易消化的营养品，多食水果蔬菜、豆类食品。忌食高脂油腻不易消化及刺激性食物及含胆固醇高的食物。

（3）精神调理：该类患者多为中老年人，病程长，多呈进行性加重，故患者对该病感到十分恐惧，害怕肢体坏疽或截肢。应向患者详细解释，鼓励开导，使他们树立战胜疾病的信心，以积极的态度配合治疗。

（4）走路步伐不宜过快，以免引起缺血症状发作。适当运动可增加侧支循环。但不能搬动重物。

2. 术后护理

（1）患肢保持合适体位，避免旁路血管受压，从而影响动脉供血，甚至导致手术失败。跨关节人工血管旁路术后肢体制动 3 周。

（2）观察切口渗血情况，如切口出现较多鲜红色渗血或渗血范围加大，应通知医生及时处理。

（3）观察肢体远端血运变化，观察内容包括患肢远端的皮色、皮温、足背动脉搏动情况，了解动脉供血程度。

（4）加强尿管护理，防止泌尿系感染的发生。鼓励患者多饮水以起到冲洗尿路的作用，会阴擦洗，每日 2 次。更换尿袋，每周 2 次，保持引流袋低于耻骨联合水平。

（5）加强皮肤护理，防止压疮发生，保持床铺平整、干燥、无皱褶，每 2 小时协助患者翻身 1 次。

（6）加强肺部护理，指导患者正确的咳嗽咳痰，防止呼吸道并发症的发生。

3. 出院指导　重视饮食及生活调理，戒烟、禁食高脂油腻不易消化及刺激性食物，患肢注意保温，适当运动可增加侧支循环。避免损伤，加强身体的抗病能力，患高血压、高脂血症、糖尿病者，应积极治疗原发病，严密监视病情，肥胖患者应减轻体重。

五、血栓闭塞性脉管炎

血栓闭塞性脉管炎，在中医里属"脱疽"范畴，是一种累及血管的炎症和闭塞性病变，主要侵袭四肢中小动静脉，以下肢血管为主。多见于亚洲，在欧美较少见，我国各地均有发病，而北方较南方多见，是周围血管疾病中的常见病。

1. 病因及发病机制　血栓闭塞性脉管炎的确实病因，目前认为是各种因素的综合作用。

（1）吸烟：血栓闭塞性脉管炎患者绝大多数都有长期大量吸烟嗜好。

（2）性激素：血栓闭塞性脉管炎绝大多数是在男性中发病，女性罕见。关于男性发病率高的原因可能与男性激素有密切相关，女性发病率低，可能与雌激素对血管的保护作用有关。

（3）寒、冻：血栓闭塞性脉管炎的发病以寒冷地区较多，且大多数患者寒冷季节发病或病情加重。

另外，感染、血液凝固性增高、遗传因素、外伤、免疫等因素也与血栓闭塞性脉管炎的发病有关。

2. 临床表现　疼痛是血栓闭塞性脉管炎的主要症状之一，其基本原因是肢体缺血，如果伴有神经炎或继发感染则疼痛加剧。

（1）间歇性跛行（运动性疼痛）：在病程早期，患肢发凉、麻木，当患者行定一段路程后，小腿或足部肌肉发生胀痛或抽痛，如果继续行走，则疼痛加剧，最后被迫止步，休息片刻后，疼痛迅即缓解，而行走疼痛又复出现。随着病情的发展，行走距离逐渐缩短，止步休息的时间也增长。

（2）游走性血栓性浅静脉炎：血栓闭塞性脉管炎患者在发病的早期或疾病过程中，可在肢体反复发生游走性血栓性浅静脉炎，皮肤上出现痛性发红硬结、斑块及条索状物，常伴有轻度痛，急性发作持续 2~3 周后，红肿疼痛消退，皮肤上可遗留暗褐色色素沉着斑。经过一段时间又可复发。

（3）肢体营养障碍：血栓闭塞性脉管炎由于肢体慢性缺血引起不同程度的肢体营养障碍改变，患肢皮肤干燥、脱屑，皲裂，出汗减少或无汗，趾背、足背及小腿汗毛脱落，趾甲生长缓慢；小腿肌肉萎缩。根据病程演变，一般可分为三期。

第一期（局部缺血期）：以间歇性跛行为主要特点，足背动脉和胫后动脉搏动减弱或消失，可伴有游走性血栓静脉炎。

第二期（营养障碍期）：以持续性静息痛为主要特点，伴有患肢营养障碍的表现。

第三期（组织坏死期）：以肢端缺血性溃疡、坏疽为主要特点，可继发感染出现全身感染性症状。

（4）全身反应：血栓闭塞性脉管炎一般无炎症性全身反应，只有在肢体严重坏疽继发感染或广泛的游走性血栓性浅静脉炎时，才出现全身中毒反应。

3. 辅助检查

（1）皮肤温度测定：脉管炎患者的患肢皮温均降低。在适宜室温下（20~25℃）患肢温度较正常低2℃，即表示血液供应不足。

（2）血液流变学检查：表现为红细胞、血小板凝集性增强，红细胞沉降率加快，全血黏度、血浆黏度增高。

（3）多普勒超声检查：利用足背和胫后动脉的踝肱指数，结合波形描记，可确定动脉狭窄或阻塞的位置和范围。

（4）动脉造影：可显示中、小动脉节段性闭塞，闭塞之间的血管多表现为正常，但由于动脉造影对动脉的刺激，可引起动脉痉挛，加重患肢的缺血，故此检查不能作为非手术治疗前的常规检查手段。

（5）血流图检查：可显示血流速度变慢，图形变化与患病程度相一致。

4. 治疗要点

（1）非手术治疗

1）药物治疗

扩张血管和抑制血小板聚集药物：前列腺素 E_1（PGE_1）具有舒张血管和抑制血小板聚集作用，对缓解缺血性疼痛，改善患肢血供有一定效果；受体阻滞剂（如妥拉唑林、酚妥拉明、苯丙胺）和 β 受体兴奋剂苯丙酚胺有解除动脉血管的痉挛、扩张血管的作用；硫酸镁溶液有较好的扩血管作用；低分子右旋糖酐能降低血黏度、对抗血小板聚集，因而在防止血栓形成和改善微循环、促进侧支循环中，能起一定作用。

抗生素：并发溃疡感染者，应避免广谱抗生素，而根据细菌培养及药物敏感试验，选用有效抗生素。

支持疗法：对于病情重、体质差的患者应加强支持疗法，可给予高营养、维生素，必要时输液、输血。

2）高压氧疗法：在高压氧舱内，通过血氧量的提高，增加肢体血氧弥散，改善组织的缺氧状况。

3）创面的处理：干性坏疽者，避免继发感染，用乙醇消毒后，无菌纱布保护，保持创面干燥；湿性坏疽者，应去除坏死组织，积极控制感染，可用敏感的抗生素溶液湿敷，当创面坏疽界限清楚、继发感染局限时，进行清创术。

4）坏疽的处理

干性坏疽：保持创面干燥，避免继发感染。可用乙醇消毒后以无菌纱布保护，保持局部干燥。

湿性坏疽：去除坏死组织，积极控制感染。可用敏感的抗生素溶液湿敷。待坏疽边界清楚、感染控制后，作清创术或截肢术。

5）疼痛的处理：疼痛主要是因肢体缺血，当肢端溃疡、坏疽并发感染时疼痛更剧烈。可采用中西药物以改善肢体缺血、减轻疼痛，但应注意慎用易成瘾的镇痛药如吗啡、哌替啶等。

（2）手术治疗：目的是增加肢体血供和重建血流通道，改善缺血引起的后果。

1）腰交感神经节切除术：腰交感神经节切除后，能使手术侧下肢血管张力缓解，血管扩张，促进侧支循环的建立。但主要改善皮肤的血液供应，对肌肉的血液循环改善不明显，手术需切除腰 2～4 交感神经节和神经链，男性患者，避免切除两侧第 1 腰交感神经节，以免术后发生射精功能障碍。适用于腘动脉以下动脉搏动减弱或消失的第一、二期患者。一般术前应行腰交感神经阻滞试验，若阻滞后皮肤温度上升 1～2℃ 以上，术后一般效果较好。若皮肤温度维持原状，说明动脉已经闭塞，血管张力解除后，并不能增进血流，就不宜行交感神经节切除术。亦有注射化学药物破坏交感神经节的方法，称为化学性交感神经节切除术。

2）动脉血栓内膜剥除术：适用于股、腘动脉阻塞，动脉造影显示胫前、胫后或腓动脉中至少有一支动脉通畅者。血栓内膜剥除术有开放法和半开放法两种。前者动脉壁切口长，找出内膜和中层分离面后，直视下将血栓内膜剥除；后者切口小，以内膜剥除器剥除血栓内膜。

3）动脉旁路移植术：适应证与血栓内膜剥除术相同。应用自体大隐静脉或人工血管，在闭塞动脉的近端、远端，行旁路移植，使动脉血流经移植的血管，供给远端肢体。移植材料，以自体大隐静脉最好。

4）大网膜移植术：运用于腘动脉及其以下三支动脉广泛闭塞且静脉亦有病变者，分带蒂网膜移植与游离网膜移植两种。前者较简便，根据网膜血管的不同类型，将网膜裁剪延长，通过皮下隧道，将网膜引至肢体远端；后者较复杂，游离的网膜蒂血管与股血管分支吻合。

5）肢体静脉动脉化：适用于动脉广泛性闭塞而静脉正常者。手术将动脉血流引入静脉，利用静脉系统作为向远端肢体灌注动脉血流的通道。

分浅静脉型、高位深静脉型和低位深静脉型三种手术类型。

6）截肢术：趾（指）端已有坏疽，感染已被控制，待坏死组织与健康组织间界线清楚后，可沿分界线行截趾（指）术。若肢体有比较广泛的坏死，合并毒血症或有难以忍受的剧烈疼痛，经各种治疗均无改善，可考虑行截肢术。

（3）中医治疗

1）中药治疗：对于患肢皮肤出现损伤者，在未溃时可选用冲和膏、红灵丹油膏外敷；亦可用红灵酒少许揉擦患肢足背、小腿。对于患肢皮肤出现溃疡破损面积较小者，可外敷生肌玉红膏；面积较大出现坏死组织难以脱落者，可先用冰片锌氧油软化创面硬结痂皮，在炎症完全消退后再实施彻底的清创术。

2）针刺疗法：针刺可调节神经血管功能，缓解肢体血管痉挛，促进侧支循环建立，从而改善局部血液循环。常用体针和耳针。

【护理措施】

1. 术前护理

（1）绝对戒烟：尼古丁可使血管收缩及动脉痉挛，也可造成坏疽，应帮助患者了解吸烟对肢体及生命的威胁，同时避免各种类型的被动吸烟。

（2）适当的营养：避免肥胖，进食低热量低碳水化合物、低脂且富含维生素 B、维生素 C 的饮食，鼓励多摄取水分。

（3）保持足部清洁干燥：有足癣者宜及时治疗，对已发生坏疽的部位，应保持干燥，局部用消炎液湿敷。

（4）加强运动锻炼：可促进患肢侧支循环的建立，缓解症状，保存肢体，主要适用于较早期的患者。

（5）适当保暖：患肢应注意保暖，防止受寒，但不可局部热敷，因为会加重组织缺氧，并容易烫破表皮导致溃破经久不愈，甚至坏疽。若要使四肢保暖，可将热水袋放于腹部，使血流增加，反射性扩张，四肢也可穿棉脚套或盖棉被保暖。

（6）镇痛：疼痛是脉管炎最痛苦的症状，尤其在并发感染或坏疽时，可适当应用镇痛剂，但应注意避免滥用成瘾的镇痛药，如吗啡、哌替啶等。

（7）控制感染：术前应严格控制局部和全身感染。对有溃疡者应加强局部创面换药，控制感染；全身应用抗生素。

（8）完善术前各项检查：全面评估患者各脏器的功能。

2. 术后护理

（1）体位与活动：静脉手术后需抬高患肢 30°，以利于静脉血液的回流，动脉手术后患肢平放即可。对血管重建者，静脉重建术后卧床制动 1 周，动脉重建术后卧床制动 2 周。自体血管移植者如愈合较好，卧床制动的时间可适当缩短。卧床期间，应鼓励患者作足背伸屈活动，以利小腿深静脉血液回流。

（2）观察血管再通度：在血管重建术后的吻合处及动脉血栓内膜剥脱术后，需观察患肢远端的皮肤温度、色泽、感觉和脉搏强度来判断血管通畅度。如动脉重建术后出现肢端麻木、疼痛、皮色苍白、皮温降低、动脉搏动减弱或消失；静脉重建术后出现肢体肿胀、皮色淤紫、皮温降低或静脉怒张，应考虑血管重建部位发生痉挛或继发性血栓形成，必要时需考虑再次急症手术探查。

（3）防治感染：术后密切观察患者体温变化和伤口局部情况，如发现伤口有红肿，应及早用红外线照射，并尽早使用抗生素控制感染。

3. 出院指导

（1）戒烟，并避开吸烟环境，以免引起血管痉挛。

（2）戒酒，并注意低脂饮食，以免血液黏稠。

（3）注意休息，患肢保暖，避免受冻或热敷。

（4）避免滥用易成瘾的止痛药。

（5）定期复查。

六、腹主动脉瘤

腹主动脉是主动脉在腹部的延续，是人体最大的动脉，主要负责腹腔内脏和腹壁的血液供应。当腹主动脉某段动脉中层结构破坏，动脉壁不能承受血流冲击的压力而形成的局部或者广泛性的永久性扩张或膨出，使该段血管的直径超过正常腹主动脉直径的 1.5 倍以上时，医学上就称之为腹主动脉瘤。

1. 病因及发病机制

（1）动脉粥样硬化：为最常见的原因。粥样斑块侵蚀主动脉壁，破坏中层成分，弹力纤维发生退行性变。管壁因粥样硬化而增厚，使滋养血管受压，发生营养障碍，或滋养血管破裂而在中层积血。

（2）感染：以梅毒为显著，常侵蚀胸主动脉。败血症、心内膜炎时的菌血症使病菌经血流到达主动脉，主动脉邻近的脓肿直接蔓延，或在粥样硬化性溃疡的基础上继发感染，都可形成细菌性动脉瘤。致病菌以链球菌、葡萄球菌和沙门菌属为主，较少见。

（3）囊性中层坏死：为一种比较少见的病因未明的病变。主动脉中层弹力纤维断裂，代之以异染性酸性黏多糖。

4）外伤：贯通伤直接作用于受损处主动脉引起动脉瘤，可发生于任何部位。间接损伤时暴力常作用于不易移动的部位，受力较多处易形成动脉瘤。

（5）先天性以主动脉窦瘤为主。

（6）其他：包括巨细胞性主动脉炎、白塞病、多发生大动脉炎等。

2. 临床表现

（1）疼痛：疼痛是腹主动脉瘤较为常见的临床症状，约在1/3的患者中表现。其部位多位于腹部脐周、两肋部或腰部，疼痛的性质可为钝痛、胀痛、刺痛或刀割样疼痛。一般认为疼痛是瘤壁的张力增加，引起动脉外膜和后腹膜的牵引，压迫邻近的躯体神经所致。巨大的腹主动脉瘤当瘤体侵蚀脊柱，亦可引起神经根性疼痛。

（2）压迫症状：随着腹主动脉瘤瘤体的不断扩大，可以压迫邻近的器官而引起相应的症状。

1）肠道压迫症状：肠道是腹主动脉瘤最常压迫的器官，可出现腹部不适、饱满感、食欲下降，重者会出现恶心，呕吐，排气排便停止等不全或完全性肠梗阻等症状。

2）泌尿系压迫症状：由于腹主动脉瘤压迫或炎性腹主动脉瘤侵犯到输尿管时可以出现输尿管的梗阻，肾盂积液。由于解剖学的关系，左侧输尿管最易受累。

3）胆管压迫症状：临床上比较少见。

（3）栓塞症状：腹主动脉瘤的血栓，一旦发生脱落便成为栓子，栓塞其供血的脏器或肢体而引起与之相应的急性缺血性症状。如栓塞部位为肠系膜血管，表现为肠缺血，严重者可引起肠坏死。患者出现剧烈的腹痛和血便，继而表现为低血压和休克，以及全腹的腹膜刺激症状。栓塞至肾动脉，则可引起肾脏相应部位的梗死，患者表现为剧烈的腰痛和血尿。栓塞至下肢主要动脉时，则出现相应肢体的疼痛，脉搏减弱以至消失，肢体瘫痪，颜色苍白，以及感觉异常等。

（4）腹部搏动性包块：腹部搏动性包块是腹主动脉瘤最常见最重要的体征。肿块多位于左侧腹部，具有持续性和向着多方向的搏动和膨胀感。腹部触诊也是诊断腹主动脉瘤最简单而有效的方法，其准确率在30%~90%。

（5）破裂症状：腹主动脉瘤破裂是一种极其危险的外科急症。死亡率高达 50%~80%。动脉瘤的直径是决定破裂的最重要的因素。

3. 辅助检查

（1）腹部正侧位片：67%~75%患者腹主动脉壁可有钙化影，并且有 2/3 的患者可通过其钙化的影像来粗略的判断动脉瘤的大小，但阴性的病例也不能否定腹主动脉瘤的存在。

（2）腹主动脉造影：对于了解动脉瘤的大小，腔内管壁的病变情况以及所属分支血管是否有病变，在一定的情况下有不可代替的作用。有选择地使用主动脉造影是非常必要的。

（3）血管超声：避免了电离辐射，为无痛性的非创伤检查，检查费用相对比较低，在血管横向及纵向上均能探测成像，检查患者方便。目前已被作为腹主动脉瘤的首选检测方法。据资料报道，直径 3 厘米以上的动脉瘤即可被超声检查发现。

（4）CT 检查：CT 获得的是关于主动脉和身体其他结构的横截面图像，是目前检查主动脉瘤的最好方法之一。

（5）MRI 检查：MRI 是一种无创伤性检查，可以得到冠状面、矢状面和横断面等任何断层像。

（6）DSA 检查：比血管造影更为先进完善的检查方法，能测得各种血管口径，为动脉瘤腔内隔绝术提供准确的数据。

4. 治疗要点

（1）非手术治疗：瘤体直径<5cm 时，视各种情况可保守治疗，但应密切随诊观察。

（2）手术治疗：瘤体直径>5cm 的患者应手术修复，对较小的病灶可进行修补，尤其是超声图显示动脉瘤有进行性增大且患者在其他方面是健康的应手术治疗。理想的治疗方法是手术将动脉瘤切除及血管重建手术，手术死亡率<5%。血管重建可选用涤纶或真丝人造血管，效果良好。

（3）介入治疗：为微创技术，创伤小，患者痛苦少，只需在一侧腹股沟处行 5cm 切口，游离出股动脉，另一侧行股动脉穿刺即可，用支架型人工血管行瘤体隔绝术。从而可消除腹主动脉瘤破裂及其他危险情况。

【护理措施】

1. 术前护理

（1）防止腹主动脉瘤破裂：对较大的或疼痛严重的腹主动脉瘤患者，要警惕随时破裂的可能，应嘱患者卧床休息，减少活动范围，减少引起腹内压增高的因素，预防感冒，防止咳嗽，保持大便通畅，避免用力过猛、屏气等；控制血压增高是预防动脉瘤破裂的关键，对原有高血压病史者应严密监测并控制血压。

（2）双下肢血运观察：腹主动脉瘤常伴有附壁血栓形成，造成管腔狭窄，有时血栓脱落，出现急慢性下肢缺血症状，因此应注意观察下肢有无疼痛、皮肤苍白、皮温下降、感觉减退、运动障碍和末梢动脉搏动减弱或消失等缺血症状。

（3）做好患者的术前准备：对有营养不良的患者，术前应补充维生素、高蛋白、高热量及低脂饮食，必要时输血浆，以改善其营养状况，提高对手术的耐受力；对心力衰竭，糖尿病患者应调整饮食，并给予药物治疗，待心功能改善，血糖控制在 8~10mmol/L 以下方可手术；对于吸烟的患者，应劝患者戒烟，并教会患者正确有效的卧位咳嗽、咳痰方法；帮助患者掌握肌肉收缩运动的训练方法，预防术后肺部感染及静脉血栓形成。

（4）完善术前各项检查：常规完成三大常规，凝血四项，D-二聚体，3P 试验，乙醇凝胶试验，肝肾功能，生化，心血管功能及结构检查，肺功能检查，全面评估患者的脏器功能。

（5）术前准备：术前一周开始口服肠溶阿司匹林 50mg，每日 1 次，双嘧达莫 25mg，每日 3 次，术前应用抗生素。术前一日穿刺部位皮肤消毒，做碘过敏试验。术前留置导尿管，测量基础尿量，心功能不全者，术前避免使用阿托品，只用镇静药。

2. 术后护理

（1）呼吸道管理：患者术后常规气管插管，应用人工呼吸机辅助呼吸，防止术后急性呼吸窘迫综合征的发生，应注意做好气道内的湿化和吸痰，保持呼吸道通畅。停用呼吸机后给予持续吸氧，有利于增加组织氧供，避免缺氧，二氧化碳蓄积。严密观察患者的呼吸动度，常规监测血氧饱和度，及时行血气检查，必要时拍摄肺部 X 线片。

（2）严密观察生命体征变化：持续心电、血压及氧饱和度的监测，观察动脉瘤术后早期破裂征象。

（3）下肢血运的观察：注意双下肢皮温、皮色、感觉及动脉搏动情况，观察是否有血栓形成及内支架堵塞现象发生。正常皮肤呈淡红色，有光泽，富有弹性，皮肤温度与通过皮肤的血流量成正比，双下肢足背动脉和胫后动脉搏动对称有力。鼓励患者早期下床活动可减少血栓发生率。

（4）预防肝肾衰竭

1）术后留置尿管，在严密监测中心静脉压下，持续动态观察尿量、尿比重、pH，使尿量不少于 50ml/h。

2）补足液体量，术后患者的血红蛋白应保持在 90g/L 以上，贫血者应适当输血，维持稳定血压，血压应将其维持在 140～150/80～90mmHg，必要时可使用硝普钠降压，但血压不能低于 140/90mmHg，必须保持稳定的肾动脉灌注压。

3）血压过低者可使用多巴胺静滴，以提高血压、扩张肾血管，并可口服妥拉唑林 25～50mg，每日 3 次，以防止肾动脉痉挛。

（5）术后抗凝药物的使用：为预防血栓形成，术中及术后应使用抗凝剂及祛聚剂，应使用输液泵静脉补液，以便准确调整抗凝药物进入人体内的速度。应定期检测有关凝血指标，注意有无出血倾向，发现异常及时通知医生，以调整使用药物的剂量及间隔时间。

（6）内漏及破裂的护理：术后内漏是目前腔内隔绝术后存在的主要问题，其原因主要来自复合体近端与颈主动脉壁之间的裂隙，复合体远端与主动脉壁间的反流，人造血管的微破损以及腰动脉和肠系膜下动脉的反流等。部分内漏可发生血栓栓塞而自行封闭，继而腹主动脉瘤缩小，部分内漏如不治疗可逐渐增大直至破裂，对于可能诱发动脉瘤破裂者，应及时行传统的开腹手术治疗。护理中应密切观察血压和腹痛情况，及时发现病情变化，及时处理。

3. 心理护理　患者术前对手术能否成功治愈，手术后并发症及家庭经济条件等出现担忧心理，护理人员应关心体贴患者，加强心理护理，解除或减轻患者各种消极的心理负担，避免精神紧张致血压升高。详细介绍手术过程，着重强调手术的正面效果，积极配合手术。

4. 出院指导
（1）每半年复查 B 超 1 次。
（2）经常自我检查有无搏动性肿块。
（3）高血压患者应遵医嘱服药控制血压。
（4）注意有无下肢血栓形成的症状。

第二节　静脉性疾病

一、下肢深静脉血栓形成

深静脉血栓形成是指血液在深静脉不正常的凝结，好发于下肢，发病率为上肢的 10 倍，深静脉血栓形成在急性阶段如不及时诊断和处理，一些患者可因血栓脱落造成肺动脉栓塞，此外，未能及时处理者，多数不能幸免慢性血栓形成后遗症的发生，造成患者长期病痛，影响生活和工作能力，严重者可以致残。下肢深静脉血栓形成，属于中医学的"股肿"、"脉痹"范畴。

1. 病因及发病机制 发病原因至今还不明确，可能与下列因素有关。

（1）瓣膜结构薄弱，在持久的逆向血流及血柱重力作用下，瓣膜游离缘松弛，因而不能紧密闭合，造成静脉血经瓣叶间的裂隙向远侧反流。

（2）持久的超负荷回心血量导致静脉管腔扩大，以致造成瓣膜相对短小而关闭不全，故又称"相对性下肢深静脉关闭不全"。

（3）如果深静脉瓣膜发育异常，仅有单叶或虽有三叶但不在同一平面，或瓣膜缺如，导致静脉高压和瓣膜关闭不全。

2. 临床表现 原发性下肢深静脉瓣膜功能不全发病比较缓慢，多以下肢静脉曲张为主要表现，随年龄增长而逐渐加重。临床症状和体征均是由静脉倒流、静脉系统高压和血液淤滞所引起，主要表现为浅静脉迂曲、扩张、小腿沉重、疲累感、肿胀和胀痛，长久站立、远行后加重，平卧休息后减轻，偶有夜间小腿肌肉痉挛抽搐疼痛。随着病程延长，深浅静脉交通支瓣膜功能不全，可发生小腿足靴区水肿，皮肤色素沉着，湿疹样皮炎，严重者可并发淤血性溃疡，渗液，经久难愈或反复发作。也可并发丹毒、软组织感染、血栓性浅静脉炎或深静脉血栓形成。临床表现发生的时间和程度，取决于肢体静脉瓣膜病变的部位和瓣膜功能状态，以及深浅静脉交通支功能状况，多数患者是在 20 岁以后发生。

3. 辅助检查

（1）肢体多普勒超声及成像检测：是一种无创的检查，可提供血流动力学和血管影像方面的资料，判断静脉的通畅性和是否存在血液反流。

（2）肢体光电容积描记仪检查：通过记录下肢静脉容积减少和静脉再充盈时间来反映静脉血容量的变化，判别深浅静脉和穿通静脉瓣膜功能和反流情况。

（3）静脉压测定：可间接了解瓣膜功能，常作为筛查检查。正常时，站立位活动后足背浅动脉压平均为 10～30mmHg，原发性下肢静脉曲张为 25～40mmHg。深静脉瓣膜关闭不全时，可高达 55～85mmHg。

（4）静脉造影

1）顺行性造影：主要了解深静脉的通畅情况，当行 Valsalva 动作时可以观察瓣膜的功能。

2）逆行性造影：是观察瓣膜反流的最好方法。反流程度的分级目前主要按照 Kistner 标准判断分为 5 级。

0 级：无反流。

1 级：反流至大腿上段（越过股浅第一对瓣膜）。

2 级：反流至大腿下段。

3 级：反流至腘窝。

4 级：反流至小腿（越过腘静脉瓣膜）。

一般认为 1 级为轻度反流，2、3 级为中度，4 级为重度。

4. 治疗要点

（1）非手术治疗：此方法适用于：①病变局限，症状较轻；②妊娠期间发病，不能耐受手术者。

患肢穿着医用循序减压袜或用弹性绷带，医用循序减压袜的压力差应远侧高而近侧低，以利于静脉血液回流。此外，还应避免久站、间歇抬高患肢。

（2）硬化剂注射：此方法是将硬化剂注入曲张的浅静脉内造成化学性静脉内皮损伤和炎症，导致静脉内血栓形成和纤维性闭塞。适用于病变小而局限者，亦可作为手术的辅助疗法，以处理残留的曲张静脉。

（3）手术治疗：适于 3~4 级反流者。手术方法很多，可根据患者情况选择。

1）股浅静脉腔内瓣膜成形术：适用于较狭窄、瓣膜破坏不严重者。通过缝线，将松弛的瓣膜游离缘缩短，恢复其正常的单向开放功能。

2）股浅静脉腔外瓣膜成形术：通过静脉壁的缝线，将两个瓣叶附着线形成的夹角由钝角恢复至正常的锐角，恢复闭合功能。

3）股静脉壁环形缩窄术：在正常情况下，瓣窦宽径大于非瓣窦部位静脉的宽径，因而利用缝线、组织片或人工织物包绕于静脉外，缩小其管径，恢复瓣窦与静脉的管径比例，瓣膜关闭功能随之恢复。

4）带瓣膜静脉段移植术：适应于下行性静脉造影示原发性深静脉瓣膜关闭不全Ⅲ~Ⅳ级或因瓣膜缺如或松弛过多无法作瓣膜成形术者。在股浅静脉近侧植入一段带有正常瓣膜的静脉，替代失去功能的瓣膜，阻止血液倒流。

5）半腱肌-股二头肌袢腘静脉瓣膜代替术：用于治疗原发性深静脉瓣膜功能不全及血栓形成后遗症完全再通后瓣膜遭破坏者。手术适应证广，血管外操作，损伤小。手术原理是构建半腱肌-股二头肌 U 形腱袢，置于腘动静脉之间，利用肌袢间歇收缩与放松，使腘静脉获得瓣膜样功能。由于深静脉瓣膜关闭不全同时伴有静脉曲张，因此需要同时做大隐静脉高位结扎、曲张静脉剥脱，已有足靴区色素沉着或溃疡者，尚需做交通静脉结扎术。

【护理措施】

1. 术前护理

（1）饮食护理：多食青菜、水果、多饮水。应少吃猪肉、少饮酒、少吃刺激性食物以防病情加重，有皮炎或溃疡者尤需注意不要吃鱼、虾等。

（2）预防便秘：保持大便通畅，便秘时行腹部环形按摩，养成定时排便的习惯，必要时遵医嘱服用缓泻剂。

（3）预防血管痉挛：严格戒烟，因为烟中尼古丁刺激血管引起痉挛，患者应戒烟并远离吸烟环境。患肢保暖，避免寒冷刺激引起血管痉挛。

（4）对患肢有水肿者：术前数日嘱患者卧床，抬高患肢 30°～40°，使患肢位置高于心脏水平，有利于静脉、淋巴回流，从而减轻患肢水肿。避免长期站立，必要时行膝踝关节功能锻炼，促进静脉回流。

（5）皮肤慢性炎症或皮炎者：需应用抗生素及局部外敷消炎药物，直至炎症消退后再安排手术。无皮炎及溃疡者每晚洗脚是一个良好习惯，可以促进血液回流，排泄淤积的毒素。下肢皮肤薄弱处应加以保护，以免破损。

2. 术后护理

（1）早期活动：下肢静脉剥脱术后即用弹力绷带加压包扎，卧床期间指导患者做足背伸屈运动，术后借助于腓肠肌收缩和舒张挤压静脉血液回流。24～48 小时后鼓励患者下床活动，应避免静坐或静立不动，促进下肢静脉回流，以免下肢深静脉血栓形成。一般两周后拆去绷带。

（2）注意观察弹力绷带加压情况，若患肢疼痛是因绷带过紧，应及时松开弹力绷带，重新包扎不宜过紧。

（3）鼓励患者及早解小便，以免膀胱过度充盈，出现尿潴留。

（4）卧床时抬高患肢 30°～40°，以利于静脉回流。观察肢体远端血运，观察的内容包括皮色、皮温、足背动脉搏动、感觉和运动。

（5）观察刀口渗血情况，如局部渗血范围加大，颜色加深，应及时通知医生。

（6）维持良好姿势坐时双膝勿交叉过久，以免压迫、影响腘窝静脉回流。

（7）避免引起腹内压和静脉压增高的因素：保持大便通畅防止便秘，避免长时间站立，肥胖者应有计划地减轻体重。

（8）保护患肢血管：除平时不要长时间站立、行走及久坐不动外，还应应用弹力绷带或弹力袜进行进一步保护，其大小及力度应根据具体情况而定，开始应由医生指导，自己熟练后自我应用及维护。

3. 出院指导

（1）饮食：宜食高纤维素饮食，刺激肠蠕动，预防因便秘使腹压升高而影响静脉回流。

（2）保护血管：预防寒冷，避免久立久坐，卧床时抬高患肢，下床活动时，患肢包扎弹力绷带或穿着医用循序减压袜，借助压力梯度挤压血液回流。

（3）一般需久站或久坐工种的工作人员，应定时改变体位改善下肢血液循环。

二、原发性下肢深静脉瓣膜功能不全

原发性深静脉瓣膜功能不全属于慢性下肢静脉功能不全的范畴，指深静脉瓣膜缺陷不能对抗近侧血柱重力，静脉腔内压力持久升高，从而引起的血液倒流性疾病。本病不同于下肢深静脉血栓形成后遗症，虽然两者的临床表现相类似，但无论病因、病理解剖和病理生理都不尽相同。下肢深静脉瓣膜功能不全的发病率远比血栓形成后遗症更为常见。

1. 病因及发病机制　1836 年，Virchow 提出静脉内膜损伤、血流缓慢和血液高凝状态为导致深静脉血栓形成的三大因素。

（1）静脉内膜损伤：静脉内膜具有良好的抗凝和抑制血小板黏附和聚集功能，完整的静脉内膜是防止深静脉血栓形成的前提，静脉壁因外伤如手术、创伤、电击或感染等使内膜遭遇破坏，内膜下的胶原裸露，导致血小板的黏附，并进一步发生聚集和释放反应，释放的生物活性物质可使血小板进一步聚集，形成血小板血栓，内膜下的胶原可激活凝血因子Ⅶ，启动内源性凝血系统，血管壁损伤释放的组织因子则可启动外源性凝血系统，最终导致血液中大量的纤维蛋白形成网络样结构，血小板血栓，加上局部产生的纤维蛋白和血细胞的沉积，于是形成了血栓。

（2）血流缓慢：是造成下肢深静脉血栓形成的首要因素，但单一的静脉淤血常不致引起深静脉血栓形成。静脉血流淤滞增加了激活的血小板和凝血因子与静脉壁的时间，容易引起血栓形成。如果发生在受损的静脉内膜，则血栓发生的概率大大增加，静脉瓣膜的瓣窝内血流缓慢，且易产生涡流，是产生血栓的主要部位。另一个解剖学因素是左髂静脉易受右髂总动脉骑跨压迫，造成远侧静脉血液回流障碍而发生血栓，这就是左侧髂股静脉血栓形成的发生率远较右侧为高的缘故。

（3）血液高凝状态：近年来，血液高凝状态在血栓形成中的作用，日益受到重视，人体三大抗凝机制为抗凝血酶（AT Ⅲ）、蛋白 C 和纤溶系统，这三大抗凝机制的异常，可导致体内生理性抗凝机制损害，造成血液高凝状态。

在三大因素中，每一因素都与血栓的发生密切相关，历来得到公认的观点是，单独一种因素并不足以引起血栓形成，而是多种因素共同作用的结果。

2. 临床表现

（1）深静脉血栓形成的患者中有相当一部分并无症状当血栓导致血管壁及其周围组织炎症反应，以及血栓堵塞静脉管腔，造成静脉血液回流障碍后，依据病变部位不同，可造成各异的临床表现，急性期主要表现为下肢肿胀、疼痛、代偿性浅静脉曲张，一般认为急性深静脉血栓形成 3~6 个月后，即进入后遗症期。

（2）下肢深静脉血栓形成有三种类型，即周围型、中央型和混合型。

1）周围型：也称小腿肌肉静脉丛血栓形成。是手术后深静脉血栓的好发部位，血栓形成后，因血栓局限，全身症状不明显，主要表现为小腿疼痛和轻度肿胀，活动受限，经治疗多数可溶解，也可自溶，少数未治疗或治疗不当，可向大腿扩展而成为混合型，小栓子脱落可引起轻度肺动脉栓塞。

2）中央型：也称髂股静脉血栓形成。是指髂总、髂外到股总静脉范围内血栓形成，以左侧多见，表现为臀部以下肿胀，下肢、腹股沟及患侧腹壁浅静脉怒张，深静脉走向压痛，皮肤温度升高。血栓向上可延伸至下腔静脉，向下可累及整个下肢深静脉，成为混合型，血栓脱落可导致肺动脉栓塞，威胁患者生命。

3）混合型：即全下肢深静脉主干均充满血栓，可以由周围型扩展而来，开始症状较轻，以后肿胀平面逐渐上升，直至全下肢水肿，也可以由中央型向下扩展所致，其临床表现不易与中央型鉴别。

3. 辅助检查

（1）肢体容积描记：最常用的是组抗容积描记（IPG），其原理是使下肢静脉达到最大充盈后，观察静脉最大流出率。

（2）多普勒超声：利用多普勒信号观察血流频谱，以及超声成像系统对血管不同方向的扫描，能相当可靠地判断主干静脉内是否有血栓，是一种简便有效的无创性检查方法。

（3）静脉压力测定：穿刺足背静脉，与压力传感器和记录仪连接，以测量静脉压，正常人站立时，患者心脏至地面的垂直距离代表静息静脉压力。

（4）^{125}I 纤维蛋白原摄入检查：利用放射性核素，^{125}I 的人体纤维蛋白原能被再形成的血栓所摄取，每克血栓中的含量要比等量血液多 5 倍以上，因而形成放射显像。

（5）静脉造影检查：静脉造影检查被认为是诊断的"金标准"，其缺点是侵入性和需使用造影剂，碘过敏和肾功能不全者不能施行此项检查，虽然这是一种创伤性检查，但能使静脉直接显像，可以有效地判断有无血栓，血栓的位置、范围、形态和侧支循环的情况。

4. 治疗要点

（1）非手术疗法：适用于周围型及超过三日以上的中央型和混合型。

1）卧床休息和抬高患肢：卧床休息 1~2 周，避免活动和用力排便，以免引起血栓脱落。垫高床脚 20~25cm，使下肢高于心脏平面，可改善静脉回流，减轻水肿和疼痛。开始下床活动时，需穿弹力袜或用弹力绷带，使用时间因栓塞部位而异：小腿肌肉静脉丛血栓形成使用 1~2 周；腘静脉血栓形成，使用不超过六周；髂股静脉血栓形成，可用 3~6 个月。

2）抗凝疗法：是治疗急性深静脉血栓形成最主要的方法，常作为溶栓疗法与手术取栓术的后续治疗，其目的是防止已形成的血栓扩散和其他部位新的血栓形成，能促使血栓静脉的再血管化和减少血栓形成的后遗症。适应证为急性深静脉血栓形成及血栓取出术后，或以往有肺栓塞病史者。禁忌证为有出血疾病史、严重肝肾功能不良、有溃疡病出血、脑出血和其他疾病出血史者。抗凝疗法 4 周左右，一般开始或急症时先用肝素，延续 5~7 天，第 6 天开始可口服香豆素类衍化物，常用的抗凝药物有肝素和香豆素类衍生物。

肝素为非常有效的抗凝药物，一般成人剂量 1~1.5mg/kg，每 4~6 小时静脉或肌内注射 1 次，并监测试管法凝血时间，以控制在 20~25 分钟为宜，若小于 15 分钟或大于 30 分钟，应增大或减少剂量。

香豆素衍生物常用的有华法林、醋硝香豆素和双香豆乙酯等，一般用药后 24~48 小时开始发生效用，故常与肝素联合应用。一般在联合用药 2 天后，停止应用肝素，而用本药维持量。维持抗凝治疗时间，应按照病情和血栓形成的部位而定。小腿深静脉血栓形成，需维持 4~7 周；髂股静脉血栓形成，需 3~6 个月。用药期间，应监测凝血酶原时间，使其控制在 20~30 秒。目前临床常用华法林，一般第一日 10~15mg，第二日 5mg，以后应用维持量，每日 2.5mg 左右。

3）溶栓疗法：在发病的 7 天内可采用溶血栓疗法，禁忌证同抗凝疗法。常用的药物有链激酶和尿激酶，都是纤维蛋白溶解系统的激活剂，使纤维蛋白原转变为纤维蛋白酶，具有溶解血栓的作用。常用药物有尿激酶、链激酶和纤维蛋白溶酶。

链激酶：从溶血性链球菌的培养液中提制。成人首次剂量为 50 万 U，溶于 5% 葡萄糖溶液中，在 30 分钟内静脉滴入，以后按 10 万 U/h 的维持剂量，连续静脉滴注，直到临床症状消失，并再继续维持 3~4 小时，疗程一般 3~5 天。用药期间，应监测凝血酶时间和纤维蛋白原含量。凝血酶时间正常 15 秒左右，使控制在正常值的 2~3 倍。纤维蛋白原正常 2~4g/L，不宜低于 0.5g/L。

尿激酶：从人尿中提取，不良反应小，优于链激酶。国外用药剂量较大，首次剂量 3000~4000U/kg，在 10~30 分钟内静脉滴入，疗程一般 12~72 小时。国内多用小剂量，一般 3 万~5 万 U，每日 2 次。以后根据监测纤维蛋白原及优球蛋白溶解时间，若纤维蛋白原低于 2g/L，或优球蛋白溶解时间小于 70 分钟，均需暂停用药 1 次，可延续应用 7~10 天。

纤维蛋白溶酶（纤维酶，血浆酶）：首次注射剂量为 5~15 万 U，静脉滴注，以后每隔 8~12 小时注射 5 万 U，共 7 天。

4）祛聚疗法：临床常用的有低分子右旋糖酐、阿司匹林和双嘧达莫等是抑制血小板聚集的药物。

5）中药：可用消栓通脉汤（丹参、川芎、当归、牛膝、水蛭、土鳖虫、穿山甲）加味。

（2）手术疗法

1）静脉血栓取出术：适用于病期在 3 天以内的中央型和混合型。可切开静脉壁直接取栓，现多用 Fogarty 带囊导管取栓，手术简便。

2）下腔静脉结扎或滤网成形术：适于下肢深静脉血栓形成向近心端伸延达下腔静脉并发肺栓塞者。下腔静脉结扎，术后心排出量突然减少，可造成死亡，且并发下肢静脉回流障碍，现多不主张应用，而以各种滤网成形术代替。

3）原位大隐静脉移植术：本手术仅适用于股腘静脉血栓形成，方法非常简单，只需要膝后显露腘静脉，将大隐静脉远侧与膝以下腘静脉作端侧吻合。但必须具备下述条件：大隐静脉近端以上的股静脉和髂静脉通畅；小腿部深静脉通畅；大隐静脉无曲张及栓塞且瓣膜功能良好。本手术只需作一个吻合口，使同侧大隐静脉取代了股腘静脉的血液回流功能。

4）大隐静脉转流移植术：适用于近侧髂股静脉血栓形成，股静脉中下段及小腿深静脉无明显继发血栓的病例。在患侧股静脉部位作一纵行切开，剖出管腔通畅的股浅静脉一段备用。继分离健侧大隐静脉，结扎、切断各分支，分离至膝以下达足够长度，在近股静脉处暂时阻断大隐静脉，于远端切断大隐静脉，腔内充盈肝素溶液（肝素 20mg 加生理盐水 100ml）。大隐静脉远端经耻骨上皮下脂层隧道引向患侧股浅静脉。全身肝素化（肝素 1mg/kg）后作大隐静脉与股浅静脉端侧吻合术。为提高吻合口通畅率，可在患肢吻合口远端加作暂时性动静脉瘘，并预置两根缝线于动静脉瘘处，将缝线引出皮肤外，3~4 周待吻合口血管内膜愈合，再结扎此动静脉瘘。

5）带蒂大网膜移植术：髂股静脉血栓形成患者，如健侧或患肢的大隐静脉均不能利用（如已切除或曲张、栓塞等），可采用带蒂大网膜移植术。

（3）中医治疗

1）中药治疗根据临床表现中医辨证急性期多属湿热下注证，慢性期属血瘀湿重证，两者之间还有一个比较模糊的"迁延期"，其时间长短难以界定。中医辨证属血瘀湿阻夹热之证。脉痹饮以活血化瘀、利湿消肿、清热凉血为原则组方。

2）肿消散外敷：肿消散是以芒硝，冰片为主要成分，外加三黄散按一定比例，配成的一种外治剂，利用芒硝的脱水作用和冰片能够改变皮肤通透性的原理以及三黄散的消炎利湿，活血化瘀的作用，能够迅速吸收组织间液，减轻肢体张力促进侧支循环的开放，使肢体血管扩张，改善血液循环，达到肢体消肿的目的。

【护理措施】

1. 术前护理

（1）病房安静、整洁、减少不良刺激，使患者保持良好的精神状态，有利于气血运行及疾病的康复。

（2）饮食宜清淡，忌食油腻，辛辣等食物，进食低脂且富含纤维素的饮食，保持大便通畅，减少用力排便而致腹压增高，影响下肢静脉回流。说服患者严格戒烟。烟草中的尼古丁可使血管强烈收缩，指（趾）皮温降低 2.5~3.5℃。

（3）体位疗法：急性期患者应绝对卧床休息 10~14 天，患肢抬高，高于心脏水平 20~30cm，床上活动时避免动作过大，禁止按摩患肢，待血栓机化黏附于静脉内壁，以防血栓脱落，发生肺动脉栓塞。膝关节屈曲 15°，使髂股静脉呈松弛不受压状态，并可缓解静脉牵拉。避免膝下垫枕，以免影响小腿静脉回流。

（4）观察患肢皮温、脉搏的变化，每日测量并记录患肢不同平面的周径，以判断治疗效果。

（5）肿消散外敷的护理

1）防止药物聚集成堆，以保证皮肤与药物的有效接触面积。

2）药物外敷要保持连续性。

3）药物外敷过程中要密切观察患肢血运。

2. 术后护理

（1）体位：术后需抬高患肢30°，以利于静脉回流，减轻肢体肿胀。

（2）深静脉血栓取栓术后，鼓励患者尽早活动，以免血栓再次形成、延伸而并发肺栓塞。

（3）血管通畅度的观察：血管取栓术后需观察患肢远端的皮肤温度、色泽、感觉和脉搏强度来判断血管通畅情况。如患肢高度肿胀，皮肤苍白，或是暗紫色，皮温降低，足背动脉搏动消失，说明有发生股白肿或股青肿的可能，应立即通知医生紧急处理。

（4）置管溶栓的护理：将溶栓导管与微量注射泵连接，根据凝血指标，经溶栓导管泵入溶栓，抗凝药物，导管引出皮肤处每日用0.05%聚维酮碘消毒，更换无菌敷料，全身性应用抗生素，防止局部感染和导管菌血症发生。

（5）抗凝及溶栓治疗的护理：溶栓或抗凝治疗过程中，无论采用何种给药途径，均应常规在给药前1小时用试管法测定凝血时间，以调节下次注射剂量。

（6）并发症的观察

1）出血倾向的观察：出血是深静脉血栓最常见并发症，在治疗护理过程中，除定时检测凝血时间及凝血酶原时间外，还应严密观察生命体征变化，观察切口、穿刺点、鼻、牙龈部有无异常出血及有无血尿、黑便等，必要时做尿、大便潜血检查，严格遵医嘱用药，用药剂量准确。发现异常报告医生并及时处理。

2）肺栓塞的观察：肺栓塞是下肢深静脉血栓形成最严重的并发症之一。一般在血栓形成1~2周发生，多发生在久卧开始活动时，因此在血栓形成后的1~2周内及溶栓治疗早期，应绝对卧床休息，床上活动时避免动作过大，禁止按摩、挤压或热敷患肢，保持大便通畅，避免屏气用力的动作。肺动脉栓塞发生率一般为10%，也有报道51%。发生时间：血栓形成后1~2周。主要症状：胸闷、胸痛、呼吸困难、咳嗽、咯血、发绀、血压下降。

（7）医用循序减压袜和弹力绷带的应用：急性期过后，开始下床活动时，需要穿医用循序减压袜或医用弹力绷带，能够提供不同程度的外部压力。通过将外部压力作用于静脉管壁来增加血液流速和促进血液回流，以及维持最低限度的静脉压有利于肢体肿胀的消退。

（8）鼓励恢复期的患者逐渐增加活动量如增加行走距离和锻炼下肢肌肉的活动量，以促进下肢深静脉再通和建立侧支循环。

3. 出院指导

（1）增加活动：长期卧床者定时翻身、深呼吸、咳嗽，膝关节的伸屈运动、内外翻、环转运动。

（2）避免血液淤滞：避免膝下垫硬枕、过度屈髋。

（3）预防静脉管壁受损：静脉注射时保护血管。

（4）严格戒烟，避免烟碱对血管的刺激作用。

（5）穿着医用循序减压袜。

（6）低脂肪高纤维素饮食，保持大便通畅。

（7）遵医嘱服药，定期检查。

第三节 周围血管损伤

一、动脉损伤

动脉损伤无论在平时或战时均较常见。枪弹、弹片、刺伤、切割伤、钝性伤均可引起动脉损伤。四肢骨折，由骨折片引起的继发性动脉损伤也时有发生。动脉一旦损伤，可造成致命性出血或动脉内血栓栓塞，引起肢体或器官缺血，如不及时正确处理，伤死率及截肢率均很高。

1. 损伤类型

（1）动脉部分断裂：动脉壁不完全断裂。由于血管具有弹性使裂口增大，造成持续性出血，不能自止。

（2）完全断裂：血管壁完全离断，断端常有血栓形成，出血常可停止。

（3）挫伤：虽然血管保持其完整，但血管内膜因挫伤变得粗糙，易形成血栓。

（4）动静脉瘘：动静脉同时受损，动静脉间形成循环短路。

（5）假性动脉瘤：动脉破裂后，出血局限，被软组织包裹形成血肿块，与动脉相通，为搏动性血肿。6~8周后，血肿逐渐机化。

2. 诊断要点

（1）外伤史：枪弹伤、刺伤者可见明显伤口。交通事故、工伤等，均有血管径路局部损伤，如肿胀、皮下淤血。

（2）出血：大动脉破裂，迅速出血，很快造成失血性休克。如有伤口可见血液自伤口流出，根据出血颜色、速度可初步判断是动脉出血、静脉出血还是毛细血管出血。动脉出血时血色鲜红，速度快，呈间歇喷射状。静脉出血时血色暗红，速度较慢，呈持续涌出状。毛细血管出血，血色多为鲜红，自伤口渐渐流出，如伤口大，毛细血管损伤的数量很大，也会丧失较多的血液。

（3）肢体缺血现象：损伤动脉所支配的皮肤苍白发凉，动脉损伤处及远端搏动减弱或消失。

（4）常同时伴有软组织损伤和骨折。

（5）X线摄片检查：可见金属异物或骨折。

（6）动脉造影：可帮助确定血管操作程度和范围，但在血管活动性出血时不宜施行。只有在诊断不明，探查很困难或危险时，才考虑施行。

3．临床表现　迅速涌出鲜红色血液，肢端冰冷、皮肤颜色苍白、皮温低、损伤部位动脉远端搏动减弱或消失、毛细血管回流征缓慢或消失，继而出现失血性休克。

4．治疗

（1）止血

1）指压法：用手指压住动脉经过骨骼表面的部位，以达到止血目的。此法是应急措施，四肢动脉有侧支循环，指压法效果有限，而且不能持久。常用指压法止血部位有颈总动脉、面动脉、颞浅动脉、锁骨下动脉、腋动脉、肱动脉及股动脉等处。

2）加压包扎法：体表及四肢伤出血均可采用，注意包扎压力要均匀，包扎范围应较大。

3）屈曲肢体加垫止血法：多用于肘关节以下的出血，在无骨关节损伤时应用。

4）止血带止血法：只用于四肢伤大出血。使用止血带应注意以下事项：①止血带是应急措施，也是危险的措施。应严格掌握止血带应用指征，并记录使用时间；②对用加压包扎后不能控制的大、中动脉出血，才可暂使用止血带；③止血带的标准压力，上肢为250~300mmHg，下肢为400~500mmHg，或以刚好止住动脉出血为好；④上止血带一定要有衬垫，位置应靠近伤口的最近端。上止血带时间不宜超过3h；⑤在松解止血带之前，要先输液，补充有效血容量。并准备好止血器械，如放松止血带后仍有出血，可改用止血钳夹住血管结扎止血。应观察全身情况，防止止血带休克。

5）堵塞止血法：用无菌敷料填入伤口内压紧，外加大型敷料加压包扎。

6）结扎：此法效果确实。

（2）固定患肢以防止继发性血管损伤

（3）防治休克：输液、输血、氧气吸入。

（4）清创术：清除血块、坏死组织及异物，控制伤口出血，变污染伤口为清洁伤口。

（5）手术处理：目的是控制出血和修复血管。

1）损伤血管直接修补或缝合。

2）损伤血管切除并作血管端-端吻合。

3）损伤血管切除，人造血管或自体血管移植（取大隐静脉或其他部位的一段动脉）。血管结扎，适用于非重要动脉损伤，结扎后肢体不致坏死者。

二、静脉损伤

静脉损伤的发病率较动脉损伤低，且多为动、静脉同时损伤，单纯静脉损伤较少。按受伤部位，以股、腘静脉损伤较多，其次为髂静脉和下腔静脉损伤。静脉损伤的原因以锐性切割伤和钝性挫伤为多。近十余年来，随着医疗工作中静脉插管造影和插管治疗的增加，静脉损伤的机会也随之增加。同时，外科手术时损伤髂、股静脉及腔静脉也不少见，因而，医源性损伤成为静脉损伤的重要原因。

1. 损伤类型

（1）开放性静脉损伤：表现为伤口有持续性出血，血色暗红。

（2）闭合性静脉损伤：局部形成弥漫性血肿，血肿可在皮下或深部的肌肉层中。

2. 诊断要点　根据症状和体征常可以作出静脉损伤的诊断，但髂静脉和腔静脉损伤的诊断较为困难，当诊断有困难时，可作多普勒超声检查，在患者情况允许时，可行静脉造影检查，有助于诊断。

3. 临床表现

（1）开放性静脉损伤主要表现为伤口有持续性出血，血色暗红。

（2）闭合性静脉损伤则在局部形成弥漫性血肿，血肿可在皮下或深部的肌肉层中。

　　1）四肢的主要静脉损伤时，出现肢体肿胀，皮肤青紫，皮下浅静脉怒张，皮温可降低，严重者肢体可发生缺血性坏死。

　　2）肢体主要静脉损伤若未及时发现或未做修复手术，肢体可出现慢性静脉功能不全表现，肢体肿胀，浅静脉怒张，皮肤色素沉着，慢性溃疡。颈部大静脉损伤时血肿可压迫气管造成窒息。

　　3）胸、腹部大静脉损伤很少是单纯静脉损伤，多合并重要的内脏损伤，胸、腹腔内大出血，常发生严重失血性和创伤性休克，死亡率很高。

　　4. 治疗　静脉损伤的治疗原则与动脉损伤大体相同，静脉手术修复方法也基本与动脉损伤一致，根据不同损伤情况，可行静脉结扎术。由于静脉管壁薄，静脉压力较低，血流速度较慢，手术后发生血栓形成的机会较动脉大，因而，在处理上有其特殊性，应注意以下几点：

　　（1）由于静脉修复手术后容易发生血栓形成，因此对血管缝合的要求更高，应当严格遵守技术操作的要求，避免对血管内膜的损伤，力求吻合口内膜光滑，尽可能作间断褥式缝合。

　　（2）静脉损伤后常有血栓形成，手术修复前必须将血管内血栓取干净，至断端有良好出血为止。

　　（3）静脉有缺损时，最好选用自体静脉移植，常用大隐静脉，也可选用髂内静脉和颈内静脉。若静脉管径不够大，可用2~3根大隐静脉纵行切开，拼缝成一根管径大的静脉进行移植。

　　（4）在静脉吻合的远端做动静脉分流术，减少血栓形成的机会，术后3~4周再关闭动静脉瘘。

　　（5）为了预防血栓形成，术后需作抗凝治疗，静脉滴注低分子右旋糖酐，口服阿司匹林。无禁忌证者术后第一周可使用低分子肝素，以后改为口服双香豆素类抗凝剂，维持3~6个月，需密切注意凝血时间，观察有无出血倾向。

　　（6）按照静脉血流阻断后的可代偿性分类，大多数静脉都属于可结扎的静脉，只有少数大静脉是不能结扎的。

　　1）不结扎的静脉：包括无名静脉、锁骨下静脉、腋静脉、肱静脉、门静脉、上腔及下腔静脉、髂总及髂外静脉、股总及股浅静脉。

　　2）可结扎的静脉：包括一侧颈内静脉损伤可以结扎。四肢的所有浅静脉均为可结扎的静脉。由于尺、桡动脉和胫前、胫后动脉均有两条伴行静脉，且有丰富的肌肉间静脉丛，因此，前臂和小腿的深静脉也可以结扎。

三、损伤性动静脉瘘

损伤性动静脉瘘是损伤引起毗邻动静脉之间异常交通。大都发生于四肢，尤以下肢多见。

1. 病因　大多数损伤性动静脉瘘由贯通伤引起，如刺伤、枪弹伤及金属碎片等，毗邻的动静脉同时直接受损伤，在数天后就可形成交通，称直接瘘。如动静脉的伤口间存在血肿，在血肿机化后形成囊形或管状的动脉和静脉间的交通，称间接瘘。少数见于动脉瘤破入邻近静脉，或因血管壁细菌感染破溃导致动静脉瘘。

2. 诊断　创伤后局部出现搏动，震颤，粗糙而连续的血管杂音，伴有浅静脉扩张，远端组织缺血或静脉淤血性改变，即可作出临床诊断。

（1）指压瘘口测定（Brabham 征）：瘘口大而分流量较多者，用指压阻断分流后，可以出现血压升高和脉率变慢。

（2）静脉压测定：患肢浅静脉压力升高。

（3）静脉血含氧量测定：自邻近瘘口的浅静脉抽血，可发现血液呈鲜红色，与正常肢体的静脉血相比，含氧量明显增高。

（4）超声多普勒显像仪检查：可以观察到动脉血经瘘口向静脉分流。

（5）动脉造影检查：较大口径的动静脉瘘，通常可以直接显示瘘口；与瘘口邻近的静脉几乎与动脉同时显影；瘘口远侧动脉不能全程显示，而邻近瘘口的静脉明显扩大。较小口径的动静脉瘘，常不能直接显示瘘口，但具有邻近瘘口的动静脉几乎同时显影的特点。

3. 临床表现　在急性期，局部因有血肿，有时可见肿块，大多有震颤和杂音，并扪及搏动。而慢性期，主要是血流动力学变化产生的各种表现。瘘口近、远侧表浅静脉明显扩张，皮肤温度升高，而远离瘘的远侧，尤其在足端，因动脉供血量减少和静脉淤血，出现营养性变化如皮肤光薄、色素沉着、溃疡形成等。如瘘口大，离心脏近，可引起心脏进行性扩大，导致心力衰竭。

4. 治疗　动静脉间压力差明显，一旦形成瘘难以自行闭合，一般均需手术治疗，恢复动、静脉正常通路。最理想的手术方法是切除瘘口，分别修补动、静脉瘘口，或以补片修复血管裂口。当动静脉瘘不能直接切除时，可在瘘口两端切断动脉，通过端-端吻合重建动脉；缺损长度较大时，可用自体静脉或人工血管移植重建动脉，然后修补静脉裂口。对于长期慢性动静脉瘘，周围已有广泛的侧支及曲张血管，上述方法难以处理，可施行四头结扎术，即在尽可能靠近瘘口处，分别结扎动脉和静脉的输入端和输出端。

四、先天性动静脉瘘

先天性动静脉瘘起因于血管发育异常，动脉与静脉之间出现不经过毛细血管网的异常短路通道。

1. 病因 形成于胚胎发育期在胎儿血管发育的中期动脉不仅与伴随静脉同行且与周围的毛细血管间有广泛的吻合，出生后上述吻合支逐渐闭合代以动静脉各行其道的主干。如果原始的丛状血管结构残存即成大小数目和瘘型不一的动静脉间异常通道。在婴幼儿期呈隐匿状态至学龄期后随着活动量增加和进入发育期则迅速发展和蔓延可以侵犯邻近的肌肉骨骼及神经等组织。

2. 诊断

（1）周围静脉压明显升高，静脉血含氧量增高。

（2）患肢 X 线平片可见骨骼增长，增粗。

（3）动脉造影显示患肢动脉主干增粗，血流加快；动脉分支增多，紊乱且呈扭曲状；静脉早期显影。

3. 临床表现 大多数先天性动静脉瘘在出生时就存在，一般潜伏，无任何临床症状，并不引起父母注意。青春期内分泌的影响、外伤、过度活动等因素往往会激发动静脉瘘病变活跃起来。

（1）肢体增长、增粗：肢体之长度比健侧长 2~5cm。患者常感到肢体沉重、肿胀和疼痛。有时有下腰部疼痛，这是因为肢体长度不等而出现骨盆倾斜和脊柱弯曲所造成。

（2）皮肤胎痣、温度和结构的变化：先天性动静脉瘘常和先天性血管瘤并存在于同一部位，血管病为毛细血管状血管瘤。蓝红色，有的平坦，有的高于皮肤表面。大小不等，有的直径为数厘米，也有的环绕整个肢体。

（3）静脉曲张、溃疡和坏疽：动静脉瘘存在的部位，常首先表现为局部静脉显著曲张。瘘孔较大时，曲张的静脉有搏动。可并发皮肤溃疡、皮炎和出血。少数患者由于远端肢体血液循环障碍，在足的远端和手部可出现溃疡和坏疽。

4. 治疗

（1）动静脉瘘切除：将输入血管和血管累及致发育异常的肌肉切除。切除时要注意避免损伤神经，广泛性动静脉瘘切除而留下的组织缺损，需在手术显微镜下行带血管蒂肌皮瓣移植术以修复缺损。

（2）动静脉瘘瘘口的近端动脉结扎术：结扎的动脉应该尽量靠近瘘口，动脉结扎术可造成肢体缺血、坏疽等，应慎重考虑。

（3）动静脉瘘的主要动静脉分支结扎术：病变广泛或深怪的动静脉瘘，伴有出血、感染和溃疡。经动脉造影明确动静脉瘘的主要分支。可进行分别结扎分支血管。

（4）动脉内栓塞疗法：经皮导管栓塞用来治疗先天性动静脉瘘。

五、护理要点

1. 术前护理

（1）抢救生命

1）保持呼吸通畅和换气：立即清理口腔、使用通气道，大流量吸氧等。

2）控制外出血：用压迫法或用器械迅速控制止住伤口大出血。

3）检查生命体征、判断意识状态，测脉搏和血压，开始救护记录。

（2）纠正低血容量：开放两条静脉，输液和血浆代用品。立即检查血型和配血，输入库血或自体输血。

（3）维持肾功能：放置导尿管，15~30 分钟记尿量 1 次并作尿液检查。适当给予利尿剂，维持尿量在 $0.5~1ml/(kg \cdot h)$ 以上。

（4）改善疼痛症状：促进周围循环，增加组织灌注量和促进静脉回流是解决疼痛的根本措施，护理措施如果得以实施，将会有效地减轻或缓解疼痛。此外，疼痛常在活动后发生或加重，故多表现为少动，还会出现睡眠不佳，患者变得烦躁，易怒或抑郁，不能积极参与和配合护理人员执行锻炼计划。因此，适当适时地给予镇痛药物，易取得患者的合作，从而使护理措施更容易实施而有效。同时结合非药物性镇痛疗法，如松弛、诱导及生物反馈等，可以增强镇痛药的效果，减少镇痛药物使用次数，以防成瘾。

（5）戒烟与稳定情绪：尼古丁及情绪波动等均可使交感神经兴奋，引起血管痉挛，应力助患者戒烟，同时饮食上少饮或不饮含咖啡因类的饮料。讲清利害，使患者主动配合。

（6）避免患肢受压：紧身的衣物，双腿在膝部交叉坐位，腘窝下垫东西以及过度屈髋等，都能压迫血管，影响动脉供血，应尽量避免。

（7）注意保暖：暴露在寒冷的空气中和直接接触冷物品等均可引起动脉收缩或痉挛。应保持居室温度适宜，避免接触冷水。寒冷季节应注意保暖，避免肢体外露。

（8）患者准备：脱去或剪去创伤部位的衣服，局部清洗、剃毛，减少感染机会。

2. 术后护理

（1）病室要求：寒冷对血管刺激较大，可引起血管痉挛，故术后 1~2 周室温要求在 23~25℃。若病室温度不符合要求，尚可采用红外线灯局部照射加温。

（2）患肢血运观察：患肢应有效制动。肢体抬高略高于心脏水平，位置勿过高，以免影响血供。严密观察患肢血运，包括皮色、皮温、皮纹、肢端动脉搏动、毛细血管反应时间。

1）正常循环表现：皮色红润，皮纹明显，指（趾）腹饱满，毛细血管充盈时间正常，肢体远端动脉搏动能触及。

2）动脉危象表现：患肢皮色苍白、灰暗，皮温降低，皮纹加深，指（趾）腹张力下降，毛细血管充盈时间延长，脉搏减弱或消失。

3）静脉危象表现：患肢皮色紫暗，皮纹变浅或消失，皮温下降，指（趾）腹张力升高，毛细血管充盈时间缩短，脉搏存在。

（3）根据医嘱使用抗凝药物和扩血管药物：血管吻合后局部血液凝固性升高，适当应用抗凝药物和扩血管药物，如肝素、右旋糖酐、阿司匹林、双嘧达莫等，以克服局部吻合口凝血倾向。但在治疗期间应严密观察有无皮下出血、鼻出血、尿血及便血。若有出血倾向应立即通知医生遵医嘱使用拮抗剂。

（4）预防感染：由于外伤污染严重，肢体缺血时间过长、清创不彻底或血肿形成等因素，局部感染是血管损伤后常见并发症，轻者延误伤口愈合，影响功能恢复，重者导致血栓形成，或血管破溃出血。故应严格执行消毒隔离制度，防止交叉感染。使用有效抗生素，预防感染。

（5）改善全身营养状况：可根据患者的生活习惯调整饮食，所进食物应含高蛋白，高维生素。贫血者，轻者可进食含铁量高的食物，重者应间断输血。口服硫酸锌，可为伤口提供所需的微量锌，促进伤口愈合。

（6）加强基础护理：由于吻接血管术后 1 周才能基本愈合，因此患者应卧床 2 周，不能随意翻身。如手术部位位于身体容易受压的部位，可采用侧卧位或肢体悬吊位。在调整或变换体位时，应随时注意肢体血供情况，防止血管吻接处扭曲、受压和出现张力。做好生活护理，主动帮助患者解决实际困难，减轻患者心理负担。

（7）预防皮肤压力伤：血管疾病，由于组织灌注减少，组织营养不良等，均潜在的存在着完整性受损的问题，肢端最外层的皮肤组织是最易受损的部位，极易因轻微损伤而发生组织的完整性受损，而且一旦损伤就易演化为长期不愈的溃疡。所以，在组织灌注减少的最初阶段，就应开始积极、细致和预防性的皮肤护理，尤其是下肢和足部的护理，同时给予高维生素 B、维生素 C 和高蛋白质的饮食，以加强营养，有利于伤口愈合。若病情发展迅速，组织发生溃疡或坏疽时，则应及时发现，采取相应的护理措施。

（8）功能锻炼：体位和足部的运动练习可促进血液循环，促使侧支循环的建立。对下肢供血不足的患者，为减轻患肢疼痛，增加患肢的侧支循环，改善下肢的血液供应不足，应坚持定时做 Buerger 运动。对于静脉回流障碍的患者，卧床、抬高患肢及用弹力绷带包扎或穿着医用循序减压袜，并行踝关节屈伸功能锻炼，可促进静脉回流。

3. 出院指导

（1）重视饮食及生活调理：宜食高纤维素饮食，刺激肠蠕动，预防因便秘使腹压升高而影响静脉回流。

（2）绝对戒烟：尼古丁可使血管收缩及动脉痉挛，也可造成坏疽，应帮助患者了解吸烟对肢体及生命的威胁，同时避免各种类型的被动吸烟。

（3）保护血管：患肢注意保温，预防寒冷，适当运动可增加侧支循环。避免损伤，加强身体的抗病能力。

（4）体位

1）静脉损伤的患者避免久立久坐，卧床时抬高患肢，下床活动时，患肢包扎弹力绷带或穿着医用循序减压袜，借助压力梯度挤压血液回流。一般需久站或久坐工种的工作人员，应定时改变体位改善下肢血液循环。

2）动脉损伤的肢体位置应低于心脏水平，以保证肢体供血。患者应进行足部的运动练习以促进血液循环。

第十三章 心血管常见介入诊疗技术及护理

第一节 周围血管造影术

一、动脉系统造影常见的表现

（一）扩张性改变

动脉扩张造成动脉瘤或动脉瘤样改变是由于血管中层弹性纤维因粥样斑块、炎症、螺旋体、外伤或坏死遭到破坏，或由于附壁血栓的液化使血管壁变薄弱而造成局部扩张。老年人血管壁中层弹性组织被纤维组织代替，亦可使血管扩张。有些病变由于血管壁上有粥样斑块增生或纤维化造成局限性狭窄。血液通过狭窄管道压力增高，在狭窄远端造成冲击力及血流旋涡，亦可出现狭窄后局限性扩张。这些动脉扩张有的呈广泛性，有的呈局限性，有的呈梭状或囊状，单发或多发。动脉瘤一般多见于胸主动脉常呈圆形，边缘光滑整齐。透视可见扩张性搏动。

（二）狭窄性改变

动脉狭窄有真性狭窄及假性狭窄。真性狭窄是由于动脉先天性发育不全、血管壁局限性组织增生、动脉硬化粥样斑块形成、动脉炎或动脉邻近组织病变的直接侵及如肿瘤、炎症后纤维化等。假性狭窄是指血管痉挛。这是血管功能性改变，没有器质病变，最常见的原因是血管腔内异物的刺激，像针尖头、导引钢丝、导管等。局部钝伤、邻近组织的炎症，特别如邻近静脉炎等都可以引起局部动脉痉挛收缩。其他如休克、出血及一些药物也可导致血管痉挛收缩。如果消除刺激因素，功能性狭窄改变就可以消失。

动脉先天性发育不全的动脉狭窄，呈均匀性狭窄，长度比较长，没有病理性异常。多见于胸主动脉、腹主动脉、股动脉、腹腔动脉及肠系膜动脉。造影仅见均匀性细小，边缘光整，没有其他异常。血管局限性组织增生是由于血管壁中层弹性或胶原性结缔组织不明原因性的堆积，或纤维肌性组织增生，造成局限性边缘光滑的狭窄段。常发生在胸主动脉、腹主动脉、肾动脉及股动脉。主动脉缩窄也是一种常见的狭窄性改变，多见于主动脉弓降部。动脉粥样硬化斑块造成的狭窄边缘都不规则，常呈多发性，长度比较长，全身各部均可以出现，以腹主动脉及其分支和下肢动脉多见。而各分支的狭窄常出现在其开口处，如腹腔动脉、肾动脉或肠系膜上、下动脉等。动脉壁炎性改变造成的狭窄，是由于炎症性动脉内膜增生、水肿或血栓机化而成。

（三）阻塞性改变

动脉阻塞可由于狭窄而进展到阻塞，也可由于栓子造成血管完全性阻塞。造成血管狭窄除一些引起血管内膜或中层结构肥厚增生的病变外，最多见的还是动脉粥样硬化斑块及血栓形成，逐渐由局部狭窄发展到完全性阻塞。而其他因素如肿瘤的侵蚀等，都可以形成动脉阻塞。

（四）侧支循环

凡是血管有狭窄或阻塞时，就会出现侧支循环，用以补充狭窄或阻塞远端的血液供给。侧支循环的形成主要由于血管中的压差。当血管有狭窄或阻塞时远端血管内压力降低，血流易于通过一些原来比较微小的血管而进入阻塞远端血管。侧支循环形成的数量、大小与阻塞两端压差大小、时间长短及有无其他病变等有关。

（五）动静脉交通

大多数动静脉交通是由于外伤，包括钝性挫伤、穿刺伤或骨折、手术等，使动静脉之间形成直接交通。动脉压高血液直接流入静脉内造成动静脉瘘。这些动静脉瘘与交通处血管的大小有直接关系。如果在较大的分支上出现动静脉交通，动静脉间血流量大，可以造成局部囊状扩张及不规则且多发性的曲张、扩大的静脉血管，以及由于心脏搏出量增加，血容量增多，易出现心力衰竭等。如果动静脉瘘位于一些较小的动静脉间，就不一定出现囊状扩张而仅见静脉早期显影及静脉曲张或数量增多。

二、静脉系统造影常见的表现

（一）阻塞性病变

静脉阻塞最多见的是静脉内血栓形成。以大及中等静脉最易发生。特别是下肢静脉及盆腔静脉多见，下腔静脉、上腔静脉及上肢静脉及一些腹腔脏器的静脉亦可以发生。多数是由于炎症、外伤或其他原因引起血流迟缓所致。此外，静脉外各种原因引起的压迫、邻近组织肿瘤的侵蚀，都可以引起静脉阻塞。

　　静脉造影也可以出现一些静脉阻塞的假象。当回流静脉某一部位压力增高，虽然没有静脉阻塞，亦会出现静脉不显影的假象。

（二）静脉扩张性改变

　　可由于先天性发育缺陷、静脉压增高、静脉内血流量增加等原因引起。先天性发育缺陷，其静脉壁内弹性组织缺乏，结缔组织增生，出现静脉扩张。

三、血管造影的护理

　　1. 造影前护理

　　（1）皮肤准备：应做好穿刺部位的皮肤清洁工作，以防穿刺针眼感染或继发性浅静脉炎。如发现局部有感染灶，如毛囊炎、皮炎、足癣者，及时治疗，待病灶痊愈后再行造影检查。

　　（2）碘过敏试验：详细询问有否过敏史，作碘皮肤过敏试验，或静脉注射30%泛影葡胺1ml，应备一支肾上腺素，以备急用。对过敏体质的患者，尽量选用碘普胺（优维显）。造影前30分钟肌内注射地塞米松5mg。

　　（3）饮食：宜清淡、易消化、低脂而富有营养的食物，多食新鲜蔬菜水果，忌食油腻、肥甘、辛辣刺激食物，对过敏体质患者，术前尤应忌食鱼、虾等腥味食物。

　　2. 造影后护理

　　（1）穿刺点的护理：动脉造影后穿刺点压迫20分钟以上，并加压包扎，用1kg沙袋压迫穿刺处6~8小时。静脉造影后穿刺点加压5~10分钟即可。

　　（2）体位：动脉造影后，患者应平放肢体并制动24小时，以免导致穿刺点出血。静脉造影后患者应抬高穿刺肢体，需卧床休息1~2天。以促进下肢静脉回流，减轻造影剂对血管内膜的刺激。

　　（3）促进造影剂排泄：造影后应嘱患者多饮水、绿豆汤，吃西瓜等，以促进造影剂排出体外，减少在体内潴留时间。

　　（4）观察穿刺肢体血运：注意穿刺侧肢体远端的动脉搏动情况和血运、皮温的变化，以及患者有无感觉异常，如有异常情况发生，应及时通知医生进行处理。

第二节 心导管检查术

心导管检查是诊断和鉴别诊断心血管疾病，研究心脏循环系统血流动力学，监护心脏手术和危重患者病情变化及治疗某些心血管疾病的重要方法。一般分为右心和左心导管术两大类。经静脉插管至右侧各心腔检查称右心导管术。经动脉逆行插管或不同途径至左侧各心腔检查称左心导管术。

一、适应证

1. 右心导管检查的适应证
（1）先天性心脏病包括房间隔缺损、室间隔缺损和动脉导管未闭。
（2）肺血管栓塞性疾病。
（3）疑有心脏压塞或心包缩窄。
（4）作为心内膜心肌活检或电生理检查。
（5）对并发左心衰竭、陈旧性心肌梗死或心肌病者，作为左心导管和冠状动脉造影检查的一部分。

2. 左心导管检查的适应证
（1）左向右分流型先天性心脏病、主动脉瓣病变、胸主动脉瘤、冠状动脉畸形等疾病的诊断，配合进行左心室和选择性主动脉的造影术价值更大。
（2）帮助诊断拟手术治疗的二尖瓣和主动脉瓣疾病。
（3）冠状动脉造影了解冠状动脉狭窄部位、范围及程度。

二、禁忌证

1. 各种原因的发热。
2. 急性或亚急性心内膜炎、心肌炎。
3. 心力衰竭。
4. 严重心律失常。
5. 近期有心肌梗死、肺或外周动脉栓塞者。
6. 严重肝、肾功能不全或有明显出血倾向者。

三、术前护理

1. 向患者及家属介绍心导管检查的方法和意义，手术的必要性和安全性及注意事项等，消除其思想顾虑和精神紧张情绪。

2. 协助医生完成血常规、血凝四项、肝肾功能、肝炎六项等化验检查，做心电图、胸片、心脏超声检查。

3. 双侧腹股沟或双侧锁骨下备皮，做碘、抗生素过敏试验。

4. 术前一天晚间遵医嘱应用镇静剂，保证患者良好睡眠。

四、术后护理

1. 生命体征的监护　体温、脉搏、呼吸、血压。

2. 心电监护　注意心率、心律的变化，监测有无心律失常发生。

3. 卧床休息 24 小时，观察穿刺部位有无渗血及血肿。

4. 注意术后肢体活动情况，观察足背动脉搏动情况及下肢皮肤温度、颜色、有无水肿等改变，注意预防深静脉血栓形成。

5. 遵医嘱应用抗生素和抗凝药。

第三节　先天性心脏病的介入治疗

动脉导管未闭（PDA）、房间隔缺损（ASD）、室间隔缺损（VSD）是临床最常见的几种先天性心脏病。目前，介入性导管术已经广泛用于先天性心脏病的治疗，通过将特种导管及装置由外周血管插入到所需治疗的心血管腔内，替代外科手术治疗，即称为介入性导管术。方法是通过一根小小的导管经大腿根部切开的一个 8~10mm 大小的切口，由右侧股动脉或静脉将封堵器准确放到心脏或血管内的缺损或异常通道部位，将其封堵。经导管封堵术治疗 PDA、ASD、VSD 等先天性心脏病，由于不用开胸、疗效满意、安全、并发症少、住院时间短，受到患者及医生欢迎，临床已广泛应用。

一、动脉导管未闭的介入治疗

动脉导管未闭是指主动脉和肺动脉之间的一种先天性异常通道，多位于主动脉峡部和肺动脉根部之间。目前最常用的 PDA 封堵器械是可控性弹簧栓子及 Amplatzer 封堵器。可控性弹簧栓子由 Cook 公司生产，释放后可形成 3~5 个弹簧圈，弹簧栓子分为直径有 5~8mm 等不同型号，弹簧栓子表面附有纤维绒毛，促进植入后尽快在弹簧栓子表面形成血栓，主要用于直径<3mm 的 PDA 的治疗，未经手术或外科手术后残余分流者，适合的解剖类型主要为管型或漏斗型，具有操作简便、疗效好、递送导管细、损伤

小及可用于小婴儿等优点；而 Amplatzer 封堵器（ADO），是一种由记忆合金编织成的蘑菇状结构，其内有数层涤纶片。该装置目前有六种型号，最大可封堵直径 12mm 的 PDA，适用于直径 3~10mm 的 PDA，位置正常、血流动力学监测无器质性肺动脉高压者，几乎可用于所有类型的 PDA 封堵。

1. 适应证

（1）PDA 内径<12mm。

（2）体重≥5kg。

2. 禁忌证

（1）患者体重<5kg。主要是因为此时患者的血管管径太小，还没有适用的介入治疗器材。

（2）严重的肺动脉高压，经规范方法（压力、阻力、肺小动脉造影及堵塞试验）评价为器质性肺高压或临界病例者，特别是已有右向左分流者。

（3）存在其他需外科手术矫正的先天性心脏畸形者。

（4）PDA 是某些复杂性先天性心脏病的生命通道时，如主动脉缩窄合并的 PDA 则是 PDA 关闭的绝对禁忌证。

（5）髂静脉或下腔静脉血栓形成，超声心动图确诊心腔内有血栓，特别是右心房内的血栓。

（6）有其他不宜进行介入治疗的情况，如活动性感染、出血倾向等。

3. 并发症及其处理

（1）封堵器脱落：常由于封堵器型号选择太小或操作不当引起，常向肺动脉方向至肺，可造成体循环或肺循环栓塞。一旦发生，应采用经导管或外科手术方法将封堵器取出。

（2）残余分流：以弹簧圈封堵 PDA 时相对常见，弹簧圈释放后可产生残余分流，如释放后尚未脱钩前如有中等分流时需再增加一个弹簧圈，如仅为极少量分流，随访观察表明大部分可在短期内消失。少量病例发生溶血，多是由于较明显残余分流引起红细胞破坏所致。经短期内科对症处理及密切观察下无效，超声检查示左向右分流明显，需再次增加安置弹簧圈或作外科手术处理。

（3）PDA 再通：此指在封堵术后造影示无残余分流，但随访中重新出现 PDA 杂音或超声心动图示重新与 PDA 相关的分流。此种情况多见于采用弹簧栓子封堵的 PDA 患者，其原因可能与弹簧栓子移位、弹簧栓子上具有封堵 PDA 作用的血栓溶解等因素有关。需取出弹簧栓子重新封堵或行外科手术处理。

（4）溶血：因封堵器过小或移位造成残余分流，高压喷射引起红细胞的机械性破坏所致。用弹簧圈封堵器相对较为常见。轻者可保守治疗，包括应用利尿剂、碱化血液等；重者可植入新的封堵器以完全封堵 PDA 或外科手术取出封堵器并结扎 PDA。

（5）术后高血压：多为一过性，轻者一般不需特殊处理，重度者需应用降压药。

（6）穿刺部位血管损伤：以低龄儿相对常见。术后密切观察局部伤口，对症处理。

（7）医源性左肺动脉和主动脉狭窄：左肺动脉狭窄通常是由于释放在肺动脉弹簧圈圈数过多所致，而主动脉狭窄则是由于弹簧圈直径超过动脉导管壶腹部直径或弹簧圈位置不当引起。此类情况多发生在多个弹簧圈堵塞过程中。一般多普勒超声检测发现经过左肺动脉或胸主动脉流速超过 1.5mm/s 时，可以认为有医源性左肺动脉和主动脉狭窄的可能，并且临床研究发现有左肺动脉灌注减少。处理方法是：未脱钩前需重新调整弹簧圈位置，如果弹簧圈突出在主动脉内，而动脉导管壶腹部直径较大，则可以用导管或球囊扩张导管将弹簧圈顶入动脉导管内；如脱钩后则需定期随访多普勒超声，如狭窄明显，则需手术取出堵塞器。

二、房间隔缺损的介入治疗

在胚胎期由于房间隔的发育异常，左、右心房间残留未闭的房间孔，造成心房之间左向右分流的先天性心脏病，称为房间隔缺损。分为原发孔房间隔缺损和继发孔房间隔缺损两大基本类型，后者又可根据缺损的解剖部位分为中央型、上腔型、下腔型、冠状窦型及混合型缺损五种亚型。房间隔缺损封堵器材基本可以分为自中心型和非自中心型两种。目前临床上最常用的是 Amplatzer 房间隔封堵器（ASO），属于自中心型，由一个短腰和近端及远端的盘状结构组成，房间隔封堵主要依靠中间的腰部完成。ASO 封堵已成为治疗 ASD 的首选方法。

1. 适应证

（1）患者年龄通常 3~60 岁，体重 ≥5kg。

（2）直径 ≥5mm 伴右心容量负荷增加 ≤36mm 的继发孔型左向右分流 ASD。

（3）缺损边缘至冠状静脉窦、上腔静脉以及右上肺静脉的距离 ≥5mm，至房室瓣 ≥7mm。

（4）房间隔的直径>所选用封堵伞左房侧的直径。成人房间隔缺损的伸展直径≤35mm，对小儿要求房间隔最大伸展直径要大于 ASD 伸展直径+14mm。

（5）卵圆孔未闭合并房间隔瘤或有气栓，引起脑卒中及曾经合并脑栓塞者。

（6）复杂性先天性心脏病矫治手术后遗留的房间隔交通，待血流动力学调整作用完成，可考虑关闭。

（7）外科修补术后的残余分流。

（8）二尖瓣球囊成形术后遗留的明显心房水平左向右分流。

（9）不合并必须外科手术的其他心脏畸形。

2. 禁忌证

（1）绝对禁忌证

1）原发孔型 ASD 及静脉窦型 ASD。

2）严重肺动脉高压或已有右向左分流者。

3）近期内有严重感染或体内存在感染灶。

4）心内膜炎及出血性疾病。

5）左房内隔膜。

6）左房发育差。

7）下腔或盆腔内静脉血栓形成，心腔内血栓形成，特别是左右心耳内。

8）伴有部分或完全性肺静脉异位引流。

9）小儿房间隔直径或面积小，没有那么小的直径或面积的封堵器。

10）有合并需要外科手术矫正的其他先天性畸形者。

（2）相对禁忌证

1）年龄<2 岁的婴幼儿。

2）筛网状或多发性缺损且范围广，估计一个补片不能完全关闭者。

3. 并发症及其处理

（1）残余分流：测量 ASD 的伸展直径时，超声探测 ASD 的位置和边缘与周围结构的关系对于选择病例和闭合器型号至关重要，可明显减少残余分流。明显的残余分流要进行开胸手术治疗。

（2）封堵器脱落：发生率低于 1%。关闭器的位置不好，远近盘都在左房侧或在右房侧时就释放关闭器，或尚未放稳关闭器就松脱离开输送鞘，使双盘装置移位或卡陷在房室瓣、半月瓣或腱索内，甚至随血流冲入肺或体循环内造成心腔或血管内栓塞。此时要保持患者安静及生命体征平稳。先试从长鞘内送入摄取导管或用鹅颈摄取导管套住关闭器，将其稳住，避免将大动脉完全堵住，然后再设法用摄取导管将关闭器拉入长鞘内取出，如不成功即刻外科手术开胸取出关闭器并修补 ASD。

（3）空气栓塞：多因操作不当。封堵器植入过程中排气不完全可造成体循环空气栓塞，以脑栓塞造成患者术后昏迷不醒和冠状动脉栓塞引起心肌损伤最为重要，但多为一过性。所以术中操作规程要严格细致，术后昏迷不醒者及时行高压氧治疗。

（4）体循环或肺循环血栓栓塞：主要是封堵器上血栓脱落所致，所幸发生率甚低。术中发生者，多由于肝素化不够或器械用肝素水冲洗不够；术后发生者，则多与术后肝素化不够或血小板抑制剂用量不足有关。故须给予足够肝素化，视病情给予溶栓、取栓治疗。

（5）封堵器破损、折断：主要见于非中心型封堵器。需外科手术取出封堵器并修补 ASD。

（6）心律失常：封堵器植入后部分患者可出现房室传导阻滞或房性心律失常，以房性期前收缩多见，通常持续数小时至数天不等。考虑为关闭器的刺激所致，可给予少量激素，以及能量合剂，多数能转成正常心律；如经观察处理，心律失常仍较严重，并影响到生命体征的稳定，需外科手术取出关闭器，修补 ASD。

（7）瓣膜功能障碍（以关闭不全为多见）及堵塞邻近结构（如右肺静脉、冠状静脉窦等）：多因所选择关闭器型号不合适或位置不好所致。如不严重，临床无明显症状和体征，可追踪观察；但如出现器质性改变或功能明显障碍，就要尽早手术矫治。

（8）心房穿通及心包积液：主要见于非 ASO 类封堵器。可导致急性心脏压塞，多因操作不慎导致导丝或导管穿破心脏壁所致。要求操作者必须经过严格的心导管术培训，规范技术操作。一旦发现导管或导丝穿出心脏，不可立即将导管或导丝撤回，应立即终止继续操作导管使导管保持正位，注意保证患者生命体征平稳，即刻通知手术室和心外科准备手术，同时注意用超声观察心包积液情况。

（9）溶血：多因残余分流所致。严重时，要手术取出塞子，修补 ASD。

（10）感染性心内膜炎：术中注意无菌操作，手术当日开始用抗生素至术后 48~72 小时后，术后半年内注意预防各种感染，尤其是有残余分流者需长期预防感染。

三、室间隔缺损的介入治疗

先天性室间隔缺损是左、右心室之间存在异常交通,引起心室内左向右分流,产生血流动力学紊乱。VSD 按其发生的部位可分为膜部缺损、漏斗部缺损及肌部缺损,其中以膜部缺损最常见,肌部缺损最少见。经导管法封堵 VSD 是介入治疗中较复杂的技术。目前国外见报道的三种方法为 Cardioseal 双面伞法、Sideris 纽扣式补片法、Amplatzer 关闭器法。目前对于 VSD 大的小婴儿,股动静脉较细不宜使用粗大鞘管者,可在心脏不停跳、无需体外循环的情况下,经右室游离壁穿刺送入 VSD 封堵器堵闭 VSD,此种方法即避免了体外循环的并发症及心肌损伤,又可以避免介入治疗对周围血管的损伤。

1. 适应证 经导管关闭 VSD 适用于肌部或部分膜部 VSD 患者,亦可用于急性心肌梗死或外伤所致的室间隔穿孔。但在选择病例时要注意以下几点:

(1)患者年龄:3~60 岁;体重≥5kg。文献报道,3 岁以下的 VSD 患儿 40%~60% 自然闭合概率。

(2)对心脏有血流动力学影响的单纯性 VSD。缺损左室面直径 3~12mm,小儿缺损直径一般≤8mm;右室面呈多孔缺损时,其缺损大孔直径应≥2mm。膜周部 VSD 伴发膜部膨出瘤时,缺损左室面直径≤18mm,右室面膨出瘤出口小,且粘连牢固。

(3)外科手术后残余分流。

(4)肌部 VSD 直径通常≥5mm。

(5)不伴有右向左分流的肺动脉高压。

(6)VSD 上缘距主动脉右冠瓣≥1mm,无主动脉冠状窦脱入 VSD 内和主动脉瓣反流;缺损缘距三尖瓣距离≥2mm,无明显三尖瓣发育异常及中度以上三尖瓣反流。

(7)合并可以介入治疗的心血管畸形。

(8)急性心肌梗死或外伤所致室间隔穿孔导致急性心功能不全,此时需及时关闭缺损口,手术危险更大。

2. 禁忌证

(1)膜部 VSD 有自然闭合趋势者。

(2)膜部 VSD 合并严重的肺动脉高压导致右向左分流出现发绀者。

(3)膜部 VSD 局部解剖结构缺损过大(>16mm),不适合或放置封堵器后影响主动脉瓣或房室瓣功能。

（4）膜部 VSD 合并其他不能进行介入治疗的先天性心脏畸形者。

（5）感染性心内膜炎心内有赘生物或引起菌血症的其他感染。

3. 并发症及其处理

（1）主动脉瓣、二尖瓣或三尖瓣关闭不全：如未引起明显血流动力学改变，关闭装置位置尚好也无明显残余分流者，可随访观察，否则应当立即取出封堵器，行外科手术处理。

（2）栓塞：多因关闭器位置不良或大小不当而脱落，卡在心腔内或栓塞体、肺循环。此时应采用外科手术取出脱落的闭合装置并修补 VSD。

（3）残余分流：残余分流率较高，这也是至今未能广泛开展此项技术的原因之一。极轻微者可随访观察，严重者应取出封堵器，行外科手术修补 VSD。

（4）感染性心内膜炎：术中、术后严格无菌操作，应用抗生素，注意预防各种感染。

（5）心律失常：大多数患者在手术操作过程中会出现一过性心律失常，可以是室性或房性期前收缩以及短阵心动过速等，一般不需处理。因为一旦终止心导管操作，这些心律失常多会自然终止；如持续严重时要采用外科手术取出关闭器，修补 VSD。

（6）心脏破裂：可因操作不当，也可因关闭器移位穿破心肌组织。应即刻行外科手术处理。

四、先天性心脏病的介入护理

1. 术前护理

（1）术前防止患者发热、感冒，注意安全，防止坠床、烫伤等意外发生而影响手术。减少探视，保持室内空气新鲜。

（2）做好患者及家属的心理指导，解除患者的紧张情绪，消除其对手术的恐惧感，保证介入术前晚充足的睡眠。向患者及家属说明手术的必要性及可能出现的并发症，并征得同意，取得合作。

（3）术前合理安排饮食，切忌暴饮暴食引起的消化不良性腹泻。

（4）协助医生做好各种检查，主要检测血、尿常规，血型，出凝血时间，艾滋病，梅毒，肝、肾功能，乙肝表面抗原，丙肝抗体，电解质，了解各项指标是否在正常范围。术前一天上午抽血、备血，用于做血液配型。

（5）术前 1 天做好患者皮肤准备工作，尤其是做好手术中动、静脉穿刺部位的清洁，如双侧腹股沟区等，剪除过长的指（趾）甲，并观察股动脉和足背动脉搏动情况。

（6）术前3天口服血小板抑制药，如阿司匹林3~5mg/（kg·d）。

（7）对较大的患儿及成人患者训练床上大小便，术前禁饮食6小时；年龄较小需全身麻醉的患者禁食禁饮12小时，防止术中呕吐引起误吸甚至窒息。

（8）了解药物过敏史，做好青霉素皮试、碘试验。给予抗生素，以防术后感染。

（9）术前30分钟给予术前用药，肌注苯巴比妥5mg/kg，以达到镇静、止痛的目的，或根据患者的情况肌注东莨菪碱10μg/kg，减少唾液腺的分泌，预防介入术后感染，保证手术的顺利进行。

2. 术后护理

（1）全身麻醉患者术后转入监护室，即刻进行心率、血压等生命体征监测，准备好各种抢救物品及药品。全麻未醒者头偏向一侧，避免误吸导致吸入性肺炎或窒息。带气管插管者应固定好位置，防止脱出。患者完全清醒、肌力正常、生命体征平稳，方可拔除气管插管。严密观察病情变化，每15~30分钟观察并记录一次，密切监测血氧饱和度变化，如低于95%应查找原因，及时报告医生。禁食期间注意保持静脉输液通畅。

（2）行右心导管检查的患者术后卧床12小时，术侧肢体伸直并制动6小时，行左心导管检查的患者术后卧床24小时，术侧肢体伸直并制动12小时。穿刺点用0.5kg沙袋压迫6小时，注意局部有无出血、渗血情况，避免咳嗽、打喷嚏、用力排便、憋尿等增加动脉压及腹压的因素。还要注意观察穿刺侧肢体的颜色、温度、感觉、足背动脉搏动是否对称有力，下床活动后注意患者的步态，不会行走的婴幼儿停止制动后注意观察穿刺侧肢体是否活动自如。若发现穿刺侧肢体疼痛、肤色苍白或发绀、肢体发凉、足背动脉搏动减弱或消失，应考虑动脉血运不良或血栓形成。

（3）封堵器型号选择不当或放置位置不合适可引起封堵器脱落及异位栓塞，封堵器脱落常常进入肺循环，患者可出现胸痛、呼吸困难、发绀等。因此，术后应密切观察患者有无胸闷、气促、呼吸困难、胸痛、发绀等症状，注意心脏杂音的变化。

（4）心血管造影时大量对比剂的快速注入，部分患者有头痛、头晕、恶心、呕吐、荨麻疹等反应，严重者可出现心律失常、休克、虚脱、发绀、喉黏膜水肿、呼吸困难。如果心腔造影时对比剂进入心肌内或心壁穿孔，可引起急性心脏压塞。术后要密切观察对比剂的不良反应，监测呼吸、心率、心律、血压注意有无心脏压塞、心包摩擦音等。

（5）做好感染性心内膜炎的预防及护理，为预防感染，术中术后应严格注意无菌操作，术后按医嘱使用抗生素 3~5 天，密切监测体温的变化。

（6）PDA 患者术后注意监测血压，适当控制液体入量，保持患者镇静，防止血压过高，当血压偏高时，可用微量泵输入硝普钠、硝酸甘油等血管扩张药，术后血压轻度偏高，可不必处理，必要时给予镇静剂、镇痛剂、利尿药。溶血是 PDA 封堵术罕见的严重并发症，多因残余分流时高速血流通过网状封堵器所致，因此，72 小时内应严密观察患者心脏杂音的变化、睑结膜及尿液颜色，以及早发现有无溶血，必要时送检血、尿常规，如患者面色苍白，尿常规检查有红细胞，血红蛋白下降至 70g/L 以下，则表明严重溶血，应告知医生有关情况，并及时诊断处理。如为管状动脉导管未闭的患者，术后 3 个月内避免剧烈活动，防止封堵器脱落，3 个月后血管内皮细胞完全封盖封堵器，封堵器不会脱落，运动不受限制。

（7）ASD 患者术后在封堵器周围内皮细胞未完全覆盖之前，易致血栓形成，因此术后应继续肝素化 24~48 小时，每隔 4~6 小时视情况给予全量肝素化的 1/3 或 1/2 量，术后当晚开始口服阿司匹林，100~300mg/d，连续 6 个月，心房颤动患者应服用华法林抗凝，将抗凝的重要性告诉患者及家属，以引起足够的重视，使其严格按医嘱用药。观察有无右心循环障碍的临床表现，因封堵器脱落时一般在右心房，然后到达右心室进入肺动脉分叉处，引起一系列右心功能不全的症状，如发现症状应立即通知医生寻找原因及时处理。注意观察心律的变化，封堵术后患者常会合并有房性心律失常，加上血液黏稠度高和心房内有一异物，易导致血栓形成或栓子脱落，因此术后患者如有呼吸困难，应立即采取有力措施进一步检查，明确是否有肺栓塞等并及时处理。

（8）VSD 患者术后应严密观察心电监护和心电图的变化，因室间隔部位的传导系统组织丰富，术后可能会出现房室传导阻滞或束支传导阻滞，如出现房室传导阻滞或心率减慢，可以静脉输入异丙肾上腺素 0.01~0.02μg/（kg·min），如出现室性期前收缩，应静脉给利多卡因每次 1mg/kg。术后早期应控制静脉输入晶体液，维护左心功能。术后还可能出现急性主动脉瓣关闭不全，观察患者有无心前区不适、头部动脉搏动感等，并动态观察患者的血压，特别注意脉压的大小及外周血管征，并及时通知医生。

3. 健康教育

（1）术后 3 个月内禁止剧烈体力活动，穿刺处 1 周之内避免洗澡，防止出血。

（2）预防感冒，术后 6 个月内注意预防感染性心内膜炎。

（3）遵医嘱应用药物，并于术后 1、3、6 个月来院随访，行心脏超声、EKG、X 线胸片检查，了解其疗效及有无并发症，观察肺血流改变和封堵器的形态、结构有无变化等。

第四节　冠心病的介入治疗

一、冠状动脉造影术

选择性冠状动脉造影就是利用特制定型的心导管经皮穿刺入下肢股动脉沿降主动脉逆行至升主动脉根部，分别将导管置于左、右冠脉口，在注射显影剂的同时行 X 线电影摄像或磁带录像，可清楚地将整个左或右冠状动脉的主干及其分支的血管腔显示出来，可以了解血管有无狭窄病灶存在，对病变部位、范围、严重程度、血管壁的情况等作出明确诊断，决定治疗方案（介入手术或内科治疗），还可用来判断疗效。这是一种较为安全可靠的有创诊断技术。

1. 适应证

（1）拟行手术治疗的冠心病患者。

（2）拟行瓣膜置换术前了解有无冠状动脉疾病。

（3）经冠状动脉溶栓治疗或行经皮冠状动脉腔内成形术。

（4）冠状血管重建术后复查冠状动脉通畅情况。

（5）不典型心绞痛或原因不明的胸痛而需确诊者。

（6）疑有先天性冠状动脉畸形或其他病变者如冠状动静脉瘘和冠状动脉瘤等。

2. 禁忌证

（1）对造影剂过敏者。

（2）有严重肝肾功能不全者。

（3）有严重心肺功能不全者。

（4）有严重心律失常和完全性房室传导阻滞者。

（5）有电解质紊乱明显低钾者。

（6）合并严重感染者。

3. 术前护理

（1）心理护理：患者多表现为紧张、恐惧、急躁、焦虑等，护理人员要安慰患者，使其配合，以避免这种不良的心理反应造成病情的加重。

（2）指导患者完善各种检查如血常规、尿常规、出凝血时间、肝肾功能、心电图、心脏超声检查、胸片。

（3）双侧腹股沟区备皮，做碘过敏试验。

（4）标记双侧足背动脉搏动部位，以便术后对比观察。

（5）保证良好的休息和睡眠。对于精神紧张的患者，可在术前 1 天晚应用镇静剂。

（6）术前教会患者练习床上排尿排便。

4. 术后护理

（1）鼓励患者多饮水，以便使造影剂尽快排出体外。观察有无造影剂引起的不良反应。

（2）因术后极易引起腹胀，不宜进食奶制品或生冷食物，不宜吃得过饱，最好吃粥类或面汤类食物，待可下床活动后再常规进食。

（3）术后卧床休息。穿刺一侧下肢应绝对制动 4~6 小时，术后 24 小时可下床活动。应用血管缝合器的患者术后 6 小时可下床活动。

（4）观察穿刺局部有无出血、血肿，注意足背动脉搏动情况。

（5）术后给予心电监护和血压监测。

二、经皮穿刺冠状动脉腔内形成术及冠状动脉内支架植入术

经皮穿刺冠状动脉腔内成形术（PTCA）是经外周动脉穿刺插管送入球囊导管，扩张狭窄的冠状动脉，使相应的心肌供血增加，缓解症状，改善心功能的一种非外科手术治疗方法，是冠状动脉介入治疗的基本手段。冠状动脉内支架植入术是在 PTCA 基础上发展而来的，是在血管病变部位植入一金属支架以保持血管通畅，防止和减少 PTCA 后急性冠状动脉闭塞和后期再狭窄。以 PTCA 为基础的解除冠状动脉狭窄的介入治疗技术，统称为经皮冠状动脉介入治疗（PCI）。

1. 适应证

（1）不稳定型心绞痛、变异型心绞痛、急性缺血综合征、急性心肌梗死、梗死后心绞痛。

（2）有充分证据说明部分心肌缺血面临危险的左心功能不全。

（3）冠状动脉旁路移植后心绞痛再发。

（4）高危心绞痛患者。

2. 禁忌证

（1）冠状动脉病变狭窄程度<50%。

（2）严重弥漫性粥样硬化病变的多支血管病，左冠状动脉主干狭窄

\>50%。

（3）无外科旁路移植术条件的患者，因为发生严重血管并发症时无法进行紧急旁路移植术。

3. 术前护理

（1）心理护理：护士应关心、鼓励患者，为其讲解介入治疗的目的、方法及重要性，使其配合治疗和护理，增强其战胜疾病的信心，解除对疾病的恐惧心理。

（2）协助医生完成血常规、肝炎六项、出凝血时间、凝血酶原时间、肝肾功能、心电图、心脏超声、胸片等检查。

（3）术前3天开始用血小板抑制剂如噻氯匹定或阿司匹林。

（4）双侧腹股沟备皮，更换病员服及床单。

（5）做碘过敏试验，检测APTT（活化部分凝血活酶时间）便于术后对照。

（6）术前4小时禁食，预防术中呕吐。

（7）术前30分钟遵医嘱肌内注射地西泮10mg。

（8）建立静脉通路，在患者左上肢打一静脉留置针。

4. 术后护理

（1）严密监测生命体征：术后给予心电监护和血压监测。注意监测患者神志、心率、心律、体温、血压及血氧饱和度的变化，及时做好记录。

（2）穿刺点和肢体护理：对于PTCA加支架置入术的患者，股动脉处保留动脉鞘管4~6小时，拔除动脉鞘管时血管穿刺处压迫15~20分钟以彻底止血，弹力绷带8字加压包扎，用1kg左右的沙袋压迫6小时，穿刺侧肢体制动12小时。经桡动脉穿刺者，拔除动脉鞘管后穿刺点压迫止血3~5分钟，然后绷带加压包扎4小时，患者可下床活动。应用血管缝合器的患者，可卧床3~4小时后下床活动。穿刺处长时间压迫应注意动静脉血栓形成，密切观察穿刺侧肢体的颜色、温度、感觉，足背动脉搏动是否有力和对称，穿刺点有无淤血、血肿等情况。

（3）抗凝治疗的护理：术后抗凝3天，多用低分子肝素皮下注射，之后改口服噻氯匹定维持半年以上。由于术中术后应用大量抗凝剂，故应密切注意有无皮肤、黏膜、牙龈、内脏及颅内出血，观察尿便颜色，定期检查尿常规和大便潜血试验。观察动态出凝血时间，合理调整用药。

（4）饮食护理：术后可进食清淡、易消化的饮食，避免过饱；并鼓励患者多饮水，一般饮水1000~2000ml，以利于造影剂的排泄，减轻对肾脏的损害。

（5）不良反应的观察与护理

1）腰酸、腹胀：多数由于术后要求平卧、术侧肢体限制活动所致。可适当活动另一侧肢体，床头可抬高 15°~30°，严重者可帮助热敷、适当按摩腰背部以减轻症状。

2）穿刺局部损伤：包括局部出血或血肿。预防和处理的方法包括：①穿刺侧肢体绝对制动；②患者咳嗽及大小便时压紧穿刺点；③严密观察穿刺点情况，如有出血应重新包扎；④对于局部血肿及淤血者，出血停止后可用 50%硫酸镁湿敷或理疗，以促进血肿和淤血的消散和吸收。并观察有无腹膜后血肿的发生。

3）栓塞：注意观察双下肢足背动脉搏动情况，皮肤颜色、温度、感觉的改变，下床活动后肢体有无疼痛或跛行等，发现异常及时通知医生。

4）尿潴留：多因患者不习惯床上排小便引起。护理措施包括：①术前训练床上排便；②做好心理疏导；③用物理方法诱导排尿如听流水声、热敷等；④以上措施无效时可行导尿术。

5）血管迷走反射：主要的发生机制是各种刺激因素如疼痛、情绪紧张、血容量不足等作用于皮层中枢和下丘脑，使胆碱能神经的张力突然增强，导致内脏及肌肉内大量小血管强烈反射性扩张，引起血压急剧下降，心率迅速减慢，最快可在 30 秒内发生。因此在拔管过程中要密切观察血压、心率、呼吸及患者的精神状态。备好阿托品、多巴胺等抢救药品，一旦患者出现胸闷、憋气、恶心、呕吐、出汗等症状，伴血压下降，心率减慢时，提示发生血管迷走反射，应立即将患者取平卧位，血压低者用多巴胺，心率慢者用阿托品，同时快速补液（视患者年龄、心功能情况而定），大多数患者症状均能消失。

（6）造影剂反应：极少数患者应用造影剂后出现面色潮红、呼吸困难、恶心、呕吐、头痛、血压下降等不良反应。肾功能损害及严重过敏反应罕见。

（7）心肌梗死：由于病变处血栓形成导致急性闭塞所致。因此术后要经常了解患者有无胸闷、胸痛等症状，并注意观察有无心肌缺血的心电图表现。

第五节 射频消融术

射频消融术（RFCA）是一种新兴的介入性治疗技术，是经外周血管插管，将射频消融导管送至心脏内的特定部位，在局部产生阻抗性热效应，使局部心肌细胞干燥性坏死，从而达到治疗各种快速性心律失常的目的。随着导管的改进及技术的进步，射频消融的应用范围不断扩大，是目前最常见、最安全、最有效、最理想的心律失常根治方法，特别在治疗室上性心动过速方面获得令人满意的效果。

一、适应证

1. 旁路消融的适应证

（1）伴有症状的房室折返性心动过速，药物治疗无效或不能耐受药物。

（2）心房颤动伴有预激综合征且不能耐受药物治疗。

2. 房室结折返性心动过速的消融适应证

（1）伴有症状的房室结折返性心动过速。

（2）电生理检查发现房室结呈双通道生理特征。

3. 快速性房性心律失常的消融指征

（1）伴有症状的房性心动过速、心房扑动、心房颤动。

（2）心室率控制不理想或不能耐受控制其心室率药物的快速心房扑动、心房颤动。

4. 其他适应证

（1）窦房结折返性心动过速。

（2）频率过快的窦性心动过速。

（3）伴有症状的非阵发性交界区心动过速，患者又不能接受药物治疗。

（4）室性心动过速。

二、禁忌证

1. 严重出血性疾病。

2. 外周静脉血栓性静脉炎。

3. 严重肝、肾功能不全。

三、术前护理

1. 心理护理　患者对 RFCA 缺乏了解而产生恐惧、忧虑、紧张的心理。护士应根据患者年龄、受教育程度及心理素质的不同，采用不同的方法，尽量用通俗易懂的语言向患者讲解该手术的目的、意义、过程及手术成功的病例，使患者了解手术的必要性、安全性和注意事项，使其以最佳心理状态接受治疗。

2. 术前停用所有抗心律失常药物最少 5 个半衰期，对阵发性室上心动过速患者若停药后再发心动过速，可用刺激迷走神经、静注 ATP 或心脏临时起搏的方法终止。

3. 协助医生完善血常规、血凝四项、肝肾功能、肝炎六项、心电图等检查。

4. 执行术前常规准备，双侧颈部、双侧腹股沟、会阴部备皮。

四、术后护理

1. 心电监护、血压监测，并注意其变化，如有异常及时通知医生处理。

2. 术后每日复查心电图（术后 3~5 天内），观察有无各种心律失常及房室传导阻滞。

3. 严密观察穿刺部位有无渗血、血肿和血管杂音，观察足背动脉搏动情况。

4. 严密观察有无心脏压塞、房室传导阻滞、气胸和血气胸等术后并发症。

5. 预防感染　注意观察体温的变化，术后遵医嘱应用抗生素静脉滴注 3 天。

第六节　经皮穿刺球囊二尖瓣成形术

经皮二尖瓣球囊成形术（PBMV）是治疗单纯二尖瓣狭窄的风湿性心脏病的一种非外科手术方法。PBMV 借助于 X 线应用 Inoue 尼龙网球囊导管，经外周静脉穿刺到达二尖瓣口进行扩张，达到减少左心房血流阻力的目的。

一、适应证

1. 单纯二尖瓣狭窄或二尖瓣反流及主动脉瓣病变，瓣膜柔韧性好，无明显钙化或纤维化。

2. 心功能Ⅱ级、Ⅲ级。

3. 超声心动图检查，左心房内无血栓，瓣口面积<1.5cm^2。

4. 心导管检查左心房平均压>1.5kPa（11mmHg），二尖瓣跨瓣压差>1.1kPa（8mmHg）。

二、禁忌证

1. 风湿活动，中重度主动脉瓣病变或二尖瓣反流。
2. 急性心力衰竭；肺动脉高压；严重室性心律失常。
3. 明显主动脉瓣关闭不全，升主动脉明显扩大。

三、护理

术前与术后护理类同心导管检查术。但术后还应观察有无二尖瓣反流、瓣叶撕裂或心脏穿孔等并发症。

第七节　人工心脏起搏器安置术

人工心脏起搏器是由电子脉冲发放器和电子脉冲传导器组成。它通过电子脉冲发放器模拟心脏电激动和传导等电生理功能，用低能量电脉冲暂时或长期地刺激心肌，使心肌产生兴奋、传导和收缩，完成一次有效的心脏跳动，从而治疗缓慢性心律失常。

一、种类与方法

心脏起搏根据应用时间可分为：临时起搏、永久起搏；根据置入部位分为：心内膜起搏、心外膜起搏、心肌起搏；根据置入心腔位置可分为：右心室起搏、右心房起搏、房室起搏。随着起搏适应证的拓宽，近年来又发展了双房起搏、三腔起搏、四腔起搏等。

二、适应证

1. 永久起搏器植入适应证
（1）完全性房室传导阻滞、二度Ⅱ型房室传导阻滞、双侧分支和三分支传导阻滞、伴有心动过缓引起的症状尤其有阿-斯综合征发作或心力衰竭者。
（2）病态窦房结综合征，心室率极慢引起心力衰竭、黑蒙、晕厥或心绞痛，伴有心动过缓-心动过速综合征者。
（3）反复发作的颈动脉窦性昏厥和（或）心室停搏。
（4）异位快速心律失常，药物治疗无效者，应用抗心动过速起搏器或自动复律除颤器。
2. 临时起搏器植入适应证

（1）可逆病因导致的有血流动力学障碍的心动过缓，如急性心肌梗死、急性心肌炎、电解质紊乱、药物过量等。

（2）外科手术前后的"保护性"应用（防止发生心动过缓）。

（3）心脏病的诊断包括快速起搏负荷试验，协助进行心脏电生理检查。

三、禁忌证

1. 存在局部感染、败血症、细菌性心内膜炎、出血性疾病或出血倾向。

2. 有严重的心功能障碍或肝肾功能障碍。

3. 有严重的电解质紊乱、酸碱平衡失调。

4. 慢性疾病的临终期。

四、术前护理

1. 心理护理　向患者介绍其病变的性质、起搏器安装的意义、手术基本过程及术中如何配合等，以消除紧张心理。

2. 皮肤准备　一般临时起搏器的备皮范围是会阴部及两侧腹股沟，埋藏式起搏器的备皮范围是左上胸部，包括颈部和腋下。备皮时动作轻柔，勿损伤皮肤，注意保护患者的隐私，备皮完毕协助患者清洗干净。

3. 做抗生素过敏试验。

4. 禁食　择期手术者术前6小时禁食，紧急临时起搏器者随时可以手术。

5. 术前停用活血化瘀药物和抗凝剂，以防止囊袋内渗血。

五、术后护理

1. 休息与活动　告诉患者术后卧床休息的重要性，防止电极脱位。埋藏式起搏器患者绝对卧床24小时，并限于平卧位或略向左侧卧位，术侧肢体不宜过度活动。指导患者勿用力咳嗽，必要时用手按压伤口。24～48小时后嘱患者取半卧位，72小时后允许下床在室内轻度活动，同时指导患者作上肢及肩关节的适当活动。经股静脉临时起搏者需绝对卧床，且术侧肢体避免屈曲和活动过度。

2. 心电监测　常规给予持续心电、血压监护3天，注意心率、心律的变化及起搏信号有无脱落，患者有无对起搏器不适感。

3. 皮肤护理及防止感染　术后常规应用抗生素，沙袋间歇性压迫6小时，注意观察有无切口渗血渗液，周围皮肤有无发红，术后每次切口换药时注意观察皮肤色泽，伤口是否有压痛，局部有无血肿。一般术后 7 天拆线。

4. 观察并发症　严密观察有无心律失常、电极脱位、起搏器综合征、囊袋内感染、起搏器故障等术后并发症，及时报告医生协助处理。

六、健康指导

1. 术后 1 个月内避免大幅度转体活动，避免剧烈咳嗽、深呼吸，上臂不宜做用力上举动作，以利于电极与心内膜的嵌顿、粘连和固定。

2. 嘱患者远离强磁场、高压电变压器、电视台发射站等场所。一旦误入上述环境出现头晕、不适感时，应迅速远离。患者不宜与一些电子仪器直接接触，不宜靠近家用电器，应避免靠近发动机，以防外界电源的干扰而导致起搏器功能不稳定。如果使用手机，最好用安装起搏器的对侧耳朵接听。

3. 学会自测脉搏，每日 2 次。如出现胸闷、心悸、头晕时及时就医。

4. 妥善保管起搏器卡（注明起搏器类型、品牌、有关参数、安置日期等），外出应随身携带以便在发生意外时能得到及时救治。

5. 发现心率减慢或增快，应立即就诊。定期入院复诊。因其他疾病就诊时，应主动告知医生：本人携带有起搏器。

6. 生活指导

（1）叮嘱患者食用营养丰富的水果、蔬菜，防止便秘。忌烟、酒，勿饱餐。

（2）洗澡时勿用力揉搓埋藏起搏器及导管处的皮肤。

（3）身体锻炼应量力而行，根据个人爱好选择散步、钓鱼、种花草等活动。

（4）在预期永久起搏器寿命的后期，应每月或每周随访 1 次。

第十四章　心血管常用监护技术

第一节　血流动力学监测与护理

一、血压测量

血压是估计心血管功能的最常用方法，准确和及时监测血压，对于了解病情，指导心血管病的治疗，保障重危患者安全，降低死亡率具有重要意义，临床上将血压监测分为无创血压监测和有创血压监测。

1. 无创血压监测

（1）适应证：无创测血压是常规监测项目，对于低血压、休克患者应改为有创测压法。

1）普通测压法：①指针显示法：用弹簧血压表测压，袖套充气使弹簧血压表指针上升，然后放气，指针逐渐下降，当出现第一次指针摆动时为收缩压（SBP），但舒张压（DBP）不易确定；②听诊法：袖套充气后放气，听到第一声搏动音即为 SBP，当搏动音突然变弱或消失时为 DBP。

2）震荡测压法：用微型电动机使袖套自动充气，袖套内压高于 SBP，然后自动放气，当第 1 次动脉搏动的振荡信号通过袖套传到仪器内的传感器，经放大和微机处理，即可测得 SBP，振荡幅度达到峰值时为平均动脉压（MAP），袖套内压突然降低时为 DBP，本法可按需自动定时或手动测压，有脉率和血压显示（SBP、DBP、MAP）并可设定上下限报警。

（2）并发症：与袖带血压监测有关的并发症：①尺神经损伤，常见于袖套位置太低，压迫肘部尺神经；②肱二头肌间隙综合征、上臂水肿、局部淤斑、压伤或水疱等；③输液受阻。

（3）注意事项

1）袖带宽度要适当，袖套过大，血压偏低；袖套过小，血压偏高。成人袖带宽度一般应为上臂中部周径的 1/2，小儿袖带宽度应覆盖上臂长度 2/3。

2）袖带应平整地缠于上臂中部，松紧以能放入一指为宜，袖带下缘应距肘窝 2~3cm。

3）测量血压前应保持患者安静，以确保测量的准确性。

4）袖带放气速度不能太快，以免影响测量的准确性，一般以每秒4mmHg 左右的速度放气。

5）偏瘫、肢体外伤或手术的患者测血压，应选择健侧肢体。

6）袖套与接管连接紧密，防止漏气。

7）长时间监测无创血压，应更换手臂，防止相关并发症的发生。

8）血压表应定期校对，误差不可超过±3mmHg。

2. 有创血压监测

（1）适应证：①严重创伤和多器官功能衰竭；②各类休克；③体外循环心脏直视手术；④大量出血患者手术；⑤低温麻醉和控制性降压；⑥严重高血压危重患者；⑦急性呼吸衰竭需经常做血气分析者；⑧嗜铬细胞瘤手术；⑨心肌梗死和心力衰竭抢救时；⑩无法用无创法测量血压的患者。

（2）方法：见动脉穿刺与动脉插管术的操作要点。

（3）常见有创血压波形及意义：正常动脉压力波形分为升支、降支和重搏波。升支表示心室快速射血进入主动脉，到顶峰为收缩压，正常值为100~140mmHg；降支表示血液经大动脉流向外周，当心室内压力低于主动脉时，主动脉瓣关闭与大动脉弹性回缩同时形成重搏波。之后动脉内压力继续下降至最低点，形成舒张压，正常值为 60~90mmHg。主动脉压力波形见图 14-1。

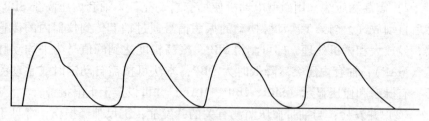

图 14-1　正常主动脉压力波形

病理状态下，血压出现变化，压力图形也出现很多特征性改变（图14-2）。

（4）并发症：①血栓形成与动脉栓塞；②动脉空气栓塞；③渗血、出血和血肿；④局部或全身感染。

（5）注意事项

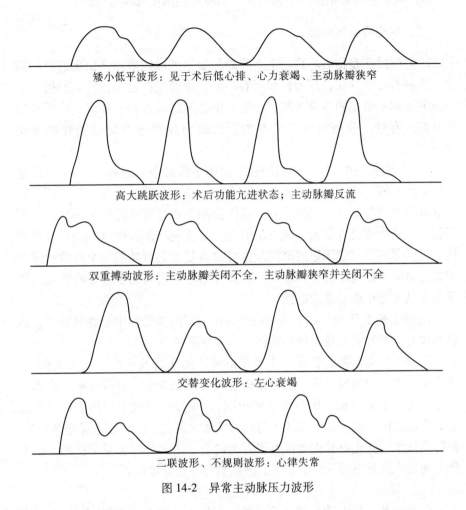

矮小低平波形：见于术后低心排、心力衰竭、主动脉瓣狭窄

高大跳跃波形：术后功能亢进状态；主动脉瓣反流

双重搏动波形：主动脉瓣关闭不全，主动脉瓣狭窄并关闭不全

交替变化波形：左心衰竭

二联波形、不规则波形：心律失常

图 14-2 异常主动脉压力波形

1）测压前先做零校正。将换能器接通大气，使压力基线定位于零点。

2）将压力换能器置于第 4 肋间腋中线水平，即相当于心脏水平，低或高均可造成压力误差，应做好换能器和管道的固定。

3）测压管道需保持通畅，不能有任何气泡或凝血块，用肝素盐水以 2ml/h 的速度均匀输入。

4）发现血块应及时抽出，严禁注入。

5）测压管道不宜长于 100cm，直径应大于 0.3cm，质地须较硬，以防压力衰减。

6）测压肢体末梢循环不良时，应及时更换测压部位。

二、中心静脉压测量

中心静脉压是指右心房与上下腔静脉交界处以远数厘米内大静脉的压力，反映右心房的充盈压力，表示右心能承受容量的能力，是心脏射血能力及静脉回心血量的综合反映。目前，中心静脉压监测在临床上广泛应用于评估血容量、前负荷及右心功能，已成为危重患者抢救治疗的方法之一。

1. 适应证　中心静脉穿刺插管不仅用于监测中心静脉压（CVP），还可以静脉输液、给药以及实施静脉高营养疗法，在紧急情况下还可插入肺动脉导管及经静脉放置起搏导管。临床监测中心静脉压适应证包括：①判断循环功能障碍是否因血容量不足引起；②鉴别心源性休克和低血容量性休克；③鉴别少尿或无尿的原因是血容量不足还是肾功能不全所致；④作为指导输液量和速度的参考指标；⑤体外循环心内直视手术等心脏大血管手术和其他重危患者常规监测。

2. 中心静脉压测定法　做中心静脉压测定前需先作中心静脉插管，然后将中心静脉导管与压力计相连接，方可测定中心静脉压。

简易的压力监测装置由一个简单的液体测压管及一个三通接头构成。患者血管内压力经过导管、三通接头连接到测压管上。打开三通，将测压管底部放置于患者右心房高度（腋中线），测压管刻度上读出的数字就是右心房压或中心静脉压。三通的另一端接输液装置，间歇输入每毫升含 2U 的肝素盐水，防止导管内血液凝固。现代电子压力监测装置可将液体压力转变为电势变化显示于监护仪上，连续监测中心静脉压。

3. 并发症

（1）感染：中心静脉导管感染发病率为 2%~10%，病原菌中以革兰阴性杆菌为主，主要是由于携带了穿刺部位皮肤的细菌所致，因此操作者必须严格掌握无菌操作技术原则。

（2）心律失常：导管插入过深时，其顶端进入右房或右室，对心肌造成机械性刺激可诱发心律失常，应避免钢丝或导管插入过深。

（3）出血和血肿：穿刺时误伤动脉所致，在颈部可形成血肿，凝血机制不好或肝素化后的患者更易发生，一旦发生血肿，应作局部压迫，不要急于再穿刺。

（4）气胸和血胸：气胸主要发生在锁骨下静脉穿刺时，发生率较低。血胸多出现在插管后 1~7 天，患者常表现为突然出现的呼吸困难，胸片出现新的胸腔积液。导管的硬度、导管顶端在血管腔内的位置及穿刺部位是影响血管损伤的重要因素。为减少血管损伤,穿刺时应保持血管腔内的导管与血管壁平行。

(5)可损伤臂丛、膈神经、喉返神经和迷走神经等。损伤胸导管可并发乳糜胸。

(6)气栓:穿刺过程中、更换输液器、导管没有连接好或导管撤除后造成空气进入是造成空气栓塞的主要原因。空气栓塞常不易确诊,但却可以引起生命危险。当患者活动后突然发生不明原因的低氧血症或心血管系统衰竭应怀疑空气栓塞的可能。一旦发生应立即让患者左侧卧位,用导管将气泡从右室吸出。

(7)血栓形成和栓塞:导管引起的血栓在临床上很常见,血栓形成发生率高达30%~80%,多见于长期置管和静脉高营养的患者。血栓的发生率与导管置留的时间有关,与穿刺的部位无关。

(8)血管和心脏穿孔:为少见的严重并发症,可发生血胸、纵隔血肿和心脏压塞,后者往往致死(死亡率高达80%)。

4. 注意事项

(1)操作过程中应严格遵守无菌技术,预防感染。

(2)中心静脉置管操作过程中应持续 ECG 监测,发生心律失常时可将导管退出 1~2cm。

(3)在穿刺过程中应给予吸氧,如发生呼吸困难,必须停止操作,并检查原因。

(4)为防止气栓发生,穿刺时应取头低位,避免深呼吸和咳嗽,导管接头脱开应立即挂上或暂时堵住,穿刺置管时应尽可能不使中心静脉与空气相通。

(5)测压时,应先将测压管和导管中的空气排尽,以免气泡进入管道内影响测压的准确性。

(6)除非有局部感染症状,勿常规使用抗菌软膏于穿刺部位。

5. 护理要点

(1)严格遵守无菌操作,每 48 小时更换敷料 1 次,更换敷料时,使用 2~3 支浸透消毒剂的棉签,由内向外作圆周状消毒,保证足够的消毒时间。皮肤消毒后,勿触摸穿刺部位,以防污染。

(2)使用无菌纱布或透明敷料覆盖穿刺部位,固定留置针,防止留置针不必要的移动。注意导管在体外的刻度,以确定其在体内的深度。

(3)防止穿刺部位遭受外源性的血液或体液的污染,当敷料变湿、脱落或弄脏时，应及时更换。

（4）应注意液体持续滴注和定期用肝素生理盐水冲洗，抽血后应立即冲洗，防止堵塞，如发生栓塞要立即拔管。

（5）注意压力及波形变化，严密观察心率、心律变化，注意心律失常的出现，及时准确地记录生命体征。若发生异常，准确判断患者的病情变化，及时报告医生进行处理。

（6）确保连接管牢固可靠，注意预防空气栓塞。

（7）每天在完整敷料表面触诊穿刺部位，检查有否触痛，如穿刺部位有触痛，患者出现无明显原因的发热，或有局部或血液感染的症状，应检查穿刺部位。

6. 中心静脉压监测的临床意义

（1）中心静脉压代表心脏前负荷，是评价重危患者血流动力学的重要指征之一。CVP 的正常值为 $5\sim12cmH_2O$，$<5cmH_2O$ 表示心脏充盈欠佳或血容量不足，$>15\sim20cmH_2O$ 提示右心功能不全，但 CVP 不能反映左心功能。连续动态监测 CVP 有助于判断血容量充足与否及指导补液。CVP 的价值体现在其动态的变化和观察中，一般常将中心静脉压与血压两个数值联系起来，作为估计病情的依据。

1）CVP 低，BP 低表示血容量不足。

2）CVP 高，BP 正常表示血容量过度负荷或右心衰竭。

3）CVP 进行性升高，BP 降低，可能有心脏压塞或严重心功能不全。

4）CVP 正常，BP 低时，可能为血容量不足或左心排出量低。

5）CVP 高，BP 高表示周围血管阻力大，循环量增多。

（2）影响 CVP 的因素

1）病理因素：CVP 升高见于右心衰竭、心房颤动、肺梗死、支气管痉挛、输血补液过量、纵隔压迫、张力性气胸及血胸、心脏压塞以及先天性和后天性心脏病等；CVP 降低的原因有失血和脱水引起的低血容量，以及周围血管扩张，如神经性和过敏性休克等。

2）神经体液因素：交感神经兴奋，儿茶酚胺、抗利尿激素、肾素和醛固酮等分泌增加，血管张力增加，使 CVP 升高；某些扩血管活性物质使血管张力减小，血容量相对不足，CVP 降低。

3）药物因素：快速输液，应用去甲肾上腺素等血管收缩药，CVP 可明显升高；用扩血管药或心功能不全患者用洋地黄等强心药后，CVP 下降。

4）其他因素：缺氧和肺血管收缩、患者挣扎和躁动、机械通气时胸膜内压增加及各种原因导致腹压增加均使 CVP 升高；麻醉过深或应用镇静剂时血管扩张，CVP 下降。

三、肺动脉压测量

肺动脉压监测是利用漂浮导管经外周静脉插入心脏右心系统和肺动脉进行心脏及肺血管压力以及心排血量等参数测定的方法。1970 年 Swan 和 Ganz 首次报道了它在临床上的应用，从此对于危重患者的血流动力学监测取得了重大进展，多年来在全世界被广泛地应用于危重患者的床边监护，为抢救危重患者的生命提供了有力的保障。

1. 适应证　①急性心肌梗死合并严重心力衰竭患者；②鉴别休克的原因；③心脏外科术后监护；④伴心血管疾患的其他各科危重患者；⑤观察药物对急、慢性心力衰竭治疗的血流动力学效应。

2. 漂浮导管的置入方法

（1）肺动脉导管（Swan-Ganz 漂浮导管）的选择：常用的是四腔导管（图 14-3），成人一般用 7.5F，小儿用 4F。从顶端开始每隔 10cm 有一个黑色标记，用来判断插管的深度。每个导管有三个腔和一根金属线，第一腔通导管顶端，用于测量肺动脉压和抽取血标本，第二腔近端孔距离顶端30cm，用于测量右房压（RAP）或 CVP，并可在测量心排血量时供注射生理盐水用；第三腔开口于导管顶端的气囊，气囊的容积为 0.8~1.5ml；距离导管顶端 3.5~4.5cm 处有一小的热敏电阻，金属线一端与它相连，另一端接上测定心排血量的计算机，用于测量心排血量。

（2）物品准备：具有压力监测功能的床旁监护仪、压力换能器、装有肝素生理盐水的冲洗系统、压力连接管及三通开关等；穿刺物品包括穿刺针、钢丝、扩张管、鞘管和消毒器械包等，检查漂浮导管气囊是否漏气，备好急救设备。

（3）患者的准备：向患者及家属做好解释工作，得到患者的充分信任，减少其思想压力以取得配合。根据穿刺部位做好皮肤准备，剃去毛发及清洁局部皮肤。常用的穿刺部位包括颈内静脉（首选途径）、锁骨下静脉、股静脉。

（4）导管的置入：临床上最常用的穿刺方法为经皮穿刺法，具体操作步骤如下：穿刺针进入选定的静脉后，放入导引钢丝，撤除穿刺针，通过钢丝将静脉扩张器插入静脉，拔除导引钢丝，再将鞘管沿扩张器插入静脉，拔除扩张器，将准备好的漂浮导管沿鞘管插入，插入漂浮导管之前应将气囊完全排空。送管过程中要动作轻柔，当导管进入血管中时，给气囊

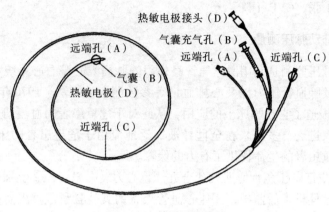

图 14-3　四腔漂浮导管

充气 1.2~1.5ml，导管随着气囊的漂移前进，在监护仪上依次出现右房、右室、肺动脉及肺小动脉楔压的特征性波形。

3. 注意事项

（1）协助医生进行操作，严格执行无菌技术。

（2）为了获得准确的数据，应将压力管道中气体完全排除，保持换能器与人体腋中线第 4 肋间的位置处于同一水平。

（3）在导管置入过程中，密切监测心电图波形及心率、呼吸、血压等生命体征，一旦出现异常，应及时报告医生，给予处理。

（4）严密观察心脏与肺血管各部的压力变化，并准确记录。

（5）肺动脉压力波形需要连续监测以确保漂浮导管的正确位置。

（6）测量心排血量时应保持患者平卧位或头高足低位，在患者安静状态下进行测定。每一测定至少要连续 3 次，取其平均值。每次测量的时间间隔要在 1 分钟以上。

（7）注入的液体一般是常温盐水或冰盐水，应在 4 秒内将液体快速均匀地注入右心房。在呼吸周期的不同时间注入液体，会改变心排血量的输出结果，因此注入液体应统一在呼吸末期进行，以减少心排血量的变化。

4. 肺动脉和心腔内压力及临床意义

（1）肺动脉压（PAP）：即在肺动脉主干所测得的压力，肺动脉收缩压在正常情况下与右室收缩压相等，而其舒张压要高于右室舒张压，但二者的差别较小。正常值为收缩压 15~25mmHg，舒张压 8~14mmHg，平均肺动脉压为 25mmHg。肺动脉压的急剧升高常见于肺栓塞、肺不张、低氧血症；慢性升高常见于肺血管疾病、先天性房室间隔缺损及原发性肺动脉高压等。肺动脉压的降低常见于低血容量性休克。

（2）肺小动脉楔压（PCWP）：漂浮导管在肺小动脉楔入部位所测得的压力为 PCWP，是反映左心前负荷和右心后负荷的指标。在正常情况下，PCWP 可代表左室舒张末压，对判断心功能、血容量是否充足有重要意义，正常值为 6~12mmHg。PCWP 升高见于血容量增加、心功能不全、胸腔及腹腔压力增加、使用升压药物及输液治疗时。PCWP 降低见于心功能改善后、低血容量状态、血液和体液的迅速丢失以及应用扩张血管的药物等。

（3）右房压（RAP）：可代替中心静脉压，与右室舒张末期压力相似，对评估右室功能有价值，正常值为 2~8mmHg。

（4）右室压（RVP）：常用的四腔导管不能持续监测右室压，只能在导管进出右室时获得其数据。正常收缩压为 15~25mmHg，舒张压为 0~8mmHg，舒张末期压力与右房压相等。

（5）心排血量（CO）及心排血指教（CI）：CO 指每分钟由心脏泵出的血液量，是衡量心室功能的重要指标，正常值 3.0~7.0L/min，CI 正常值为 2.5~4.5L/（min·m²），受心肌收缩性、前后负荷及心率等因素的影响，因此心排血量的监测对于临床上危重患者的抢救有着重要的指导作用。心排血量增加常见于以下情况：①生理性：运动、情绪激动、妊娠、发热等；②病理性：贫血、甲状腺功能亢进症、体循环动静脉瘘、原发性高动力循环等。心排血量降低常见于各种原因引起的心功能不全、低血容量以及休克等。

5. 并发症

（1）静脉损伤：多见于腋静脉或锁骨下静脉与腔静脉交界处，局部可发生血肿或静脉血栓。

（2）心律失常：由于肺动脉导管对心内膜的刺激，在血流动力学的监测过程中很容易发生心律失常。它主要发生在导管通过右室流出道或肺动脉瓣时，常见为室性期前收缩和短阵室速。一旦发生，应立即退出导管或预备临时心脏起搏器备用。持续性室性期前收缩或室性心动过速常预示导管在体内打结或扭曲。

（3）导管打结、扭曲：血流缓慢或心室腔扩大的患者是发生导管打结或扭曲的高危人群，当气囊充气小于 1.5ml 时也易发生。导管缠绕心内结构可造成组织损伤。若已打结，则需在 X 线透视下操作使导管松解。

（4）肺动脉破裂、肺出血：肺动脉破裂是肺动脉导管所致的最严重的并发症，引发肺动脉破裂最常见的原因是气囊充气过少，使导管进入了远端肺小血管。高龄、肺动脉高压和接受抗凝治疗的患者肺动脉破裂的危险性较高。临床表现为患者突然出现咯鲜血而导致严重的大出血，其死亡率高达 50%。为了避免此并发症的发生，应减少气囊充气的频率，充气时应在监护仪上压力波形的指导下缓慢充气，如出现了楔压波形则应停止充气。

（5）气囊破裂：导管放置时间过久造成气囊老化，注入过量气体使气囊过度膨胀易造成气囊破裂。术前应仔细检查气囊，勿过量充气。

（6）血栓形成和栓塞：肺动脉导管在体内置留 1~2 小时就会在其表面产生血栓。在低心排血量、充血性心力衰竭及 DIC 患者，血栓的发生率较高。血栓形成后会阻塞静脉血回流到右心，还可引起肺栓塞。为了减少血栓的发生应使用肝素包裹的导管，定时用肝素生理盐水冲洗导管。

（7）感染：继发于肺动脉导管的感染可发生在局部穿刺组织，严重者导致败血症、细菌性心内膜炎，是目前导致患者死亡的主要原因。导管使用 72 小时以上感染发生的危险性会增加。为了预防感染要严格遵守各项无菌操作规程，加强护理，提高医生的技术水平。

6. 护理要点

（1）密切观察穿刺局部皮肤血液循环，伤口敷料视具体情况随时更换，预防静脉炎的发生。

（2）保持各管道通畅，肝素生理盐水每 2 小时冲洗导管端孔 1 次，若管腔已经堵塞，切不可用力推注，以免发生栓子脱落造成栓塞。如发生栓塞要立即拔管。

（3）注意导管在体外的刻度，以确定其在体内的深度，气囊充气时向前嵌入，放气后可退回原处。

（4）换能器由于受温度变化的影响会导致零点的漂移，监护仪本身也会发生零点改变，因此在每次测压前要再次调定零点。如果数据之间存在偏差，无论传感器的位置及周围环境温度是否发生变化，都要再次调定零点。

（5）注意各波形变化，若肺动脉压或右房压波形发生异常，应检查管腔是否堵塞。严密观察心率、心律变化，注意有无心律失常的出现，及时准确地记录生命体征，发现异常情况及时报告医生进行处理，减少各类并发症的发生。

四、周围循环检测

1. 观察毛细血管充盈时间 压迫指端甲床后立即放松，颜色由白转红的正常时间为 2~3 秒。若充盈时间延长，同时有口唇和甲床青紫，肢体发冷和苍白，表示周围血管收缩、微循环供血不足和血流淤滞，常见于休克和心力衰竭患者。

2. 监测皮肤和中心温度的温差 连续监测皮肤温度和中心温度（如肛温），可间接反映外周血管有无收缩及周围组织灌流情况。正常时足趾温度与中心温度的差值应小于 2℃，若大于 3℃ 表示微循环衰竭。

3. 经皮氧监测 经皮氧监测（transcutaneous tension of oxygen，$PtcO_2$）是指通过加热电极经患者完整皮肤表面监测动脉氧分压，用以反映动脉血氧的变化。一般加热的温度控制在 44~45℃，既可使 $PtcO_2$ 与动脉血氧接近，又可以减少皮肤的烫伤。当血流动力学稳定时，成人 $PtcO_2$ 大约是动脉氧分压（PaO_2）的 80%。当动脉氧分压正常时，$PtcO_2$ 及 $PtcO_2/PaO_2$ 的比值可反映周组织的灌注情况。$PtcO_2 > 65mmHg$，表示周围循环灌注良好；$PtcO_2$：$40~65mmHg$ 表示周围循环灌注不良；$PtcO_2 < 25mmHg$ 时，表示机体处于严重的休克状态。$PtcO_2/PaO_2$ 的正常值大于 0.7，老年人大于 0.65，低于此值常表示周围循环灌注不良。

第二节 心电监护

心电监护是指对被监护者进行持续或间断的心电监测。心电监护仪是监测危重患者各种生命体征的最重要的设备之一。心电监护仪通过全天对患者心电等项目的监测与分析，准确评估患者的生理状态，在参数超出某一范围时发出警报，提醒医护人员寻找原因，及时抢救患者，为临床诊断及救治提供了重要的参考指标。随着科技的不断进步与发展，心电监护仪在心脏科病房、老年病房、急诊科、ICU 及 CCU 等发挥着越来越大的作用。

一、心电监护仪的使用

1. 基本功能与结构

（1）显示、记录和打印心电图（ECG）波形和心率（HR）数字。

（2）HR 报警上下限。

（3）图像冻结供仔细观察和分析。

（4）数小时到 24 小时以上的趋势显示和记录。较高级的心电监护仪尚可提供心律失常分析功能，如室性期前收缩次数报警和记录；S-T 段分析，诊断心肌缺血；ECG 与除颤起搏器相结合。

2. 心电监护仪的基本组成

（1）心电信号输入：心电信号输入分有线及无线两种方式。有线信号输入是通过导线直接将与患者皮肤接触电极的心电信号引入监护仪内，称为"有线监测"，是临床上最常用的方法。无线信号输入是将与患者皮肤接触电极的心电信号，通过学习导线引入一个小型携带式无线电心电信号发射装置盒，再通过无线电波将心电信号传到心电监护仪或中心监护站的接收器，通过解码、放大、还原为心电波，称为"遥控监测"。

（2）显示器：目前采用较多的是存储显示器，其特点是可以处理并储存信息。

（3）记录器：除简易的床旁监护仪不带记录器外，多数监护仪都带有记录装置。

（4）报警装置：最初的心电监护报警仅限于心率，由于电脑技术的推广应用，目前已能对某些心律失常进行报警，并能自动将心律失常进行分类，将心电图冻结、储存和记录。

（5）其他附属装置：由于电子技术的快速发展，心电监护仪已能根据临床的需要扩展他们的功能。包括呼吸频率及呼吸波形的监测、血氧饱和度的监测等。

3. 心电监护仪的种类　根据监护仪的功能和监测的目的不同，心电监护仪可以划分为不同的类型。

（1）中心监护仪：包括系统控制器、中心显示器、记录器三部分。系统控制器是核心部分，不仅控制床旁监护仪和中心监护仪之间的信号传输、交换过程，而且对中心显示器的显示状态进行调控。中心显示器集中显示床旁监护仪获取的波形和信号，包括心电、呼吸、血压等项目。记录器用于记录床旁与中心监护仪监测到的各种波形。中心监护仪集中监测床旁监护仪所获得的信息，当监测的项目超出或低于预设的范围时，能够发出中心报警信号。

（2）床旁监护仪：直接监测患者的生命体征等项目，对获得的信号进行处理、分析。①显示、记录：床旁监护仪能够持续以数字和图像的形式显示患者的心电、血压、呼吸等监测内容，随时打印出心电图形的记录；②计数用报警：床旁监护仪有设置各种监测项目上下限报警的装置，报警方式主要包括发声、指示灯和屏幕符号指示，可以自动计数心率、呼吸等，并在屏幕上显示；③图像冻结：当心电图波形出现异常时，床旁监护仪能够使其显示处于静止状态，供仔细观察和分析；④趋势显示、记录与分析：床旁监护仪能够显示、记录数小时至 24 小时的心率、血压等趋势图，并对其进行综合分析；⑤心律失常检测、分析：床旁心电监护仪配有心律失常自动分析装置，能对患者的心电进行自动分析，显示异常心律，提供报警。

（3）动态心电监护仪：①动态心电监护仪主要结构包括记录仪和分析仪两部分，前者由患者随身携带，属于小型心电图磁带记录仪，通过胸部皮肤电极 24 小时记录心电图波形，显示心脏不同负荷状态的心电图变化，有利于动态观察；后者为磁带回放扫描集编系统，可应用微机进行识别、分析。②临床应用：可长时间连续记录，能捕捉到常规心电图记录瞬间未出现的、间歇发生的心电现象，也能获得大量连贯性的心电图资料；记录时受检者活动不受限制；它是无创性检查方法，利于多次重复进行；能观察心绞痛自然发作的心电图变化过程。发现无症状的心肌缺血及心律失常；评价可能与心脏有关的各种症状（例如晕厥、胸闷、心悸、猝死等）；客观地评价抗心律失常药物的疗效，帮助选择药物；提供安装心脏起搏器的指征及评价和监测起搏器的功能。

（4）遥控心电监护仪：该监护仪采用遥控的方式，不需要用导线连接，遥控半径一般为 30 米。中心监护台可同时监护多个患者，患者身旁携带一个发射仪器，便于中心监护台的监控。遥控心电监护仪设有高限和低限心率报警装置，能够 24 小时回顾心率、心律、ST 段改变情况，可以自动检出心律失常，对危重患者进行心电监护及协助诊断。

二、监护项目

1. 心电监测

（1）心电图：心肌细胞去极和复极而产生的电信号变化是一种重要的参考指标，其表现形式为心电图，描记了心肌细胞的电生理活动。心脏活动时，心肌细胞产生的生物电信号，通过仪器将其记录下来的综合性曲线称心电图。通过监测心电图，观察各波形，分析各段有无可疑情况，以便及时进行 12 导联常规心电图检查，进行完整综合的判断，协助疾病诊断，指导心脏相关治疗的进行。

（2）心率：是监护患者的最基本的指标之一。心率计数的方法分为平均计数和瞬时计数两种，平均计数是计算一定时间内（如 5 秒或 6 秒）心跳的次数，然后推算出 1 分心跳次数的方法；瞬时计数是计算两个相邻

QRS 波群的时间间隔，然后再除以 60s 的方法。监护中通常使用瞬时心率。心率计数带有报警装置，监护时根据临床需要设定心率的上限、下限，当心率超过预置范围时，触发报警装置产生报警信号。

（3）心律：是监护患者的另一个最基本的指标。观察患者有无心律失常，具备心律失常分析程序的仪器可自动分析报警。

2. 呼吸　呼吸功能的监测主要包括呼吸的频率、节律，如观察有无潮式呼吸、呼吸暂停、浅慢呼吸，以维持患者良好的呼吸状态。

3. 血压　血压是手术后监护危重患者的重要项目之一，及时、准确地监测血压的动态变化，有助于判断患者体内血容量、心肌收缩力以及外周血管压力等病情变化。

4. 温度　患者的体温能够提供生理状态的重要信息。严重感染、创伤和大手术后，体温多有上升；临终患者体温常有下降。体温过高或过低均对疾病的防治不利，因此，危重患者及外科大手术后，温度作为常规监测项目之一，以便及时发现病情变化，采取有效措施。体温监测包括中心体温监测和外周体温监测两个方面，中心体温监测选择直肠、鼻咽部、食管等部位，外周体温监测的部位在指、趾端。

5. 血氧饱和度　血氧饱和度即氧合血红蛋白总数的百分比，能够有效地反映血液中血红蛋白与氧结合的水平。通过对血氧饱和度的连续监测，不仅可以间接判断患者的供氧情况、及时发现有无低氧血症的发生，而且可以作为患者是否能够离开手术室以及脱离氧疗的一个参考指标。动脉血氧饱和度的正常值≥0.95。当血氧饱和度为 0.85～0.90 时，患者可有轻度缺氧症状；当血氧饱和度<0.85 时，患者可出现严重的缺氧症状，应及时给予有效处理。

三、监测导联

危重患者在监护时往往需要监测心电图，作为判断病情的重要依据。监测导联需要选择能进行长期监护，而又不影响其他抢救措施进行和太多限制患者活动的导联体系，以胸导联较为适宜，因为胸导联信噪比高，引出信号大，肌电干扰小，不影响四肢活动，极化电位低，并且较稳定，电极可长时留置。胸壁综合监护导联有三个电极，既正电极"+"、负电极"-"和接地电极"G"，电极颜色多已正规化：黄色-正极，红色-负极，黑色-接地电极。常用的胸导联有（图14-4）：

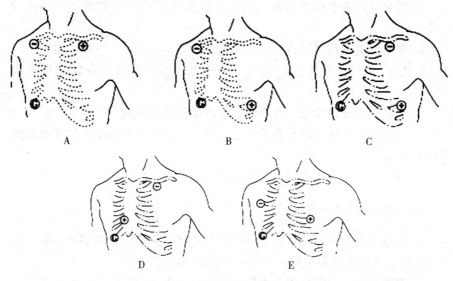

图 14-4 各导联电极放置方法

A. 综合 I 导联电极放置方法；B. 综合 II 导联电极放置方法；C. 综合 III 导联电极放置方法；D. MCL$_1$ 导联电极放置方法；E. CM$_5$ 导联电极放置方法

1. 综合 I 导联　正极置于左锁骨中点下缘，负极在右锁骨中点下缘，地线置于右侧胸大肌下方。其波形类似标准 I 导联，QRS 波的振幅较小。

2. 综合 II 导联　正极置于左腋前线第 4~6 肋间，负极在右锁骨中点下缘，地线置于右侧胸大肌下方。心电图波形与 V$_5$ 导联相似，波幅较大。

3. 综合 III 导联　正极置于左锁骨中线肋弓上缘，负极置于左锁骨中线中点下部。心电图波形类似于标准 III 导联。

4. MCL$_1$ 导联　正极置于胸骨右缘第 4 肋间，负板置于胸骨左缘第 2 肋间（改进的 CM$_1$ 导联，负极置于左锁骨中线中点下部），地线放于右侧胸大肌下方。监测心律失常多选用 MCL$_1$ 导联。

5. CM$_5$ 导联　正极放在左锁骨中线第 4 肋间或第 5 肋间，负极置于胸骨右缘第 2 肋间（改进的 CM$_5$ 导联负极置于右锁骨中线中点下部），地线放于右侧胸大肌下方。监测急性心肌梗死、心绞痛多选用 CM$_5$ 导联。

四、监测操作步骤

1. 物品准备　床边监护仪 1 台，监测导线 3~4 根，电极板 3~4 个，乙醇棉球等。

2. 监测前向患者说明监测的意义，以便消除患者的顾虑，取得患者合作。

3. 患者取高枕或半卧位。

4. 床边监测仪要先接好地线，再接电源线，然后打开监护仪电源开关。

5. 选好电极安放位置，并用乙醇棉球清洁该处皮肤。

6. 固定电极于选定的导联位置上，选择导联，调好心电监测基线振幅后即可监测。

7. 停机时，先向患者说明，取得合作后关机，断开电源。

五、监护电极常见故障

1. 肌电干扰　患者因紧张、寒冷引起的肌肉颤抖可造成肌电干扰，尤其当电极安放在胸壁肌肉较多的部位时易出现。

2. 基线漂移　可能原因为电极固定不良、患者活动或受呼吸的干扰。

3. 严重的交流电干扰　常见原因为电极脱落、导线断裂、导电糊干涸及电毯等机器的干扰等。心电图特点为基线上出现有规律、每秒 50~60 次的纤细波形。

4. 心电波形振幅低　可能原因为正负电极间距离太近或两个电极之一正好放在心肌梗死部位的体表投影区。

六、注意事项

1. 放置电极前，应清洁局部皮肤，必要时刮去体毛。

2. 操作过程中要注意患者的保暖，定期观察患者粘贴电极片处的皮肤，监护时间超过 72 小时要更换电极位置，以防皮肤过久刺激而发生损伤。

3. 放置监护导联电极时，应避开电除颤及做常规心前区导联心电图的位置。

4. 应选择最佳的监护导联放置部位，QRS 波的振幅应足以触发心率计数。如有心房的电活动，要选择 P 波清晰的导联，通常是 Ⅱ 导联。

5. 监测者要注意力集中，随时注意监测变化，填好监测记录，发现病情变化要及时给予处理。

6. 心电监护仪上设有报警电路，监测时应正确设置上限及下限，当心率超过预设的上限或下限时，及时启动报警系统。

7. 通过连续心电监测可及时发现并记录心律失常，但不能用于诊断，对冠心病及疑有心律失常的患者应每日 1~2 次进行常规心电图记录并分析。

8. 密切观察心电图波形，注意避免各种干扰所致的伪差。

9. 对躁动患者，应当固定好电极和导线，避免电极脱位以及导线打折缠绕。

10. 每日定时回顾患者 24 小时心电监测情况，必要时记录。

第三节　电击除颤及护理

心脏电除颤又称心脏电复律是指用高能电脉冲直接或经胸壁作用于心脏，治疗多种快速心律失常，使之转为窦性心律的方法。具体地说，用除颤器释放高能电脉冲，作用于胸壁，再通过心肌，人为使所有心肌纤维同时除极，异位心律也被消除，此时如心脏起搏传导系统中自律性最高的窦房结，能恢复其心脏起搏点的作用而控制心搏，即转复为窦性心律。电击除颤是心脏复苏最有效的手段。

一、适应证

1. 药物治疗无效的各种异位性快速心律失常　心房颤动、心房扑动、室性心动过速、阵发性室上性心动过速。

2. 伴有血流动力学改变、性质不明或并发预激综合征的各种异位性快速心律失常。

二、禁忌证

1. 心脏明显扩大，心功能不全、年龄过高。

2. 心房颤动伴有完全性房室传导阻滞。

3. 洋地黄中毒引起的心房颤动，或心房颤动同时伴洋地黄中毒。

4. 心房颤动伴病态窦房结综合征。

5. 未纠正的电解质紊乱、未控制的甲状腺功能亢进、心肌的急性炎症。

6. 不能排除心房附壁血栓。

7. 不能耐受服用的抗心律失常药物。

8. 曾经有过多次电复律均不能维持窦性心律者。

三、操作方法

1. 患者平卧于绝缘的硬板床上，取掉义齿，检查并除去金属及导电物质，建立静脉通道（选择上肢血管），连接心电图机，确认患者存在的心律失常后，暴露前胸。

2. 连接电源，打开除颤器开关，并检查选择按钮处在的位置。如为室颤，则选择"非同步"，其他则用"同步"，连接电极板插头与除颤器插孔。

3. 涂导电糊于电极板上，不可涂于手柄上。将两只除颤板相互轻轻地摩擦将导电糊涂抹均匀或包上生理盐水纱布垫。

4. 选择电击部位。左右位：两电极板分别置于胸骨右缘第 2～第 3 肋间及左侧心尖处。将标有 Sternum 的电极板放置在患者胸部右侧锁骨中线第 2～3 肋间，标有 Apex 的电极板放置在患者胸部左侧心尖处；前后位：两电击分别置于左肩胛下区及胸骨左缘第 4 肋间水平。两电极之间间距 10cm 以上。

5. 按下"充电"按钮，将除颤器充电至所需水平（心室纤颤一般为 300J，心房扑动为 50J，如不成功可再调高）。

6. 放电除颤。两电极板紧压患者胸部，使电极板与皮肤紧密连接，用两拇指持续按压除颤手柄上的放电键迅速电除颤（电击前要确定非同步状态，警告所有在场人员离开患者；电击时，严禁接触患者、病床以及其他连在患者身上的任何设备，以免出现意外电击）。

7. 立即观察患者心电图，了解除颤是否成功并决定是否需要再次除颤。

8. 除颤完毕，关闭电源，用纱布擦净患者皮肤，擦净电极板，整理用物。

四、并发症及其预防

1. 心律失常　电复律后即刻常见房性期前收缩、室性期前收缩、房室交界性逸搏，多数属于暂时性，不必特殊处理。如窦房结功能低下，可出现窦性停搏、窦房阻滞或窦性心动过缓。部分患者可能出现房室传导阻滞。如持续时间长，可以静脉注射阿托品或静脉滴注异丙肾上腺素，必要时给予临时性心脏起搏。偶见频发室性期前收缩、二联律、短阵室性心动过速，一般在高能量电复律时，尤其是洋地黄过量者多见。静脉注射利多卡因可使之消失。极少数患者出现严重的室性心律失常，如持续性室性心动过速、心室扑动、心室颤动，可能见于洋地黄中毒、低血钾、酸中毒、对奎尼丁高敏者、心肌严重病变以及电复律除颤器的同步功能不良。一旦出现心室扑动或颤动，应立即给予非同步电复律，静脉注射利多卡因。为预防发生严重的室性心律失常，应严格掌握电复律的适应证，尽可能选用低能量，必要时预防性静脉使用利多卡因。

2. 心肌损伤　高能量的电复律可使心肌受到一定程度的损害，表现为血清心肌酶，如血清磷酸肌酸激酶（CPK）、血清乳酸脱氢酶（LDH）、血清天门冬氨酸氨基转移酶（AS），轻度升高，短暂的 QRS 波群增宽，局部导联的 ST 段上抬，T 波改变。一般历时短暂，持续数小时至数天。

3. 低血压　常见为暂时性轻度低血压，发生率约 3.1%，多见于高能量电复律，可能与心肌损害有关。一般不需要特殊处理，但应严密观察，一旦血压过低或持续不回升，可给予多巴胺或阿拉明静脉滴注。

4. 栓塞　发生率为 1%~3%，多发生于心房颤动持续时间较长、左心房显著扩大、二尖瓣狭窄、新近或反复栓塞病史、已置换人工二尖瓣或心力衰竭的患者，尤其多见于术前未接受抗凝治疗者。栓塞可发生在电复律2 周以内，多见于复律后 24~48 小时。

5. 急性肺水肿　常在电复律后 1~3 小时发生，发生率约 3.0%，可能与左心房、左心室功能不良及肺栓塞有关。应立即按急性左心衰竭处理，给予强心、利尿、扩血管治疗。

6. 呼吸抑制　见于使用硫喷妥钠麻醉的患者，电复律后可有 1~2 分钟的呼吸抑制。应及时给予面罩加压吸氧及人工呼吸，并备用气管插管。

7. 皮肤灼伤　几乎见于所有的患者，可见局部红斑，严重者出现水疱。主要原因为电复律操作时电极板按压皮肤过紧，或导电糊过少。轻者一般不必特殊处理。

五、临床观察与护理

1. 密切观察心率、心律及心电图改变，发现异常及时报告医生给予处理。

2. 观察患者呼吸频率、深浅度及有无呼吸困难。

3. 注意倾听患者主诉，如胸痛、肢体疼痛、头痛、尿色改变等，观察有无血栓栓塞的发生。

4. 注意皮肤灼伤的护理。一旦发生皮肤灼伤，局部可用紫草油涂擦，并应保持局部干燥，防止感染发生。

第四节　心肺复苏与功能辅助技术

心肺复苏（CPR）是针对呼吸、心跳停止的患者所采取的抢救措施，即用心脏按压或其他方法形成暂时的人工循环，恢复心脏自主搏动和血液循环，用人工呼吸代替自主呼吸并恢复自主呼吸，达到恢复苏醒和挽救生命的目的。而复苏的最终目的是脑功能的恢复，心肺复苏又发展成心肺脑复苏（CPCR）。现代心肺脑复苏技术包括基本生命支持（BLS）、高级生命支持（ALS）、持续生命支持（PLS）三部分。

一、心肺复苏的病因

1. 心源性　是最常见的原因，主要是心脏有器质性的改变，如冠心病、心肌梗死、严重心律失常、心脏瓣膜病、心肌炎、复杂的先天性心脏畸形等，通常以严重的心律失常引起的最为常见。院外发生的心搏骤停则多见于有多支冠状动脉病变且病变范围较广泛者。在院内发生者大多因冠心病突发心肌梗死而至泵衰竭。

2. 创伤　胸部挤压伤、触电、溺水、空气栓塞、严重窒息等。

3. 药物中毒　洋地黄、巴比妥、吗啡、酒石酸锑钾、有机磷农药中毒等。

4. 各种原因导致的休克。

5. 电解质紊乱　如高钾血症、低钾血症、严重脱水、酸中毒等。

6. 反射性心跳停止　手术操作刺激气管、肺门、心包、腹腔、盆腔内脏器官的剧烈牵拉等均可诱发。

7. 各种麻醉时对心血管的抑制　全身麻醉过深直接抑制心肌，高位蛛网膜下腔阻滞或硬膜外麻醉时的全脊髓麻醉等。

8. 呼吸功能衰竭　严重的缺氧、二氧化碳蓄积可抑制心肌收缩力和心脏的正常传导，亦为常见的诱发因素。

二、心搏骤停的临床表现

1. 心搏骤停的临床征象　患者突然意识丧失，大动脉搏动消失，面色苍白或发绀，或出现不规则呼吸、喘息甚至呼吸停止。

2. 心搏骤停的心电图表现

（1）心搏完全停止：心室完全丧失活动而处于静止状态，心电图呈现直线或仅有心房波，发生率占心搏骤停开始时心律的30%。

（2）心室纤颤：这是心搏骤停中最为常见的类型，发生率占心搏骤停开始时心律的 50%～60%，心电图表现为快速颤动波，此时心室有效收缩消失，心脏无排血。

（3）心电机械分离：心肌无明显机械性收缩，心电图可示宽而畸形、频率较慢、较为完整的 QRS 波群。占 6%～10%。

三、基础生命支持

基础生命支持即徒手（或初步）心肺复苏仍是国际心肺复苏指南中最需关注的重点。该阶段的主要目的是采用人工呼吸和人工循环，维持心、脑等重要器官的氧供和代谢，直至第二阶段给予医疗方面的进一步生命支持前，维持足够的通气和循环，因此它是一个"维持性行为"。目前公认在心跳和呼吸突然停止之后 4 分钟内即开始 BLS 可获得较高的复苏成功率。基本措施可归纳为 CAB 原则：C 指胸外按压，A 指开放气道，B 指人工呼吸。在各国急救医疗人员使用多年后，经过丰富和拓展已逐渐发展为DRCAB 原则。DRCAB 原则中的 D 代表危险，是指在急救现场可能威胁急救人员、目击者和患者安全的任何事物，它包括整个现场，而不仅仅是患者周围发生的事情。R 代表患者的反应，由于创伤患者的特点，所以对创伤患者的危险评估显得尤为重要。

1. 快速识别和判断

（1）判断患者的反应和危险：急救人员必须在判断和避免各种现存的和潜在的危险之后，判断患者有无意识和反应。判断有无反应的方法为轻拍或摇动患者的肩部，并大声呼叫："喂，您怎么了?"，如你认识患者，则最好直接呼喊其姓名。如无反应，也可用刺激的方法如用手指甲掐压患者的人中、合谷穴，严禁摇动患者头部，以免损伤颈椎。同时判断患者大动脉搏动是否存在，此时间不能超过 5～10 秒。

（2）启动院前急救服务体系（EMS）：如果发现患者无任何反应，应立即电话或其他方式呼救，启动 EMS 系统。拨打急救电话启动 EMS 系统时，尽可能提供下列信息：①急救患者所处的具体位置；②急救患者正使用的电话号码；③发生什么事件；④需要救治的人数；⑤患者目前的情况；⑥已给予哪些急救措施处理。但对溺水、严重创伤、中毒及 8 岁以下儿童，应先徒手 CPR 5 次（大约 2 分钟）后再电话呼救，并由医生在电话里提供初步的救治指导。如果有多人在场，启动 EMS 与 CPR 应同时进行。

（3）将患者置于复苏体位：为提高心肺复苏的有效性，须使患者仰卧在坚固的平（地）面上，如果患者心搏骤停时处于俯卧位，则应将其翻转，且颈部应与躯干始终保持在同一个轴面上，将双上肢放置身体两侧，因这种体位更适于 CPR。如果患者有头颈部创伤或怀疑有颈部损伤，只有在绝对必要时才能移动患者。

2. 有效的人工循环

（1）心搏骤停的判断：应在进行人工呼吸之前开始胸外按压。通过从30 次按压而不是 2 次通气开始心肺复苏，可以缩短开始第一次按压的延误时间。胸外按压 30 次，并进行 2 次人工呼吸，连续 5 个循环后检查大动脉搏动情况（不超过 10 秒）。如果没有循环征象，则再进行 5 个循环。

（2）胸外心脏按压：有效的胸外按压对徒手 CPR 来讲至关重要。它是通过有节律地按压胸骨的中下段以增加胸腔内的压力和直接挤压心脏维持血流，从而为脑和其他重要的脏器提供充足的氧供。尽管胸外心脏按压可使收缩压达到 60~80mmHg，但由于舒张压很低，颈动脉平均压很少超过 40mmHg。胸外按压产生的血流仅能提供少量的氧和基质，但这对脑和心肌组织来讲是至关重要的。

1）胸外按压部位：胸骨中下段。抢救者以示指及中指沿患者肋弓处向中间滑移，在两侧肋弓交点处找到胸骨下切迹，该切迹上方 2 横指之上就是按压区（图 14-9）。《2010 美国心脏协会心肺复苏及心血管急救指南》

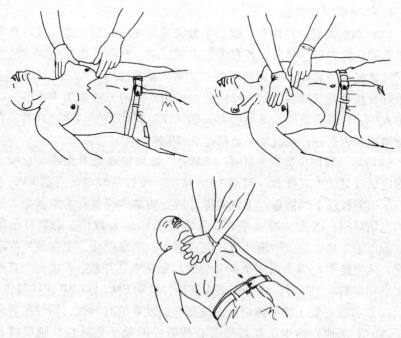

图 14-9　胸外心脏按压定位方法（1）

推荐可以将双侧乳头连线的胸骨部位作为另一种定位方式（图 14-10），此部位定位容易，能使胸外心脏按压尽早实施。但是，对于女性患者却不一定能准确定位。

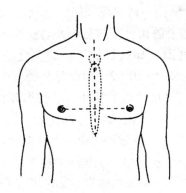

图 14-10　胸外心脏按压定位方法（2）

2）胸外按压方法：为达到最佳的心肺复苏效果，患者应仰卧在硬板床或地板上，复苏者左手掌置于患者胸骨的中下 1/3 交界处，手指应向上翘起，右手掌压在左手背上，两手手指紧紧相扣，使手掌手指不触及胸壁和肋骨，双侧肘关节伸直（图 14-11），借助身体的重量和两臂肌肉力量，有节奏地垂直向下按压。胸外按压速率至少为每分钟 100 次。成人按压幅度至少为 5cm；婴儿和儿童的按压幅度至少为胸部前后径的三分之一。按

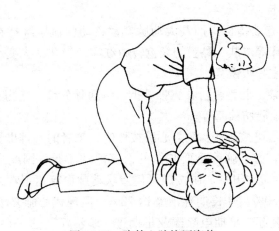

图 14-11　胸外心脏按压姿势

压用力要均匀，不可过猛。每次按压后必须完全解除压力，胸部回到正常位置，按压和放松所需时间相等，以便心脏舒张充盈。儿童胸外按压只用一只手掌，按压下陷大约为5cm，婴幼儿心脏位置较高，应按压胸骨中部，一般只用两拇指按压胸壁下陷大约为4cm，以防损伤肝脏。

（3）按压/通气比例：心搏骤停期间，冠状动脉压随按压时间延长而逐渐增高，《2010美国心脏协会心肺复苏及心血管急救指南》建议，进行BLS时，在稳定人工气道（如气管插管）建立之前无论是单人还是双人CPR，按压/通气比都要求为30∶2，即以每分钟至少100次按压频率按压30次后，给予2次人工呼吸，以后按压、通气循环往复，完成5个30∶2的按压/通气周期约2分钟。对于婴幼儿和儿童，2人施救时还是按15∶2的按压/通气比例。在整个复苏过程中应尽可能避免延误和中断。

（4）按压时的注意事项包括：①按压力度要适中，过重易导致肋骨骨折，脏器撕裂，过轻则达不到预期效果；②在进行CPR时应强调胸外按压的连续性，因为不连续的胸外按压会降低冠状动脉的灌注压，而且，按压中断越频繁，中断的时间越长，冠状动脉的平均灌注压越低，此外，还可降低患者的生存率，降低心肺复苏后的心肌功能；③现场复苏者持续进行胸外按压直到实施自动体外除颤或由专业人员接管CPR而不应停下来检查患者的循环体征或反应；④因抢救需要停止按压时，如进行气管插管或电除颤，胸外按压中断的时间不能超过10秒；⑤胸外按压1分钟，施救者就会感到疲乏，使胸外按压的有效性大打折扣，因此，如果有两个以上施救者在场，每2分钟（或按30∶2按压与通气比做5个循环）轮换一次是比较合理的，轮换的时间不超过5秒；⑥放松时手不宜离开患者胸骨按压的位置并避免冲击式按压。

（5）按压有效指标：扪及大动脉搏动；动脉血压维持在60mmHg以上；口唇、甲床等皮肤、黏膜的颜色转为红润；瞳孔由大变小，有时出现对光反应；自主呼吸恢复。

（6）并发症：肋骨骨折、胸骨骨折、胸肋骨分离、气胸、血胸、肺挫伤、肝脾裂伤、脂肪栓塞等。

（7）胸内心脏按压法：胸外心脏按压时，患者的心排出量仅为开胸心脏按压的50%，心、脑等重要脏器的血流灌注不足，因此最终仅10%～14%患者完全康复。开胸心脏按压可使冠状动脉血流达正常的60%，脑血流量达正常的50%，其长期存活率达28%。但现代心肺复苏以"早期诊断、早期心肺复苏、早期电除颤及早期进一步治疗"这一存活链为指导，强调早期心脏按压和早期电除颤的重要性，因此除非开胸手术或下列情况下发生心搏骤停，我们主张都应采用胸外心脏按压法。

1）胸内心脏按压的适应证：包括：①胸部穿刺伤伴心搏骤停是直接开胸进行 CPR 的唯一绝对适应证；②心脏撕裂或穿孔，心脏压塞者以及腹腔内大出血者须行胸内挤压术；③严重脊柱和胸廓畸形患者；④心脏病变如室壁瘤、左心房黏液瘤、重度二尖瓣狭窄者；⑤胸部疾病如严重肺气肿、气胸、血胸者；⑥徒手 CPR10～15 分钟，最多不超过 20 分钟，若瞳孔仍散大，口唇、指甲不变红，大动脉虽有搏动，但无心脏跳动，或舒张压<40mmHg，则应考虑立即开胸行胸内挤压术。

2）胸内心脏按压方法：包括：①迅速开胸：左胸前外侧切口，经第 4 肋间进胸（因心搏骤停，切口一般不会出血，所以开胸速度可以很快），进胸后先于心包外行单手心脏按压，若心脏逐渐充盈、复跳，则不必切开心包，否则，应当迅速于左侧膈神经前方 1cm 处纵行切开心包，进行心脏按压；②准确按压：单手按压时拇指在前（右心室部），其余四指在后（左心室部），主要按压心室；双手按压时，术者立于患者左侧，右手掌放于左心室后，左手掌放于右心室前，或两手拇指在前，两手其余四指在后，进行有节律地心脏按压。按压频率为 80 次/分，每次按压后，应立即尽量将手放松以保证心脏充盈；③需用肾上腺素等 α 受体兴奋剂。

3）胸内心脏按压时的注意事项：包括：①作切口时，若有出血现象则提示心脏已复跳，不应再行开胸术；②按压时应随时观察和体会心肌的色泽和张力，注意室颤的变化情况。若心肌颜色逐渐转红，张力逐渐增加，由细颤转为粗颤，提示按压有效；③按压时不压心房，手指力量不作用于心脏的某一点，不用手指尖按压，以免损伤心室壁；④不使心脏扭转、移位、滑动，以免损伤心脏和大血管。

3. 保持呼吸道通畅　呼吸道通畅是重建呼吸的前提，是进行人工呼吸的先决条件。因此首先应保持呼吸道通畅，同时以耳靠近患者的口和鼻，以听或感觉是否有气流，并观察患者胸廓是否有起伏，以判断呼吸是否停止，此时间 5～10 秒，一般不超过 10 秒。气道操作必须要迅速有效，并尽可能减少中断胸外按压。呼吸停止后引起的舌后坠是导致气道梗阻的最常见原因（图 14-5），其次是呼吸道内的分泌物、呕吐物或其他异物。因此在实施人工呼吸前必须清除呼吸道内的异物或分泌物，利用托下颌和（或）将头部后仰的方法消除因舌后坠引起的呼吸道梗阻。

（1）仰头举颏法（或仰头举颌法）：适用于无头颈部创伤的患者。抢救者一只手的小鱼际肌放置于患者的前额，用力往下压，使其头后仰，另一只手的示指、中指放在下颌骨下方，将颏部向上抬起。这样可以使已经

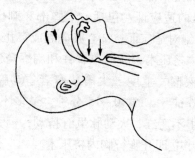

图 14-5　舌根后坠阻塞呼吸道

后坠而抵达咽后壁的舌根与会厌软骨远离咽后壁，从而解除上呼吸道梗阻。这是一种最常用的开放呼吸道徒手操作法。但操作时应注意手指不要压迫下颌部软组织，以防呼吸道受压（图 14-6）。

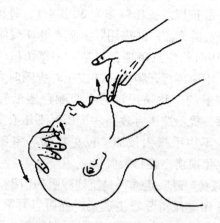

图 14-6　仰头举颏法开放气道

（2）双手抬颌法：适用于颈部有外伤者。抢救者位于患者头侧，双肘支持在患者仰卧平面上，双手紧推双下颌角，下颌上移，拇指牵引下唇，使口微张（图 14-7）。因此法易使抢救者操作疲劳，也不易与人工呼吸相配合，故在一般情况下不予应用。但在操作过程中患者无需仰头，颈部不会过伸。因此，对于已经明确患者有颈部创伤或者怀疑有颈部创伤的情况下，这是最安全的手法开放气道的简单技术。

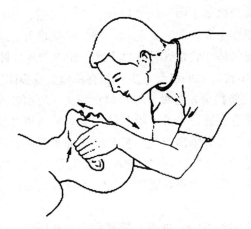

图 14-7　双手抬颌法开放气道

（3）仰头抬颈法：抢救者跪于患者头侧，一手置于患者前额使其头后仰，另一手放在颈后，托起颈部。注意不要过度伸展颈椎；有义齿须取出，以防松动的牙托堵塞呼吸道。

4. 有效的呼吸支持　在确定患者无呼吸后，应先立即吹气两次，每次1 秒以进行呼吸支持。而且从发现患者到给予人工呼吸不可超过 20 秒。人工呼吸的方法很多，最常用的是口对口人工呼吸法。

（1）口对口人工呼吸：是最迅速最方便的通气方法。施救者用按于患者前额一手的拇指与示指捏紧鼻翼下端，吸气后用张开的口紧贴患者口唇周围用力向患者口内吹气。吹气要深而快，每次吹气量 700~1000ml（成人患者需要量），或每次吹气时观察患者胸部上抬即可；开始应连续两次吹气，每分钟 10~12 次；吹气时间 1 秒；每次吹气后，放开鼻孔待患者呼气，并吸入新鲜空气，准备下一次吹气，吹气和吸气间隔的时间是 1：2。吹气时应观察患者胸部有无起伏，有起伏者，人工呼吸有效，技术良好；无起伏者，口对口吹气无效，可能气道通畅不够、吹气不足或气道有阻塞，应重新开放气道或清除口腔异物。口对口吹气时，应注意每次吹气量不要过大，若超过 1000ml 可造成胃扩张；吹气时不要按压胸部，以免肺部受损伤或气体进入胃内；儿童肺活量较小，故吹气量和速度应视儿童体格大小而定，一般以胸廓上抬为准。

（2）口对鼻人工呼吸：适用于牙关紧闭、口腔严重损伤或颈部外伤者，救治溺水者亦最好应用口对鼻呼吸法。抢救者一手置于患者前额使其头后仰，另一手提起患者下颌并闭合口腔，深吸气后，用口与患者的鼻腔密封吹气，同时观察患者胸部有无起伏。呼气时应启开患者的口腔或分开双唇，有利于呼出气体。约每5秒吹气1次，相当于每分钟12次，最多可达20次。此法产生胃扩张的机会较少，但有鼻出血或鼻阻塞时不能使用。

（3）口对通气防护装置呼吸：尽管口对口人工呼吸安全可靠，但更多的心肺复苏者更愿意在进行人工呼吸时使用隔离装置以减少感染发生的危险性。目前的隔离装置有隔离通气面板和隔离面罩两种，隔离面罩有一个单向阀门只允许施救者吹出的空气进入患者口腔内，有些面罩有氧气接口，以便口对面罩呼吸时为患者提供氧气，此时氧最低流量应控制在 10~12L/min。

（4）简易呼吸囊通气法：如果心搏骤停发生在医院内或抢救现场有简易呼吸囊，则可采用加压人工呼吸法（图 14-8），即利用呼吸囊，通过面罩、气管插管或气管切开后的气管内套管进行加压人工呼吸，一次挤压500~1000ml 空气进入肺内。这不仅能保证呼吸道通畅和足够的通气量，且便于转运患者到医院或在医院内尽早使用呼吸机。

在人工呼吸和有效的心脏按压后 1~2 分钟内，仍无有效的自主心律，

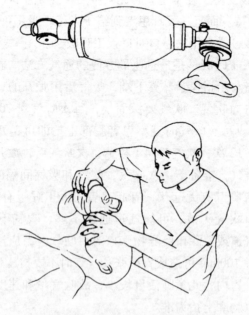

图 14-8　简易呼吸器辅助呼吸

即进行心肺复苏的第二个阶段，即进一步生命支持阶段。

四、进一步生命支持

进一步生命支持是基础生命支持的继续，是借助于器械和设备，先进的复苏技术和知识以争取最佳疗效的复苏阶段。其目的是在加强人工呼吸和人工循环的基础上给予针对性的药物和电除颤，恢复心脏的自主搏动，进而改善自主循环。

（一）建立通畅的静脉通道

心搏骤停时，全身循环停顿，周围静脉塌陷，建立输液通道困难。一般取股静脉穿刺以补充血容量和注入抢救药物。如能从颈外或颈内静脉穿刺置入导管，效果更佳，因为急救药物可达中心静脉，起效迅速。如只能经外周静脉注药，应尽量穿刺近心的肘静脉而不用肢体远端静脉。ICU 内的患者首选平衡盐溶液而不主张使用含葡萄糖的液体，因为在心跳、呼吸恢复前给予葡萄糖会使其在无氧条件下生成酸性代谢产物，加重酸中毒。

（二）电除颤

由于心室颤动和（或）无脉搏性室性心动过速是心搏骤停最常见的原因，因此现代心肺复苏技术主张早期使用电除颤作为生命链内的重要手段。对心搏骤停患者除颤时间的早晚是决定能否存活的关键，对于心室颤动患者，如能在意识丧失的 3~5 分钟内立即实行 CPR 及除颤，存活率是最高的。心室颤动后电除颤每延迟 1 分钟，其死亡率增加 7%~10%。当患者发生心搏骤停现场已经装备有自动体表电除颤器的情况下，应该立即对其进行电击除颤；当急救人员抢救无目击人在场的心搏骤停患者或抢救从接警到抵达现场时间超过 5 分钟的因心室颤动或无脉搏性室性心动过速导致心搏骤停的患者时，在应用自动体外除颤器进行除颤前应先给予 5 个循环（或 2 分钟）的 CPR 治疗。胸外除颤时将一电极板放在右侧锁骨下胸骨右缘，另一电极板置于患者左侧第 5 肋间乳头外腋窝下，电极中心应该位于腋前线上。电极必须与皮肤紧密接触，涂以导电糊或应用盐水纱布，以免灼伤皮肤。初次电击后继续实施 CPR，5 组 30：2（约 2 分钟）的 CPR 后再检查患者的心律。双相波除颤器首次除颤的能量为 150~200J，单相波电击除颤成人首次电击能量为 360J。儿童首次除颤的推荐剂量为 2J/kg，继续除颤能量为 4J/kg。胸内除颤成人为 20~80J，小儿为 5~50J。除颤前如果心电图波形显示心室颤动为细颤（心室颤动波振幅小于 0.5mV），则应该将其转变为对电击反应性较高的粗颤再进行除颤。其方法包括充分的供氧、有效的心脏按压与人工通气、静脉注射肾上腺素等。对于多次电击除颤均无明显效果的顽固性心室颤动，可静脉注射利多卡因或者胺碘酮后再行电击以提高除颤成功率。

（三）氧疗和呼吸支持

进行心肺复苏的患者中，约有 90% 的患者存在不同程度的呼吸道梗阻。徒手 CPR 时所采用的维持呼吸道通畅的方法虽然有效，但往往难以持久。放置口咽或鼻咽通气道更适用于自主呼吸恢复者。为了获得最佳的肺泡通气和供氧，或需要行机械通气治疗者，应进行气管内插管，因为它可保证通气，便于吸痰，保证吸入高浓度氧，准确控制潮气量，保证胃内容物、血液及口腔黏液不误吸入肺。但在插管操作时，人工呼吸支持停止时间应少于 30 秒，反复插管及插管失败都可影响心搏骤停复苏的预后。如果插管时间超过 1 分钟，必须调节通气和氧浓度。如果患者有循环，插管中需要连续监测经皮血氧饱和度和心电图，气管插管完成后，应使头部保持中立位，并防止插管脱出。对于不适宜气管内插管者，可考虑施行气管切开术以保持呼吸道通畅。

（四）应用药物促进心肺复苏

现代心肺复苏技术自 20 世纪 50～60 年代诞生以来，虽然经过不断改进，但是其总体完全成功率仍然未能取得根本改变。其中大家一致公认的基础原因是心肺复苏操作所产生的心排出量太低，无法保证心、脑等重要脏器的最低需求。因此人们希望一方面通过提高心肺复苏操作所能产生的心排出量，另一方面利用有限的心排出量优先保证心、脑等重要脏器的血液供应，并增强这些组织细胞对缺血、缺氧的耐受能力。在这些希冀中，药物的应用起到了独特的作用并占有相当重要的地位。《2010 美国心脏协会心肺复苏及心血管急救指南》认为，必须严格掌握用药的时机。强调心搏骤停期间复苏药物应该在脉搏与心律检查评估以后、除颤器充电进行中或者电除颤结束以后尽早给予，但是在使用药物时应尽量不间断心肺复苏的实施。由于心内注射引起的并发症较多，如张力性气胸、心脏压塞、心肌或冠状血管撕裂等，而在进行有效的胸外心脏按压时，静脉内或气管内给药的效果并不亚于心内给药者，因而首选给药途径是静脉给药。如已有中心静脉置管则应由中心静脉给药；如果没有中心静脉置管则应用肘静脉穿刺给药。

1. 肾上腺素　《2010 美国心脏协会心肺复苏及心血管急救指南》仍然将肾上腺素作为心肺复苏的首选药物。在高级心血管生命支持期间，在至少 2 分钟 CPR 和 1 次电除颤后每 3~5 分钟应经静脉注射 1mg 肾上腺素。如果每 3~5 分钟应用 1mg 肾上腺素无效，可以逐渐提升给药剂量，但递增肾上腺素剂量的方法不能提高患者存活率。

2. 血管加压素 血管加压系与肾上腺素相比在预后上无差异。可经静脉注射，一次血管加压素 40 个单位即可替代首剂量或第二次剂量的肾上腺素。

3. 去甲肾上腺素 当患者自主循环恢复以后仍然存在低血压，即收缩压未达到 70mmHg 的患者可使用去甲肾上腺素。存在低血容量的患者被列为使用去甲肾上腺素的相对禁忌证，在血容量尚未补足时尽量避免使用。此外，缺血性心脏病患者应慎用去甲肾上腺素。推荐使用剂量为 0.5~1.0μg/min，直至滴到显效。

4. 多巴胺 属于儿茶酚胺类药物，是去甲肾上腺素的化学前体，既有 α 受体又有 β 受体激动作用，还有多巴胺受体激动作用。生理状态下，该药通过 α 受体和 β 受体作用于心脏。在外周血管，多巴胺可以释放储存在末梢神经内的去甲肾上腺素，但去甲肾上腺素的缩血管作用多被多巴胺受体 DA_2 的活性拮抗，所以生理浓度的多巴胺起扩血管作用。在中枢神经系统，多巴胺是一种重要的神经递质。作为药物使用的多巴胺既是强有力的肾上腺素能样受体激动剂，也是强有力的周围多巴胺受体激动剂，而这些效应均与剂量相关。多巴胺用药剂量为 2~4μg/（kg·min）时，主要发挥多巴胺样激动剂作用，有轻度的正性肌力作用和肾血管扩张作用；用药剂量为 5~10μg/（kg·min）时，主要起 β_1 和 β_2 受体激动作用，另外在这个剂量范围内 5-羟色胺和多巴胺介导的血管收缩作用占主要地位；用药剂量为 10~20μg/（kg·min）时，α 受体激动效应占主要地位，可以造成体循环和内脏血管收缩。

在复苏过程中，由于心动过缓和恢复自主循环后造成的低血压状态，常常选用多巴胺治疗。多巴胺和其他药物合用（包括多巴酚丁胺）仍是治疗复苏后休克的一种方案。如果充盈压改善，低血压持续存在，可以使用正性肌力药（如多巴酚丁胺）或血管收缩药（如去甲肾上腺素）。这些治疗可以纠正和维持体循环的灌注和氧的供给。不能将碳酸氢钠或其他碱性液与多巴胺液在同一输液器内混合，碱性药物可使多巴胺失活。多巴胺的治疗也不能突然停药，需要逐渐减量。

《心肺复苏与心血管急救国际指南 2000》推荐多巴胺给药范围为 5~20μg/（kg·min），超过 10μg/（kg·min）可导致体循环和内脏血管的收缩，更大剂量的多巴胺对一些患者可引起内脏灌注不足的不良反应。

5. **利多卡因** 是治疗室性心律失常的首选药物，对急性心肌梗死患者可能更为有效。利多卡因在心搏骤停时可用于：①电除颤和给予肾上腺素后，仍表现为心室纤颤（Vf）或无脉性室性心动过速（VT）；②控制已引起血流动力学改变的室性期前收缩（PVC）；③血流动力学稳定的 VT。给药方法：心搏骤停患者，起始剂量为静注 1.0~1.5mg/kg，快速达到并维持有效治疗浓度，继而以 1~4mg/min 的速度静脉滴注。顽固性 VF 或 VT，可酌情再给予 1 次 0.50~0.75mg/kg 的冲击量，3~5 分钟内给药完毕。总剂量不超过 3mg/kg（或>200~300mg/h）。VF 或无脉性 VT 当除颤和肾上腺素无效时，可给予大剂量的利多卡因（1.5mg/kg）。只有在心搏骤停时才采用冲击量疗法，但对心律转复成功后是否给予维持用药尚有争议。有较确切资料支持在循环恢复后预防性给予抗心律失常药物，持续用药维持心律的稳定是合理的。

6. **碳酸氢钠** 使用于下列情况：①已经明确患者发生心搏骤停前直到停搏时存在高钾血症（Ⅰ级推荐）；②已经知道患者发生心搏骤停前存在代谢性酸中毒（Ⅱa 级推荐）；③长时间心搏骤停后已经成功实施气管插管并且正在进行人工通气的患者（Ⅱb 级推荐）；长时间心搏骤停后自主循环恢复初期的患者（Ⅱb 级推荐）。心肺复苏时，最好根据血液 pH 及动脉血气分析结果来指导碱性药物的应用，用量可以按以下公式计算。

$$碳酸氢钠(mmol) = SBE×体重(kg)/4$$

复苏期间若不能测知 pH 及血气分析，其使用的初始剂量可按 1mmol/kg 计算。然后每 10 分钟给 0.5mmol/kg。盲目大量使用碳酸氢钠对复苏十分不利。静脉注射 5%碳酸氢钠的速度以 15ml/min 为宜。

7. **阿托品** 能降低心肌迷走神经的张力，加强窦房结自主性和房室传导，是有症状的窦性心动过缓治疗的首选药，尤其适用于对窦性心动过缓引起血压下降效果较好，对发生在交界区的高度房室传导阻滞可能也有效，但对结下部位阻滞和宽 QRS 的Ⅲ度房室传导阻滞无效。窦性心动严重过缓时，异位心电活动亢进，可诱发室颤。如以阿托品使心率增快达 60~80 次/分，不仅可防止室颤的发生，而且可增加心排出量。心搏骤停时阿托品用量为 1mg 静脉注射，心动过缓的首次用量为 0.5mg，每隔 5 分钟可重复用药，直至心率恢复达 60 次/分以上，总剂量不超过 3mg。

8. **胺碘酮** 用于治疗室性心律失常的研究已有 20 多年。《心肺复苏与心血管急救国际指南 2000》更是将胺碘酮提高到治疗各种心律失常的主流地位。《2010 美国心脏协会心肺复苏及心血管急救指南》提出，对于心室

颤动/无脉性室性心动过速患者，在进行心肺复苏、实施 2~3 次电击除颤，以及给予血管加压素以后，如果室性心律失常仍存在，可以考虑给予胺碘酮。初始剂量为 300mg 溶于 20~30ml 葡萄糖液内快速推注，3~5 分钟后再推注 150mg，维持剂量为 1mg/min 持续滴 6h。非心搏骤停患者先静推负荷量 150mg（3~5mg/kg），10 分钟内注入，而后 1~1.5mg/min 持续静滴 6 小时，以后根据病情逐渐减量至 0.5mg/min 维持 18 小时，最大剂量为 10 分钟内 15mg/min。一般建议每日最大剂量不超过 2g；由于胺碘酮的使用需要一些时间，在应用时不应耽误第 4 次或第 5 次电击或后来肾上腺素的应用。如果缺乏胺碘酮，则可以用利多卡因代替。

五、心肺复苏后处理

心肺复苏成功率的高低一直是临床评价心肺复苏是否成功的主要指标。但是随着时间的推移与心肺复苏抢救病例的不断增加与积累，人们发现任何一项治疗措施所起的效应与结局并不能单纯以存活与死亡两项指标来评判，介于治愈与死亡之间还有很多所谓"带病存活"的患者存在。经过心肺复苏抢救的患者，带病存活的突出表现与严重影响其生活质量的因素是神经系统特别是中枢神经系统的缺陷甚至缺失。心肺复苏过程中，由于脑细胞的缺血缺氧、无灌流及缺血，再灌注损伤等因素导致脑细胞水肿、变性甚至坏死，最终使其成为只具有生物属性而无社会属性的植物人。因此心肺复苏并不是心搏骤停患者抢救的最终目的与目标，脑复苏才是复苏最后成功的标志。PRT 即是指在心肺复苏的基础上，以脑复苏为中心，建立与维持更有效的通气和血液循环，使用药物、设备和其他手段维持气道通畅、维持机体内环境的稳定，防治多器官功能衰竭，维持生命，最大限度地恢复患者的高级神经功能，使患者重新获得生活和工作能力。

（一）维持良好的呼吸功能，保证机体的氧来源与气体交换

心肺复苏成功后应对呼吸系统进行详细的检查并根据临床表现与辅助检查判断肺损伤的程度、气管插管深度是否合适、有无肋骨骨折、气胸及间质性肺水肿。如果心肺复苏后出现呼吸困难甚至窘迫，氧合障碍，氧合指数（PaO_2/FiO_2）降低到 300 以下，则为急性肺损伤，200 以下为急性呼吸窘迫综合征。

急性肺损伤/急性呼吸窘迫综合征的治疗以呼吸功能支持为基础，并且应该以提高氧输送为基本原则。根据血气分析结果调整呼吸机模式与参数，目前常用的模式为小潮气量（4~7ml/kg）如呼气末正压通气，但由于

小潮气量不易使已塌陷的肺泡复张，造成低氧血症难以纠正，因此近年又提出控制性肺膨胀与保护性肺通气策略联合应用的方针。

（二）确保循环功能的稳定

循环功能的稳定是一切复苏措施之所以奏效的先决条件，因此心肺复苏成功后，必须严密监测患者的循环功能，适当扩充有效循环血量，适时应用正性肌力药物以保证足够的心排量，使用血管活性药物提高组织灌注压以改善组织血液灌流，维持血压在正常或稍高于正常水平，减轻缺血、再灌注对心肌的危害，防治心律失常。

（三）防治肾衰竭

心搏骤停以及整个心肺复苏过程中，由于低血压导致肾灌注减少，呼吸停止与呼吸功能不全、呼吸功能衰竭造成的血液含氧不足，均将导致肾脏缺血、缺氧，从而诱发肾衰竭。因此复苏成功后应注意纠正低血压或休克，解除肾血管痉挛，严密监测患者每小时尿量并计算 24 小时液体出入量，并监测血液中尿素氮和肌酐的变化。尽量避免使用肾血管严重收缩和损害肾功能的药物、纠正酸中毒，使用小剂量多巴胺等肾血管扩张药保护肾功能。

（四）维持水电解质及酸碱平衡，维持内环境稳定

心肺复苏后一般存在不同程度的水钠潴留，故应适当限制水分的摄入，原则上应偏于脱水状态，以减轻脑水肿，补液以平衡盐溶液为主，有低血糖时可输入葡萄糖。复苏后早期的高钾血症，经利尿后大多可以纠正，持久的脱水疗法可导致低钾血症。

（五）复苏后综合征的治疗

复苏后综合征是近年来提出的一个全新概念，从根本上揭示了心肺复苏自主循环恢复以后一系列病理生理变化的本质。是心搏骤停发生以后的缺血环境以及心肺复苏过程中维持低水平组织血流灌注共同作用所产生的病理状态，是机体多器官功能障碍综合征的一种特殊类型。其整个病理过程可以简单概括为：原发疾病引起心搏骤停→心肺复苏→复苏成功→绝对或者相对性低血液灌流→缺血-再灌注损伤→组织氧供与氧需失衡→组织缺氧→全身炎症反应综合征→多器官功能障碍综合征→多器官功能衰竭。复苏综合征的两个主要治疗目标是减轻缺血对心脏与脑组织的损害，并且同时防止与减弱宿主反应。

六、脑复苏措施

为防止心搏骤停后缺氧性脑损伤所采取的措施称为脑复苏。心肺复苏与心肺脑复苏是一个有机的整体，心肺复苏是脑复苏的基础，脑复苏是心肺复苏的最终最高目标。如果没有脑复苏，心肺复苏就失去了意义。

（一）维护血流动力学稳定

心搏骤停后，脑组织处于缺氧环境，其血流灌注状态也与有充足氧供时有很大差异，脑血流自主调节功能丧失。此时，脑血流的调控完全被动地依赖于其他因素。脑组织的血流灌注量取决于脑动脉灌注压，自主调节功能丧失后，脑动脉灌注压的高低由患者平均动脉压与颅内压的压差来决定。这就要求我们必须增加心排量，维持体循环平均动脉压在正常或者轻度高于正常水平，同时尽可能地降低颅内压。维持足够平均动脉压是保证脑组织灌注的外部条件，而脑组织局部灌注的恢复则有赖于改善微循环。因此在脑复苏的同时，应设法降低血液黏稠度，解除脑血管痉挛，消除微循环中红细胞聚集等，以便疏通脑的微循环。

（二）保证良好的通气

在高级生命支持阶段，由于患者的呼吸功能尚未健全，往往使用机械通气的方式以控制或辅助患者呼吸。实施有效机械通气也就成为心肺复苏过程中改善患者机体组织器官尤其是脑组织氧合状态最重要的治疗措施。早期认为在实施机械通气中，对患者实施过度通气，可使患者脑血管发生收缩，脑血流灌注量将会减少 40%～50%，颅内压也相应随之降低，水肿程度减退，并能使机体酸中毒得到缓解或减轻。但迄今尚无证据支持过度通气可改善预后，因为此阶段的低灌注与脑组织较高的氧代谢需求发生矛盾。因此《2010 美国心脏协会心肺复苏及心血管急救指南》强调，注意避免过度通气，因为过度通气对大脑血流灌注产生不利影响，不利于脑复苏。在实施机械通气过程中，选择适当的通气策略，提高动脉血氧分压，使动脉血氧分压>100mmHg，或早期采用高压氧治疗，对降低颅内压，改善脑代谢有一定作用。

（三）低温疗法

低温用于全脑缺血前的脑保护效应早已为人们所接受，国内早已将低温作为脑复苏的常规手段之一。该法是应用药物和物理疗法使患者体温降低到预期水平，以达到治疗的目的。国际上常将低温分为轻度（33～35℃）、中度（28～32℃）、深度（17～27℃）和超深度（≤16℃）。目前国内外多采用 33~35℃的亚低温治疗各种疾病。已经非常明确的是，脑组织的代谢率决定脑局部血流灌注需求量，而脑组织的代谢率由于机体体温，实际上是与脑组织的温度有着密切的正相关关系。一般来说，体温每升高 1℃，脑组织代谢率会增加 8%，而体温每降低 1℃，脑组织代谢率会降低 6.7%，当体温减低至 32℃时，脑组织代谢率可下降 50%左右。同时，体温降低 1℃，还会使患者的颅内压下降 5.5%。另外，低温可减少脑组织的耗氧量，减低缺氧时 ATP 的消耗率与延缓高乳酸中毒的发展，缓解脑组织血液"无再流"现象，使脑细胞在低氧供条件下得到保护。同时，低温时脑体积缩小，颅内压降低，有利于改善脑水肿。但是低温在给脑复苏带来好处的同时，又会给心肺复苏造成困难。低温会增加血液黏稠度，减少组织血流灌注，又可以使血红蛋白氧解离曲线左移，减弱其向组织释放氧的能力，从而加重组织缺氧。低温还能够抑制机体自卫反射功能，使患者易于发生严重的心律失常，并且一旦发生心室颤动，电击除颤还不易成功。已经有证据表明，轻度水平的低温，即 34℃左右对减少缺血后大脑损害有保护效果，而又不至于产生明显不良反应。因此，《心肺复苏与心血管急救国际指南 2000》强调，对于血流动力学稳定的心搏骤停复苏后患者，如果他们自主发展成轻度低温（不低于 33℃），则不应当为其积极保暖复温。

降温的时机应该是愈早愈好，特别是脑缺氧的最初 10 分钟是降温的关键时段。甚至有学者提出在心搏骤停以后强调在 5 分钟以内降温以保护脑组织。如待体温升高达顶点或出现惊厥时才开始降温，疗效则难以满意。缺血后 6 小时内开始低温能减少 50%神经细胞损伤，12 小时内开始低温能明显降低神经细胞的损伤。降温的原则是速度快、程度够、时间足。降温的重点应以脑部为主，冰帽降温效果较好。但单纯的头部降温并不十分理想，还需以全身降温为基础。因为躯体对头部冷却的血液有加温作用，加温后的血液流经头部，使脑组织很难达到预定的温度。采用冰毯或冰袋降温，在体表大血管处如颈、腋窝、腹股沟等处放置冰袋，使机体每一个部位均匀降温，达到一个理想的温度后对机体的各个脏器都起到保护作用，同时使脑组织的温度也较易恒定在一个较理想的水平，达到保护脑组织的目的。但在降温时易发生寒战反应，体温降至 36℃以下即可引起寒战，寒战时耗氧量增加并产生热量，对降温不利。降温前使用冬眠药物可有助于控制体温和消除降温过程中的寒战反应，并保持患者安静。一般选用盐酸异丙嗪、盐酸氯丙嗪、盐酸哌替啶等组成不同的冬眠合剂并与镇痛、镇静剂合用。

降温治疗过程中体温指标的监测，应强调必须以中心体温为标准。因为在心搏骤停心肺复苏阶段，患者会因为外周组织血流灌注量反射性的减少以及缩血管活性药物的使用，引起外周血管收缩，形成中心-外周分离现象。此时若以监测皮温的结果作为降温与复温的调控与标准，则易引起失误。监测中心体温一般以直肠温度最为方便，也是应用最广的中心体温监测手段。复温时应采用自然复温法，这是目前公认的最佳复温手法，即将患者置于 $25\sim26℃$ 的室温中，撤掉降温设备，以每小时升高 $0.25\sim0.5℃$ 的速度升温，防止过快升温引起不良反应。

（四）利尿脱水

防止和控制脑水肿是中断脑缺氧恶性循环的一个有效措施，是心肺复苏特别是脑复苏的重要环节。脱水以减少细胞内液和血管外液为主，而血管内液不仅不应减少和浓缩，还应保持正常或高于正常并适当稀释。脱水时应维持血浆胶体渗透压不低于 $15mmHg$，血浆清蛋白在 $30g/L$ 以上。脱水治疗一般以渗透性利尿为主，首选 20% 甘露醇，用量为每次 $0.5\sim1.0g/kg$ 静脉滴注，每 $4\sim6$ 小时 1 次，必要时可加用呋塞米 $20\sim40mg$ 以保持利尿有效。如怀疑颅内出血、脑血管畸形或血管瘤，应慎用或不用甘露醇，否则脑组织皱缩，可引起颅内血肿扩大或使进入矢状窦的脑膜中动脉被撕裂而形成颅内血肿。如发生颅内压突然剧增或疑有脑疝发生时，可一次快速注入 20% 甘露醇 $50\sim60ml$（$1ml/kg$）。

（五）控制抽搐

心搏骤停发生以后的患者，特别是已经出现不同程度脑损害的情况下容易发生惊厥抽搐。抽搐发生时强烈的肌肉收缩、阵挛与强直会极大地增加机体的氧耗与氧需，加重脑缺氧。抽搐发生时可使用地西泮静脉注射，每次 $10\sim20mg$，用于抽搐持续状态，可每隔 $3\sim4$ 小时注射 1 次，但总量不超过 $100mg$，注射时应缓慢，防止呼吸抑制。

（六）药物应用

药物应用包括激素、促进脑代谢药物、钙离子拮抗剂及氧自由基清除剂等。尽管目前尚缺乏确切的理论依据表明应用激素对脑复苏有治疗作用，但大多数学者仍然坚持：早期、短期、大剂量应用皮质激素可能对脑复苏有益。大剂量糖皮质激素可防止和减轻自由基引起的脂质过氧化反应，保护质膜和亚细胞的完整性，降低毛细血管通透性，有利于线粒体和溶酶体等亚细胞结构的功能改善，促进 Na^+-K^+-ATP 酶的功能恢复，防止或减轻脑水肿；促进脑代谢药物如 ATP、辅酶 A 等，可改善机体代谢能直接为脑细胞代谢提供能量，有助于减轻脑水肿；钙离子拮抗剂能防止 Ca^{2+} 流入细胞，预防性应用有脑保护作用；氧自由基清除剂可用于缺血-再灌注损伤的治疗。

（七）高压氧治疗

近年来，随着对高压氧治疗与脑复苏关系的深入研究，已经将高压氧治疗作为脑复苏重点关键治疗的手段之一。在 3 个大气压的环境中给患者吸入 100%纯氧，可使其动脉血氧分压达到 2219.3mmHg，此时患者血液中物理溶解状态的氧比常压下吸入空气时增加 22 倍，氧储备增加。血液中高浓度的氧弥散功能增强，有效弥散距离也增大。患者颅内压降低幅度可以达到40%~50%。高压氧带来的颅内压降低不但有利于脑水肿减轻，还可增加脑组织血流灌注。从而起到防止或者减轻脑组织无血流灌注或低血流灌注的有利作用。到复苏后期，高压氧对脑细胞的修复再生，脑细胞功能重建等都有治疗作用。高压氧治疗实施在生命体征稳定情况下愈早，脑功能恢复效果愈好。

（八）经外周静、动脉心肺转流

近年动物实验发现，紧急经外周静、动脉心肺转流用于较长时间心搏骤停后心肺脑复苏，可明显减轻脑组织损害，改善脑功能。其作用机制有待深入研究，可能是由于体外转流直接改善了冠状动脉血流量，使心脏复苏更为有效，从而尽早为脑提供氧输送；另一方面，心跳未复苏时体外转流可在一定程度上替代心脏的泵功能，提供一定的脑血流量，使脑复苏尽早开始，为进一步复苏打下基础。

第五节　机械通气与管道护理

机械通气是用呼吸机进行人工呼吸的一种方法，用于自主呼吸和（或）氧合功能出现障碍的患者，是支持呼吸和循环功能及治疗呼吸衰竭的重要手段，近年来在急救、ICU、麻醉和呼吸治疗领域的应用越来越广泛。

一、适应证

1. 通气不足　因严重创伤、感染、中毒、溺水等造成通气障碍，当吸入 50%氧而 PaO_2 仍低于 50mmHg 或 $PaCO_2$ 高于 70mmHg 为使用机械通气的指征。

2. 换气功能障碍　如急性呼吸窘迫综合征、肺水肿、肺栓塞等。

3. 严重胸廓损伤引起的呼吸功能不全。

4. 体外循环心内直视手术、开胸手术、胸腺手术后呼吸功能支持。

5. 呼吸机械活动障碍　如神经肌肉疾病、中枢神经功能障碍、骨骼肌疾病等。

6. 颅内高压需进行过度通气治疗时。

7. 麻醉和术中应用。

二、操作方法

1. 呼吸机与患者的连接　可通过鼻/面罩、气管插管、气管切开三种方式。短期使用机械通气，可选用气管插管，需要长期治疗者可选用气管切开。

2. 通气模式的选择

(1) 控制通气（CMV）：指呼吸机完全代替患者的自主呼吸，是减少呼吸功的最好方式，包括容积控制通气和压力控制通气，主要用于自主呼吸微弱、无自主呼吸或呼吸肌麻痹的患者。

(2) 辅助通气（AV）：在患者吸气用力时触发呼吸机送气，与CMV相比优点为机器能与患者呼吸同步。AV依靠患者的触发来工作，如果患者自主呼吸停止，机器也不再送气，可造成危险。目前已不单独使用此模式。

(3) 辅助-控制通气（A/C）：是将AV和CMV相结合而成的一种通气模式，机器可随患者自主呼吸变化进行两种模式转换，患者既能通过自主吸气触发呼吸机送气，又可消除因自主呼吸骤停造成的危险，保证了机械通气的安全性，A/C模式是目前临床上最常用的通气模式之一。

(4) 间歇指令通气（IMV）及同步间歇指令通气（SIMV）：IMV是指按预置频率给予CMV，两次送气之间患者可以任意自主呼吸，但自主呼吸与指令通气不同步时可出现人机对抗。SIMV是在IMV基础上的改进，自主呼吸产生的负压触发机器送气，保证机械呼吸与患者自主呼吸相同步。主要用于呼吸机撤离。

(5) 压力支持通气（PSV）：患者自主呼吸触发呼吸机提供预设气道正压，帮助患者克服吸气阻力和扩张肺脏，但呼吸频率、吸气、呼气时间由患者自己调节。主要用于患者呼吸肌功能减弱、长期机械通气支持及呼吸机撤离。

(6) 分钟指令通气（MMV）：呼吸机自动监测患者的每分通气量，若自主通气低于预设每分通气量，不足部分由呼吸机提供；若患者的自主通气大于或等于预设每分通气量，呼吸机停止送气。临床应用 MMV 主要是为了保证患者从控制通气到自主呼吸的平稳过渡，避免发生通气不足。

（7）压力调节容量控制通气（PRVCV）：在确保预设潮气量等参数的基础上，通气压力随着气道阻力和胸肺顺应性而改变，使气道压力尽可能降低，以减少容积伤。与 CMV 相比具有明显降低气压伤的作用，临床上可用于气道阻力增高、肺部各部分时间常数明显不同的患者。

（8）持续气道正压（CPAP）：呼吸机向气道提供持续气流而无主动送气，患者可自由呼吸，气道压维持在 CPAP 水平。其目的在于增加肺泡功能残气量，减少肺内液体渗出，防止肺泡萎陷，提高氧合能力，纠正低氧血症。CPAP 在临床上常用于治疗各种原因导致的低氧血症、肺不张、重症哮喘等。

3. 通气参数调节

（1）潮气量（VT）：正常人的生理潮气量为 6~8ml/kg，在使用呼吸机时，考虑呼吸机管道的无效腔量及管道有一定顺应性，一般情况下呼吸机预设潮气量为 10~12ml/kg。以往认为较大潮气量和较慢呼吸频率有利于肺泡扩张，减少呼吸功，但近来的观点更趋向于小潮气量，预设潮气量为 6~8ml/kg，以降低呼吸机相关性肺损伤的发生率。最终要通过观察胸廓的起伏，听双肺呼吸音及血气分析结果来确定潮气量是否合适。

（2）呼吸频率（R）：呼吸频率应与潮气量相配合，以保证一定的每分通气量。其设置应根据原发病、患者自主呼吸强弱，治疗目的而定，一般为 12~20 次/分，如采用 SIMV 方式，可随着自主呼吸的不断增强逐渐下调辅助频率。

（3）吸/呼比值（I：E）：正常人 I：E 为 1：1.5~1：2，增加 I：E 使吸气时间延长，平均气道压升高，有利肺泡内气体均匀分布，改善气体交换。在 ARDS 可使用较大 I：E，甚至采用反比通气（I：E>1）；对于有阻塞性肺部疾病的患者，如哮喘、肺气肿可采用较小的 I：E 如 1：2~1：3，延长呼气时间。

（4）氧浓度（FiO$_2$）：使用呼吸机时应根据疾病种类、严重程度、PaO$_2$ 调试氧浓度，长期机械通气的患者 FiO$_2$<50%，FiO$_2$>70% 超过 24 小时易致氧中毒。临床上在心肺复苏及吸痰前后可短期使用纯氧，必要使用时也以不超过 6 小时为宜。如 FiO$_2$ 调至 60% 低氧血症仍不改善，可加用 PEEP。原则是在保证氧饱和度的情况下，尽可能使用较低的 FiO$_2$。

（5）通气压力：通气压力的高低取决于胸肺顺应性、气道通畅程度及潮气量等因素。在使用压力切换型呼吸机时，应预设吸入峰压（PIP）。对无呼吸道疾病患者，其预设 PIP 为 $10\sim20cmH_2O$；轻度顺应性改变为 $20\sim25cmH_2O$；中度为 $25\sim30cmH_2O$；重度为 $30cmH_2O$ 以上。原则是以最低通气压力获得最佳潮气量。

（6）呼气末正压（PEEP）：呼气末正压是指呼吸机在呼气相结束之前、气道压下降到预设值而提前关闭呼气阀，使整个呼吸周期维持气道正压水平，可预防肺泡塌陷，减少肺内分流，有助于纠正低氧血症。根据病情从低水平开始逐渐上调，待病情好转再逐渐下调。一般用 PEEP 为 $3\sim5cmH_2O$，最大不超过 $15cmH_2O$。

（7）同步触发灵敏度：主要有压力和流速触发两种机制。调节原则是在避免呼吸机发生自触发的前提下尽可能减小，一般置于 PEEP 之下 $1\sim3cmH_2O$ 或 $1\sim3L/min$。

（8）叹息：机械通气中间给予 $1.5\sim2$ 倍的潮气量以防止肺泡萎陷、减少肺不张、改善氧合。临床常用于长期卧床、咳嗽反射减弱、分泌物引流不畅的患者。

（9）报警参数的设置：报警参数的设置是安全使用呼吸机的重要保障，临床应给予足够的重视。一旦机器出现报警应进行积极观察与处理。最常用的报警参数有通气压力上下限及分钟通气量上下限报警。通气压力上下限通常设置在当时吸气峰压力和呼气相压力水平的 $\pm$（5～10）cmH_2O，通气量上下限设置在当时分钟通气量的 $\pm20\%\sim30\%$。

三、并发症

1. 与气管插管、套管有关的并发症　①导管进入一侧支气管；②导管阻塞；③气管黏膜坏死、出血；④导管脱出。

2. 与机器故障有关的并发症　①漏气；②接管脱落；③管道接错；④报警装置失灵。

3. 与机械通气有关的并发症　①通气不足；②通气过度；③肺气压伤；④呼吸道感染；⑤氧中毒；⑥低血压。

四、注意事项

1. 应定期检查呼吸机各部件，以确保呼吸机处于良好工作状态以备用。

2. 备用时的呼吸机应放置在干燥通风处并盖好防尘罩。

3. 在使用期间，空气压缩机通风口的滤过器应每日清洗一次。

4. 严格规范操作，严禁违章开机或带故障工作，确保使用安全。

5. 在患者机械通气的过程中，应 24 小时专人监护，医护人员需熟练掌握呼吸机的使用及常见问题的处理。

6. 呼吸机使用后，对管道系统和主机应进行彻底的消毒，以防病原微生物的繁殖和生长。

五、护理措施

1. 一般护理

（1）口腔护理：每日两次口腔护理，可减少口腔溃疡及口腔定植菌进入呼吸道。

（2）定时翻身：每 2~4 小时 1 次，翻身时用手掌叩拍患者背部促进排痰，病情允许时，给予半卧位。

（3）预防压疮：经常改变体位，避免局部长期受压，保持床单位整洁，皮肤清洁干燥。

（4）预防泌尿系感染：保持导尿管通畅，每日 2 次会阴护理，定期检查尿常规及尿培养。

（5）加强饮食护理：给予高热量、高蛋白、高维生素易消化饮食。

（6）加强心理护理：患者在机械通气时不能进行交流，会产生焦虑恐惧情绪，因此在实施护理工作前应给以充分解释，用书写等形式让患者表达自己的需要。

2. 人工气道管理 详见气管插管术和气管切开术护理要点。

3. 呼吸机应用治疗中的护理

（1）建立治疗记录单，详细记录用机时间、机型、主要参数、患者状况和重要监护指标，每次调整参数均要记录。

（2）保持呼吸机与患者连接的密闭性，保持通气量的稳定。

（3）熟悉所用呼吸机的性能，随时检查机器运转情况，床边配备简易呼吸器及供氧装置，一旦机器出现故障可及时代替。

（4）保持气道通畅，掌握正确的吸痰方法。

1）选择合适的吸痰管，吸痰管的外径不应超过气管导管内径的 1/2。

2）检查吸痰装置是否完好，吸引负压应不超过 50mmHg。

3）进行纯氧膨肺，气道灌洗。

4）阻断吸痰管负压，将吸痰管插入气管导管，达到气管导管末端时上提 0.5 厘米开放负压，旋转上提。

5）吸痰动作轻柔、迅速，每次吸痰时间不超过 15 秒。

6）严格无菌操作。

7）吸痰后吸净口咽部分泌物。

8）密切观察患者的病情变化。

（5）加强人工气道的湿化，呼吸机通过电热恒温蒸汽发生器对吸入的气体进行加温湿化，一般调节温度显示 35~38℃ 为宜。加温时应注意以下问题：

1）在吸气管路上连接好测温探头，保证温度监测准确。

2）调节呼吸机管道使接水瓶处于垂直状态。

3）随时排除管路内积水，以避免增加气道阻力和影响潮气量。

4）注意随时添加、调节湿化罐内蒸馏水，使其处于适宜水位。

5）湿化罐内蒸馏水应每日更换，以防止院内感染的发生。

4. 加强气道和呼吸机管路的无菌管理，预防呼吸机相关性肺炎的发生

（1）避免污染管路的操作，定时更换湿化罐内无菌水，及时倾倒接水瓶中的积水。

（2）注意吸痰的无菌操作。

（3）注意手指、器具的接触感染。

（4）定期更换呼吸机管道。不同患者之间或同一患者使用超过 24 小时，要进行灭菌或高水平消毒处理。

（5）简易呼吸器，在不同患者间使用时，要进行灭菌或高水平消毒处理。

（6）接触有气管插管或气管切开患者前后要洗手。

（7）处理任何患者呼吸道分泌物或其污染的物品时，应戴手套。

第六节　简易呼吸器的应用

简易人工呼吸器又称加压给氧气囊（AMBU），它是进行人工通气的简易工具。

一、适应证

1. 用于窒息复苏，以达到人工通气的目的。

2. 危重患者抢救、转运以及呼吸机的过渡性急救器械。

二、操作方法与配合

1. 呼叫患者，准确判断患者病情，观察患者意识和呼吸。

2. 清除口、鼻、咽腔分泌物，开放气道，松解患者衣领裤带等。操作者站于患者头侧，使患者头后仰，托起下颌。

3. 准确连接简易呼吸器

连接面罩、呼吸囊和氧气，调节氧气流量 10L/min（氧浓度为 40%~60%），使储气袋充盈。

4. 将面罩罩住患者口鼻，按紧不漏气。固定面罩手法正确（EC 手法），按压深度适宜（单手操作送气量 600~800ml，双手操作送气量 800~1200ml），按压频率正确（与胸外按压比率 2∶30 或 8~10 次/分）。

5. 严密监测患者病情变化，及时报告医生。操作结束后，做好护理记录，整理用物。

6. 做好清洁消毒工作，检查呼吸器性能良好、标识清晰、备用。

三、简易呼吸器功能

1. 通过挤压储气囊打开位于患者端的单项唇瓣，气流通过面罩进入患者肺部。

2. 患者吸入气体后唇瓣关闭从而使患者排出的气体不能返回球囊中。呼出气流通过出气阀排出。

3. 当储气囊膨胀起来时，由于真空效应球体后端的单项进气阀会使氧气或新鲜空气进入储气囊。

4. 当氧气流量太高时，储气阀可释放多余的氧气；当氧气流量太低时，用吸入的空气补充氧气缺少的容量。

四、简易呼吸器功能检查

1. 检查单项唇瓣密闭性　将模拟肺连接在患者端的通气阀上，挤压和放松储气囊数次，使模拟肺充满气体。当挤压储气囊不再放松时，模拟肺内的压力应保持不变，直至放松挤压。由此来检查给患者供气的单项唇瓣是否漏气。

2. 检查整个装置密闭性　用拇指或手掌堵住患者端的通气阀，同时锁住压力释放阀（按下并转动转换钮将 Lock 指向患者端），然后用力挤压储气囊，以检查阀的安装是否正确及整个装置是否密闭。

3. 检查压力释放阀　打开压力释放阀（按下并转动转换钮将 40cmH$_2$O 指向患者端）并重复以上挤压步骤。患者端的排气阀应在 3.9kPa（40cmH$_2$O）时打开，释放过多压力。

4. 患者气道开放方法　可采用平卧位充分抬高下颌的压额抬颌法，也可采用双颊抬举法即将双手按放在患者的双颊，以中指和示指顶住下颌角，在将其上举的同时以手腕用力将头后仰。

5. 固定面罩方法（EC 手法） EC 手法便于将面罩紧密固定于患者脸上，并确保患者头部向上的位置，保持气道通畅。C 指拇指和示指呈"C"字形紧扣面罩；E 指中指、无名指和小指呈"E"字形提拉下颌。

五、注意事项

1. 通过挤压和释放储气囊中的气体来维持患者呼吸，要确认患者胸部因此而上下起伏。

2. 如果在呼吸过程中阻力太大，应当清除口腔和咽喉的分泌物或异物，并确定患者气道是否充分开放。

3. 密切注意患者自主呼吸情况及生命体征变化。

4. 为保证呼吸过程中供给的氧浓度的相对恒定（最高可达到100%），应先连接氧气并使储氧袋充分充盈，再连接患者。

5. 每次使用前要检查压力释放的位置与功能，依患者情况合理选择输送气体压力。

6. 简易呼吸器使用后，应严格消毒。污垢处先用清水冲洗，各接口及外表用1‰的含氯消毒剂擦拭消毒，氧气管用0.2%的含氯消毒净浸泡30分钟。严禁将储气囊两头的接口拆除，以防漏气。

7. 简易呼吸器每周保养并检测1次。检查各部件是否齐全、有无老化、提接口有无松动、面罩气囊弹性适中、各阀门检查同上，干燥并单独放置，避免长期挤压或被利器扎破，保证能正常使用。

参考文献

［1］孙桂芝. 心外科疾病围术期护理指南［M］. 北京：人民卫生出版社，2013.

［2］汪道文，曾和松. 心血管内科疾病诊疗指南［M］. 第 3 版. 北京：科学出版社，2013.

［3］周玉杰. 临床心血管疾病经典问答 1000 问［M］. 北京：人民卫生出版社，2013.

［4］胡大一. 心血管内科［M］. 北京：科学技术出版社，2010.

［5］中华医学会. 临床诊疗指南——心血管分册［M］. 北京：人民卫生出版社，2009.

［6］侯桂华，霍勇. 心血管介入治疗护理实用技术［M］. 北京：北京大学医学出版社，2010.

［7］李虹伟，严松彪. 实用心血管内科查房医嘱手册［M］. 北京：北京大学医学出版社，2012.

［8］尤黎明，吴瑛. 内科护理学［M］. 北京：人民卫生出版社，2012.

［9］中华医学会心血管病学分会. 心血管疾病防治指南和共识 2013［M］. 北京：人民卫生出版社，2013.

［10］孙淑娟，张志清. 心血管系统疾病［M］. 北京：人民卫生出版社，2012.

［11］卢才义. 临床心血管介入操作技术［M］. 第 2 版. 北京：科学出版社，2009.

［12］卫生部医政司. 心血管内科临床路径［M］. 北京：人民卫生出版社，2012.

［13］董吁钢，王深明. 心血管内科疾病临床诊断与治疗方案［M］. 北京：科学技术文献出版社，2010.

［14］胡大一. 心血管疾病防治指南与共识［M］. 北京：人民军医出版社，2012.

［15］侯桂华，辜小芳. 心血管介入治疗围术期安全护理［M］. 北京：人民军医出版社，2012.

［16］Field JM, Hazinski MF, Sayre MR. Part 1：executive summary：2010 American Heart Association Guidelines for Cardiopulmonary Resuscitation and Emergency Cardiovascular Care. Circulation, 2010, 122（18Suppl 3）：S640-S656.